MW01485154

Reconocimientos recibidos

«El zumo de apio está recorriendo el planeta. Es impresionante cómo Anthony ha creado este movimiento y ha dotado de una salud excelente a incontables personas de todo el mundo».

SYLVESTER STALLONE

«Nunca deja de admirarme cómo entiende Anthony los alimentos, sus vibraciones y sus interacciones con el cuerpo. Explica sin esfuerzo la posible armonía o falta de armonía de nuestras opciones, y lo hace de un modo comprensible para todos. Tiene un don. Haz un favor a tu cuerpo y prueba este tratamiento».

PHARRELL WILLIAMS, artista y productor, ganador de 11 premios Grammy

«Llevo bebiendo zumo de apio todas las mañanas desde hace seis meses, y me siento de maravilla. He notado una gran diferencia en mis niveles de energía y en mi sistema digestivo. ¡Ahora, hasta me llevo la licuadora a los viajes para no perderme el zumo de apio de cada día!».

MIRANDA KERR, supermodelo internacional, fundadora y directora ejecutiva de KORA Organics

«Anthony ha dado la vuelta a muchas vidas para mejor gracias a los poderes curativos del zumo de apio».

NOVAK DJOKOVIC, jugador de tenis, número uno del mundo

«Todos los grandes dones se conceden con humildad. Anthony es humilde. Y como todos los buenos remedios, los suyos son intuitivos, naturales y equilibrados. La combinación de ambas cosas es potente y eficaz».

JOHN DONOVAN, director ejecutivo de AT&T Communications

«Anthony es una fuente fiable de información para mi familia. Su trabajo en el mundo es una luz que ha conducido a muchos a la seguridad. Significa mucho para nosotros».

ROBERT DE NIRO y GRACE HIGHTOWER DE NIRO

«Si bien en el trabajo de Anthony William hay un claro elemento de misterio ultraterreno, una buena parte de lo que nos ilumina (sobre todo, lo relacionado con las enfermedades autoinmunes) nos parece eminentemente acertado y verdadero. Lo mejor de todo es que los protocolos que recomienda son naturales, accesibles y fáciles de llevar a cabo».

GWYNETH PALTROW, actriz galardonada con un Oscar, escritora, fundadora y directora de GOOP.com

«Anthony William está realmente dedicado a compartir sus conocimientos y su experiencia para hacer llegar a todos el mensaje de la curación. Su compasión y su deseo de llegar a la mayor cantidad de personas posible y ayudarlas a curarse es inspirador y empoderador. Hoy, en un mundo obsesionado por los medicamentos con receta, resulta estimulante saber que existen opciones alternativas que funcionan de verdad y que pueden abrir una nueva puerta a la salud».

LIV TYLER, protagonista de *Cortesanas*, *El señor de los anillos* y *Empire Records*

«¡Los conocimientos de Anthony acerca de los alimentos que consumimos, sus repercusiones en nuestro cuerpo y nuestro bienestar general me han supuesto un cambio radical!».

JENNA DEWAN, estrella de *World of Dance* y *Step Up*

«Anthony es una persona maravillosa. Identificó algunos problemas de salud que yo tenía desde hacía mucho tiempo, supo qué suplementos necesitaba y consiguió que me sintiera mejor inmediatamente».

RASHIDA JONES, directora de *Quincy,* galardonada con un Grammy; productora y protagonista de *Angie Tribeca*; protagonista de *Parks and Recreation, The Office* y *La red social*

«La resonancia es algo muy potente en la vida, como también lo es el autoempoderamiento. Resulta maravilloso que Anthony William, sus libros y su llamada a la acción con el zumo de apio hayan tocado ambas cosas en mi caso. La confirmación de Anthony de que nuestros cuerpos son capaces de una curación y de una resistencia increíbles es un mensaje muy necesario. Yo tiendo a buscar arreglos rápidos que terminan por conducirme a problemas mayores. La mejor medicina es la verdadera nutrición, y Anthony nos inspira a todos para que alimentemos nuestro cuerpo, nuestra mente y nuestro espíritu con los bienes de la naturaleza. Se trata de una medicina poderosa, venida directamente de la Fuente».

KERRI WALSH JENNINGS, ganadora de tres medallas olímpicas de oro y una de bronce en voleibol

«Anthony es un mago para todos los artistas que graban en este sello y, si su obra fuera un disco, superaría con mucho a *Thriller*. Su habilidad es enormemente profunda, notable, extraordinaria y alucinante. Es una luminaria cuyos libros están repletos de profecías. Este es el futuro de la medicina».

CRAIG KALLMAN, presidente y director ejecutivo de Atlantic Records

«Yo consulto los libros de Anthony William constantemente, y encuentro en ellos la sabiduría más profunda y las recetas que me permiten recuperar la energía y la buena salud. Como me interesan las cualidades singulares y poderosas de cada uno de los alimentos que describe, me siento inspirada a buscar el modo de mejorar al máximo el rito de cocinar y de comer para estar bien a diario».

ALEXIS BLEDEL, actriz ganadora de un Emmy y protagonista de *El cuento de la criada, Las chicas Gilmore* y *Sisterhood of the Traveling Pants*

«Los libros de Anthony son revolucionarios, pero prácticos. Cualquier persona que se sienta frustrada por los límites actuales de la medicina occidental descubrirá que merece la pena dedicarle tiempo y consideración a su obra».

JAMES VAN DER BEEK, creador, productor ejecutivo y protagonista de *What Would Diplo Do?* y protagonista de *Dawson's Creek*, y KIMBERLY VAN DER BEEK, conferenciante y activista

«Anthony es un gran hombre. Sus conocimientos son apasionantes, y me ha ayudado mucho. ¡El zumo de apio lo cambia todo!».

CALVIN HARRIS, productor, DJ y artista galardonado con un Grammy

«Estoy muy agradecida a Anthony. Después de haber introducido el zumo de apio en mi rutina diaria, he apreciado una mejoría notable de todos los aspectos de mi salud».

SCOTT BAKULA, ganadora de un Emmy y protagonista de *Will y Grace*

DEBRA MESSING, ganadora de un Emmy y protagonista de *Will y Grace*

«Mi familia y mis amigos hemos sido receptores del inspirado don de sanación de Anthony, y nos hemos beneficiado de él más de lo que soy capaz de expresar. Ahora disfrutamos de una rejuvenecida salud física y mental».

SCOTT BAKULA, productor y protagonista de *NCIS Nueva Orleans*; protagonista de *Basmati Blues*, *Star Trek: Enterprise* y *A través del tiempo*

«Anthony ha dedicado su vida a ayudar a los demás a encontrar las respuestas que necesitamos para vivir de la manera más sana. ¡Y el zumo de apio es la manera más accesible de empezar! ».

COURTENEY COX, protagonista de *Cougar Town* y la serie *Friends*

«Anthony no es solo un sanador cálido y compasivo sino que también es auténtico y exacto, gracias a las habilidades que le ha concedido Dios. En mi vida ha supuesto una bendición absoluta».

NAOMI CAMPBELL, modelo, actriz y activista

«Los amplios conocimientos de Anthony y su intuición profunda han desmitificado hasta los problemas de salud más desconcertantes. Me ha enseñado un camino claro para que me sienta lo mejor posible; su orientación me resulta indispensable».

TAYLOR SCHILLING, protagonista de *Orange is the New Black*

«Estamos increíblemente agradecidos a Anthony por su apasionada dedicación a difundir que es posible curarse a través de la alimentación. Anthony tiene un don verdaderamente especial. Sus prácticas han cambiado por completo nuestras nociones sobre la comida y, en última instancia, nuestro modo de vida. El zumo de apio, por sí solo, ha transformado nuestra manera de sentirnos, y siempre formará parte de nuestra rutina de las mañanas».

HUNTER MAHAN, golfista ganador en 6 ocasiones en el Tour PGA

«Anthony William está cambiando y salvando la vida de personas de todo el mundo con su don singular. Su dedicación constante y su amplio volumen de información muy avanzada han roto las barreras que impiden a tanta gente de todo el mundo recibir verdades indispensables que todavía ni la ciencia ni los investigadores han descubierto. A nivel personal, ha ayudado a mis dos hijas y a mí, dándonos herramientas para el bien de nuestra salud que verdaderamente funcionan. ¡El zumo de apio ya forma parte de nuestra rutina diaria!».

LISA RINNA, protagonista de *Mujeres ricas de Beverly Hills* y *Days of Our Lives*, autora de éxito y diseñadora de la colección Lisa Rinna

«Anthony es una persona verdaderamente generosa, con gran intuición y profundos conocimientos acerca de la salud. Yo he visto de primera mano cómo transforma la calidad de vida de las personas».

CARLA GUGINO, protagonista de *La maldición de Hill House*, *Watchmen*, *Entourage* y *Spy Kids*

«Hace tiempo que sigo a Anthony y siempre me asombran (aunque no me sorprenden) los casos de éxito que cuentan las personas que siguen sus protocolos [...]. Yo he estado siguiendo mi propio camino de curación desde hace muchos años, de médico en médico y de especialista en especialista. Él es auténtico, y confío en él y en sus amplios conocimientos sobre cómo funciona el tiroides y sobre los verdaderos efectos de los alimentos en nuestro cuerpo. He remitido a Anthony a incontables amigos, familiares y seguidores míos, porque creo que disfruta verdaderamente de un conocimiento que no posee ningún médico. Ahora creo en él y me encamino hacia la curación; me siento honrada por conocer a Anthony y bendecida por conocer su obra. ¡Todos los endocrinólogos deberían leer su libro sobre el tiroides!».

MARCELA VALLADOLID, chef, escritora y presentadora de televisión

«¿Te imaginas que una persona sea capaz de decirte la enfermedad que tienes con solo tocarte? Les presento las manos curadoras de Anthony William, alquimista de los tiempos modernos que muy bien puede tener la clave de la longevidad. Sus consejos salvadores irrumpieron en mi mundo como un huracán sanador, y han dejado tras de sí un rastro de amor y de luz. Es la novena maravilla del mundo, con diferencia».

LISA GREGORISCH-DEMPSEY, productora ejecutiva jefe de *Extra*

«El don de sanación que Dios ha concedido a Anthony William es absolutamente milagroso».

DAVID JAMES ELLIOT, *Impulse*, *Trumbo*, *Mad Men*, *CSI: NY*; protagonista durante diez años de la serie *JAG: Alerta roja*

«Soy hija de un médico y he confiado siempre en la medicina occidental para que me alivie hasta la menor de las molestias. Las enseñanzas de Anthony me han abierto los ojos a los beneficios curativos de los alimentos y a cómo un planteamiento más holístico de la salud te puede cambiar la vida».

JENNY MOLLEN, actriz y autora del libro de éxito *I Like You Just the Way I Am*

«Anthony William es un regalo para la humanidad. Su increíble labor ha ayudado a curarse a millones de personas para las que la medicina convencional no tenía respuestas. Su verdadera pasión y compromiso de ayudar a las personas es incomparable, y agradezco haber podido compartir en *Heal* una pequeña parte de su poderoso mensaje».

KELLY NOONAN GORES, guionista, directora y productora del documental *Heal*

«¡Cuánto nos ha conmovido y beneficiado haber descubierto a Anthony y al Espíritu de la Compasión, que nos llega con sabiduría curativa a través del genio sensible de Anthony y de su trabajo como médium compasivo! Su libro es verdaderamente "sabiduría del futuro", y gracias a él podemos disponer milagrosamente de la explicación clara y exacta de muchas enfermedades misteriosas que los textos médicos budistas ya habían predicho que nos iban a afligir en esta era, en la que personas que se pasan de listas han manipulado los elementos de la vida en busca de beneficios económicos».

ROBERT THURMAN, titular de la cátedra Jey Tsong Khapa de Estudios Budistas Indotibetanos, Universidad de Columbia; presidente de la Casa del Tíbet de Estados Unidos; autor de *Amad a vuestros enemigos*, *La revolución interior* y *La vida infinita*, y presentador del podcast de Bob Thurman

«Anthony William es el Médico Médium superdotado que dispone de soluciones muy reales y no excesivamente radicales para las enfermedades misteriosas que nos afectan a todos en nuestro mundo moderno. Estoy emocionadísima por haberlo conocido personalmente, y lo considero mi fuente de información más valiosa en lo que respecta a mis protocolos de salud y los de toda mi familia».

ANNABETH GISH, *Expediente X*, *Scandal*, *El ala oeste de la Casa Blanca* y *Mystic Pizza*

«Anthony William ha dedicado su vida a ayudar a la gente con una información que ha transformado significativamente la vida de muchas personas».

AMANDA DE CADENET, fundadora y directora ejecutiva de The Conversation y del Proyecto Girlgaze, autora de *It's Messy* y *#girlgaze*

«¡Me encanta Anthony William! Mis hijas, Sophia y Laura, me regalaron su libro por mi cumpleaños y no pude dejar de leerlo hasta que lo terminé. El Médico Médium me ha ayudado a unir todos los cabos en mi empeño por conseguir una salud óptima. Gracias al trabajo de Anthony me di cuenta de que mi organismo albergaba un Epstein-Barr residual, consecuencia de una enfermedad de la infancia, que estaba minándome la salud muchos años después. El Médico Médium me ha transformado la vida».

CATHERINE BACH, *The Young and the Restless*, *The Dukes of Hazzard*

«Tuve hace años una lesión traumática de la columna y me he ido recuperando regularmente, pero seguía teniendo debilidad muscular, el sistema nervioso machacado y exceso de peso. Una buena amiga me llamó una tarde y me recomendó encarecidamente que leyera el libro *Médico médium*, de Anthony William. La información que daba en el libro sintonizaba tanto conmigo que empecé a adoptar algunas de sus ideas, y más tarde solicité una consulta con el autor y tuve la suerte de que me la concediera. Su interpretación de mi caso fue tan precisa que, gracias a él, he alcanzado un grado de salud más profundo y más rico, que no podía ni haberme imaginado. He perdido peso hasta llegar a un nivel sano. Puedo montar en bicicleta y practicar el yoga; he vuelto al gimnasio; tengo una energía constante y duermo bien. Todas las mañanas, cuando practico mis protocolos, sonrío y me digo: "¡Eh, Anthony William! Gracias por este regalo recuperador. ¡Sí!"».

ROBERT WISDOM, *El alienista*, *Flaked*, *Rosewood*, *Nashville*, *Bajo escucha*, *Ray*

«En este mundo confuso en que circulan tantas falsedades sobre la salud y el bienestar, yo confío en el mensaje profundo y auténtico de Anthony. Su don milagroso y verdadero se eleva por encima de todo lo demás hasta llegar a una altura de claridad».

PATTI STANGER, presentadora de *Million Dollar Matchmaker*

«Para mi salud y la de mi familia, confío en Anthony William. Cuando los médicos no saben qué hacer, Anthony siempre encuentra el problema y conoce el camino que conduce a la curación».

CHELSEA FIELD, *NCIS: Nueva Orleans, Secretos y mentiras, Sin rastro, El último boy scout*

«Anthony William aporta a la medicina una dimensión que amplía enormemente lo que sabemos sobre nosotros y sobre nuestro cuerpo. Su labor abre nuevas fronteras en la curación, y él la presenta con compasión y con amor».

MARIANNE WILLIAMSON, autora número uno en ventas con *La edad de los milagros, La dieta del alma* y *Volver al amor*

«Anthony William es un guía generoso y compasivo. Ha dedicado su vida a ayudar a la gente que sigue el camino de la curación».

GABRIELLE BERNSTEIN, autora número uno en ventas con *El universo te cubre las espaldas, Judgment Detox* y *Milagros ya*

«Una información que DA RESULTADO. Este es el concepto que tengo de Anthony William y de sus aportaciones profundas al mundo. Nunca lo he visto más claro que cuando lo vi trabajar con una vieja amiga mía que llevaba años padeciendo enfermedades, niebla mental y fatiga. Había consultado a un sinnúmero de médicos y de curadores y había seguido muchos protocolos distintos, sin que nada le diera resultado. Hasta que habló con ella Anthony... A partir de entonces, los resultados fueron asombrosos. Recomiendo fervientemente sus libros, sus conferencias y sus consultas. ¡No se pierdan esta oportunidad de curarse!».

NICK ORTNER, autor de *The Tapping Solution for Manifesting Your Greatest Self* y de *The Tapping Solution*

«Un talento esotérico solo es un don completo cuando se comparte, con integridad moral y con amor. Anthony William es una combinación divina de curación, dotes superiores y ética. Es un curador auténtico, que se prepara y comparte su labor con el mundo con un espíritu de verdadero servicio».

DANIELLE LAPORTE, autora de *Autoimagen, autoestima y socialización* y de *El mapa del deseo*

«Anthony es un vidente y un sabio de la salud. Tiene unas dotes notables. Gracias a su orientación he podido localizar y abordar un problema de salud que me aquejaba desde hacía años».

KRIS CARR, autora de *Crazy Sexy Juice, Crazy Sexy Kitchen* y *Crazy Sexy Diet*

«Anthony me administró magistralmente una dosis bien colmada de confianza en mí mismo, y al cabo de doce horas se me empezó a calmar el zumbido constante de oídos que me duraba ya un año. Estoy asombrado, agradecido y muy contento con las ideas que me ha dado para seguir adelante».

MIKE DOOLEY, autor de *Posibilidades infinitas* y *Mensajes del universo*

«Siempre que Anthony William recomienda una manera natural de mejorarte la salud, su recomendación da resultado. Lo he visto en el caso de mi hija, y la mejoría ha sido impresionante. Su táctica de emplear ingredientes naturales es una manera de curar más eficaz».

Martin D. Shafiroff, asesor financiero, ganador del premio al Mejor Broker de América por WealthManagement.com y número uno en el *ranking* de asesores económicos de la revista *Barron*

«Los inestimables consejos de Anthony William para prevenir las enfermedades y para combatirlas se adelantan en varios años a lo que se puede encontrar en cualquier otra parte».

Doctor Richard Sollazzo, titulado en oncología, hematología y nutrición, gerontólogo y autor de *Balance Your Health*

«Anthony William es el Edgar Cayce de nuestro tiempo; interpreta el cuerpo humano con una precisión y una visión extraordinarias. Anthony identifica las causas subyacentes de unas enfermedades que suelen dejar confundidos hasta a los profesionales más hábiles de la salud, convencionales y alternativos. Anthony, con sus consejos prácticos y profundos, es uno de los curadores más eficaces y potentes del siglo XXI».

Ann Louise Gittleman, autora de más de 30 libros sobre salud y curación y creadora del popular sistema Fat Flush de desintoxicación y dieta

«Como empresaria profesional de Hollywood que soy, sé reconocer las cosas que valen. Algunos pacientes de Anthony se habían gastado más de un millón de dólares intentando curarse de sus "enfermedades misteriosas", hasta que lo descubrieron a él por fin».

Nancy Chambers, coprotagonista de *JAG: Alerta roja*, productora y empresaria

«Anthony me hizo una lectura de salud y me dijo con mucha exactitud cosas de mi cuerpo que solo sabía yo. ¡Este hombre amable, tierno, divertido, modesto y generoso (y que también es muy "de otro mundo" y tiene unas dotes extraordinarias, con una habilidad que nos hace replantearnos nuestra manera de ver el mundo) me ha impresionado hasta a mí, que soy médium! Es, verdaderamente, el Edgar Cayce de nuestro tiempo, y el tenerlo entre nosotros es una bendición inmensa. Anthony William demuestra que somos más de lo que sabemos».

Colette Baron-Reid, autora de *El mapa encantado* y presentadora de *Mensajes del espíritu*

«Cualquier físico cuántico te dirá que en el universo hay fuerzas en juego que no entendemos todavía. Creo sinceramente que Anthony las capta. Tiene el don maravilloso de conectar de manera intuitiva con los métodos más eficaces para la curación».

Caroline Leavitt, autora de *The Kid's Family Tree Book, Cruel Beautiful World, Is This Tomorrow* y *Pictures of You*

MÉDICO MÉDIUM

ZUMO DE APIO

LA MEDICINA MÁS PODEROSA DE NUESTRO TIEMPO SANA A MILLONES EN TODO EL MUNDO

OTRAS OBRAS DE ANTHONY WILLIAM

*Médico médium: Las claves de curación de las enfermedades crónicas,
autoinmunes o de difícil diagnóstico*

*Médico médium. Alimentos que cambian tu vida: Cúrate a ti mismo
y a tus seres queridos con los poderes curativos ocultos de las frutas y verduras*

*Médico médium. La sanación del tiroides: La verdad sobre las enfermedades
de Hashimoto, de Graves, el insomnio, el hipotiroidismo, los nódulos tiroideos
y el virus de Epstein-Barr*

*Médico médium. El rescate del hígado: Una nueva forma de entender y tratar los problemas
gastrointestinales, la psoriasis, la diabetes, el acné, el hígado graso, la fatiga...
y muchas enfermedades más*

MÉDICO MÉDIUM

ZUMO DE APIO

LA MEDICINA MÁS PODEROSA DE NUESTRO TIEMPO
SANA A MILLONES EN TODO EL MUNDO

ANTHONY WILLIAM

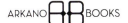
ARKANO BOOKS

Primera edición en tapa dura: noviembre de 2020
Primera reimpresión en rústica: septiembre de 2022
Segunda reimpresión en rústica: noviembre de 2023

Título original: *Medical Medium, Celery Juice*

Traducción: Alejandro Pareja Rodríguez

© 2019, Anthony William
Publicado originalmente en 2019 por Hay House Inc USA.
Diseño de cubierta: Vibodha Clark

Publicado por acuerdo con Hay House UK Ltd, Astley House,
33 Notting Hill Gate, Londres W11 3JQ, Reino Unido

De la presente edición en castellano:
© Distribuciones Alfaomega S.L., Arkano Books, 2019
     Alquimia, 6 - 28933 Móstoles (Madrid) - España
     Tel.: 91 617 08 67
     www.grupogaia.es - E-mail: grupogaia@grupogaia.es

Depósito legal: M. 18.699-2022
I.S.B.N.: 978-84-17851-86-6

Impreso en Turquía

Para los miles de millones de habitantes del planeta que han sufrido cualquier tipo de desafío de salud: esto es vuestro. Tenéis el derecho de haceros oír, de que os tomen en serio y de tener la libertad de curaros.

Anthony William, Médico Médium

«El zumo de apio es un faro de luz que se nos ofrece a los que estamos en la Tierra, una respuesta para los que se habían resignado a no encontrar respuestas».

Anthony William, Médico Médium

ÍNDICE

«El mayor experto en tu salud eres tú mismo, y la historia de tu curación cuenta. Cuenta más de lo que te figuras. De modo que mantente fuerte. En estos momentos hay en alguna parte una persona a la que le hace falta oír contar tu historia para poder descubrir esta medicina que le cambiará la vida».

Anthony William, Médico Médium

CAPÍTULO 1

¿Por qué zumo de apio?

El zumo de apio está ayudando a curarse a millones de personas.

Si no has oído la novedad, o incluso aunque la hayas oído, puede que estés pensando: «¿En serio? ¿El zumo de apio?».

En serio. El zumo de apio.

«¿Esa humilde verdura que se me está quedando blanda en la nevera?».

Así es. Esa hierba medicinal (sí, es una hierba medicinal) olvidada, infravalorada y poco usada que conocerás por haberla tomado alguna vez en una ensalada de atún, en un relleno o con mantequilla de cacahuete y con pasas, es mucho más potente de lo que se figura nadie... si sabes el modo de aplicarla en tu vida.

Yo llevo décadas recomendando el zumo de apio como un elixir curador sin igual. Si una persona está buscando el modo de aliviar un problema de salud concreto o un reconstituyente secreto que le permita recuperar la energía y el resplandor en la piel, el zumo de apio es la respuesta a sus oraciones. He podido ser testigo de cómo cambiaba radicalmente la vida de las personas.

Empecé a dar a conocer el zumo de apio a todo el mundo con la publicación de mi primer libro sobre salud, *Médico médium*. He hablado de él también en mis tres libros posteriores, porque es tan versátil que ha resultado relevante en todos los casos. Me ha sorprendido el modo en que la comunidad Médico Médium se ha tomado tan en serio esta información sanadora. Sus miembros, después de haber descubierto por sí mismos que el zumo de apio funciona de verdad, han difundido el mensaje y han compartido sus experiencias. Son decenas de miles los que han publicado unas fotos de «antes» y «después», unas fotos que te asombrarían, exhibiendo en las segundas una piel más limpia, ojos más brillantes, un cuerpo más fuerte y una vitalidad renovada. Más extraordinarias todavía son las historias que están detrás de estas fotos, en algunas de las cuales describen cómo les salvó la vida el zumo de apio. Personas que se habían encontrado en graves dificultades y que ahora están bien han dado ánimos a sus amigos y familiares y a desconocidos. Hemos puesto en marcha un movimiento.

Con lo mucho que está llamando la atención el zumo de apio, puede parecer que es una tendencia de hoy que quizá se haya olvidado mañana. Tranquilo: esto no es una moda pasajera. No se puso en marcha a base de dinero, como suele suceder con las tendencias de salud. Se puso en marcha porque la gente se estaba curando de verdad. El zumo de apio es más útil todavía en estos momentos que cuando yo empecé a recomendarlo hace años. Dentro de algunas décadas será más esencial todavía. Puedes dejar ahora este libro para volverlo a tomar dentro de unos años, y sus páginas seguirán revelando la verdad curativa que necesitas. No pasará de moda a causa de nuevas teorías sobre dieta y nutrición; beber zumo de apio seguirá siendo un acto esencial que podrás incorporar a tu vida en cualquier momento para ganar salud y vitalidad. Otras tendencias de salud vienen y se van porque no eran la respuesta. En este caso es distinto: esto es cierto y perdurable.

ORIGEN DEL ZUMO DE APIO

La primera vez que Dios me llevó a recomendar el zumo de apio fue en 1975, para reducir la inflamación provocada por la lesión de espalda que había sufrido una familiar mía al caerse por unas escaleras. Aquello era desconocido por entonces. También recuerdo claramente habérselo recomendado en 1977 a un amigo de la familia que padecía un grave reflujo gastroesofágico.

Cuando yo tenía trece y catorce años trabajaba de reponedor en el supermercado de mi barrio. Allí hacía consultas de salud a las personas que me lo pedían, y me las llevaba a la zona de las frutas y verduras para escoger lo que les hacía falta para tratar los síntomas y las enfermedades que sufrían. Mi jefe me preguntó qué podría ser más útil para aquellas personas.

—Bueno, necesito una licuadora —dije yo. Y él compró una licuadora.

Cuando la situación de un cliente lo requería (cuando la persona tenía artritis, gota, diabetes, problemas gastrointestinales u otros síntomas y trastornos), yo tomaba de la sección de verduras un manojo de apio, lo lavaba, lo pasaba por la licuadora y daba a la persona un gran vaso de zumo de apio puro. Yo solía aspirar a cumplir el número mágico de los 480 ml, y le hacía beberse esta medicina herbal allí mismo, en el pasillo del supermercado. Si la persona era delicada, le hacía tomarse unos tragos allí mismo y le decía que fuera tomando más tragos mientras hacía la compra y que se lo terminara en el coche o en su casa. Mi jefe solo les cobraba el apio, y había dado instrucciones a las cajeras para que cobrase a los pacientes un manojo de apio por cada zumo. Algunos clientes empezaban ya a sentir alivio de sus diversas dolencias antes de salir del local.

Una pregunta que se repetía mucho era: «¿Tienes algo para endulzarlo?». En aquellos tiempos, mucha gente no había oído hablar siquiera de las licuadoras, y por eso les resultaba muy extraño el concepto de un zumo de verduras frescas, cuanto más si era de apio fresco. Los que ya sabían lo que eran los zumos de licuadora pedían que le añadiera algo de zanahoria, de manzana o de remolacha para darle sabor. Yo decía siempre:

—Eso sería contraproducente. Entorpecería el mecanismo curativo, las sales de clúster de sodio.

(Hablaremos de estas sales en seguida).

A veces, los padres también daban el zumo a sus hijos. Si un niño tenía tos, yo sacaba algo de zumo de apio y la madre se lo daba a beber a su hijo. Los padres confiaban en mí porque veían que daba resultado. El zumo de apio era un remedio tan potente que si un chico chillaba o lloraba después de haberse comido en el supermercado un montón de caramelos y yo sacaba zumo de apio para que el padre se lo ofreciera al niño, le producía calma y felicidad inmediatas. Era un estabilizador increíble de las subidas y bajadas del azúcar en sangre.

Yo estaba corriendo constantemente a la licuadora para limpiarla y preparar más zumo de apio. Como a esto se sumaba el tiempo que dedicaba a hacer breves consultas de salud para los clientes, mi jefe tuvo que encomendar a otra persona las tareas que se suponía que debía hacer yo en el supermercado, a saber, reponer los estantes. Lo llevaba con buen humor. Dijo que no había tenido que encargar en su vida tanto apio para una sección de verduras.

Cuando tuve más edad empecé a impartir charlas en tiendas de alimentos saludables, en diversas partes del país. Me plantaba allí, en salas donde podía haber de cincuenta a quinientas personas, y me ponía a enseñar las poderosas virtudes curativas del zumo de apio puro. Esto era en la década de 1990. Muy poca gente tenía licuadora en su casa, de modo que yo les enseñaba a preparar zumo de apio con una batidora, batiendo el apio picado hasta reducirlo a líquido y filtrándolo después. Cuando una persona no tenía ni licuadora ni batidora, yo le decía que masticara tallos de apio y escupiera la pulpa. Aunque esto no era lo mismo (nadie es capaz de masticar tanto apio), al menos era algo. Para que no se les cansara la mandíbula, les recomendaba que lo masticaran por partes, a lo largo del día.

Yo solía ver que la gente se quedaba boquiabierta cuando les empezaba a hablar del zumo de apio. El apio no era un ingrediente popular de los zumos. En aquella época todavía se preparaban los zumos a base de remolacha, zanahoria y manzana, añadiéndoles a veces pepino y, con suerte, unos pocos tallos de apio. La gente no entendía que se tomara zumo de apio puro. Ni siquiera parecía agradable al paladar.

La gente aceptaba, al menos, la idea de que el apio era sano, porque habían oído hablar de añadir apio picado a las ensaladas y a las sopas. Algunos me hablaban de un caldo de apio y zanahorias muy sano que les hacía su abuelita. Otros, incluso, sabían algo de que el apio tenía una larga historia medicinal; aunque debemos advertir que cuando oímos hablar del empleo histórico del apio en diversas culturas, de lo que se está hablando en muchos casos es del apionabo o raíz de apio, que es una planta distinta del apio que se cultiva para consumir sus tallos. Así es: el apio y el apionabo son dos plantas diferentes, aunque de la misma familia. En el caso del apionabo, cuyo aspecto se suele comparar al de los nabos, no es buena idea extraerle el jugo, pues la única manera de obtener sus nutrientes aprovechables es guisándolo. El apionabo no se digiere con facilidad en crudo. Y el apionabo guisado tampoco te aportará lo que te puede aportar el apio o el zumo de apio.

Con independencia de las diversas ideas que tenía la gente sobre el apio (y hay que reconocer que en aquel tiempo nadie pensaba mucho en el apio), la idea del *zumo* de apio era nueva cuando yo empecé a proponerla. El apio y el zumo de apio son dos conceptos distintos que significan dos cosas diferentes. El zumo de apio fresco no se había empleado nunca a nivel medicinal, y mucho menos en esas dosis. Si alguna persona había metido en la licuadora alguna vez un manojo de apio entero, sería porque se le estaba pasando en la nevera y tenía que aprovecharlo antes de que se pusiera malo. Lo más probable sería que añadiesen al zumo unas zanahorias o una manzana.

Así pues, cuando yo recomendaba el zumo de apio me encontraba con bastante escepticismo. Lo más corriente era que me dijeran: «Zumo... ¿de apio?». La gente estaba tan convencida de que el mejor uso del apio era comerse algún tallo mojado en salsa, o como ingrediente entre otros muchos, que a veces me parecía casi imposible convencer a nadie de que el zumo de apio puro y simple poseía ese poder curativo que tiene. Los médicos y otros profesionales de la sanidad lo descartaban como opción.

Mientras tanto, yo veía unos resultados verdaderamente profundos en las personas que se lo tomaban en serio. Viajaba y seguía acudiendo a tiendas de alimentos saludables, ya fueran grandes o pequeñas, a enseñar a la gente a preparar el zumo de apio; también lo hacía en pequeños teatros, e incluso en locales parroquiales, difundiendo entre los asistentes el mensaje de que el apio tenía el poder de curar cualquier dolencia que ellos tuvieran. Además les proporcionaba otras informaciones que he ido exponiendo en los libros de la serie Médico Médium.

A principios de la década de 1990, después de una demostración sobre cómo batir y filtrar el apio para preparar el zumo, durante la cual yo había realizado prácticamente una disertación sobre sus poderes, se acercó a mí una mujer joven, de menos de treinta años.

—Estoy luchando contra las adicciones —me dijo—. Soy adicta a todo y a cualquier cosa. Tengo una personalidad adictiva.

—Entonces, quiero que beba casi un litro de zumo de apio, una vez al día —le dije.

Un mes más tarde volví a dar una charla en aquella misma tienda de alimentos saludables. De entre los ochenta o noventa asistentes se adelantó aquella misma joven y se acercó a mí de nuevo.

—¿Se acuerda de mí? —me preguntó.

—Tenía el problema de la adicción —dije—. ¿Cómo está?

—Me curó usted de mis adicciones —respondió ella.

—¿Hice eso?

—Sí —dijo la mujer—. Me dijo que bebiera zumo de apio.

—Lo que la curó de sus adicciones no fui yo, fue *el zumo de apio* —le dije—. No deje de beberlo.

—Desde que era una niña pequeña no había pasado nunca en mi vida, hasta ahora, un mes entero sin tener que luchar —me dijo—. No dejaré de beberlo nunca.

Con el transcurso de los años descubrí que el zumo de apio tenía, en efecto, una virtud especial para romper los círculos viciosos. Con independencia de que la adicción fuera a comidas tales como los bollos, las galletas y las patatas fritas, a comer en exceso en general, a las drogas, a los medicamentos, a la ira, al tabaco o a cualquier otra cosa, la persona solía tener antes ansiedad o depresión. Y si la persona no había tenido ansiedad o depresión en un principio, la adicción podía llevarla a padecerlos. La pauta de ideas y de sentimientos que la condujo a determinadas conductas, y las conductas que la condujeron a determinadas ideas y sentimientos, podían parecer irrefrenables. El zumo de apio cortaba todo aquello y aportaba alivio a la adicción, a la ansiedad y a la depresión, todo a la vez, ayudando a la persona a recobrar el equilibrio.

Con todo, siempre había quienes dudaban. Durante aquellas charlas, mucha gente ponía cara de estar pensando: «¿El apio? ¿Cómo es posible? El apio no sirve para nada». A veces se reían. (Y siguen riéndose, aunque va resultando más difícil creer que el apio es cosa de risa, pues son cada vez más las personas que hacen pública la historia de su curación). Algunos asistentes a mis charlas o quienes visitaban mi consulta no tenían la menor intención de dejar de confiar en el zumo de zanahoria o en los medicamentos.

Otros eran más abiertos, y decían: «Estoy enfermo. He pasado un infierno. Hoy apenas he sido capaz de llegar hasta aquí. Estoy tan mal que apenas me tengo en pie delante de usted». Una cosa no ha cambiado de entonces a hoy: cuando una persona no está bien, busca posibilidades que no se habría planteado antes.

Yo les preguntaba:

—¿Qué ha probado?

—Todo —me respondían—. Y no ha dado resultado. Estoy dispuesto a probar cualquier cosa.

Y yo les proponía el zumo de apio.

—Vamos con el zumo de apio —respondían esos valientes—. Aunque no parece que pueda servir, y lo más probable es que no me guste su sabor, lo probaré.

El deseo humano de curarse es tan poderoso que las personas son capaces de derribar cualquier barrera y de explorar posibilidades que se salen de los sistemas de creencias convencionales sobre la salud, e incluso de los alternativos, en busca de lo que pueda aliviarlos de verdad. Quienes probaron en serio el zumo de apio obtuvieron unos beneficios enormes. Los que adoptaron las directrices que encontrarás en este libro y las siguieron con constancia, tomando 480 ml de zumo de apio con el estómago vacío como elemento constante de su vida cotidiana, quedaron casi atónitos al descubrir los efectos que tenía. Por fin, empezaron a recuperar la salud y a gozar de un bienestar que nadie había creído posible. Siguió siendo un remedio de salud secreto que yo recomendaba año tras año. A finales de la década de 1990 había visto cómo el zumo de apio había ayudado a miles de personas. No había ningún síntoma, trastorno, enfermedad, dolencia o alteración que yo no viera mejorar con el zumo de apio. Jamás defraudaba.

Pasaron los años, y yo seguía recomendando el zumo de apio. Al mismo tiempo, se estaba formando la comunidad Médico Médium.

Se iban popularizando las licuadoras domésticas y los locales de venta de zumos, con lo que el zumo de apio resultaba más accesible. Desde el momento en que empecé a recomendarlo, cuando era niño, hasta que empecé a publicar libros en 2015, había ofrecido orientación a centenares de miles de personas, y había presenciado cómo el zumo de apio servía de elemento fundamental en la curación de muchos.

Con la aparición de la serie *Médico Médium* llegó una nueva oleada de miembros de la comunidad. El zumo de apio había sido desde siempre una verdad que yo había podido desvelar a la gente, y por eso hablaba de él en todos y en cada uno de los libros. Así de versátil y de vital era. Con los avances de la tecnología, los lectores que lo probaban y obtenían sus beneficios podían publicar sus casos y conectarse e inspirarse mutuamente. Al ser cada vez más las personas que probaban el zumo de apio y que compartían sus experiencias con él, el movimiento siguió cobrando impulso.

De pronto, había muchas más personas que iban a las tiendas de zumos de todo el mundo y pedían zumo de apio. Los que atendían tras los mostradores se quedaban desconcertados. «¿Zumo de apio solo?». Aunque estaban acostumbrados a preparar diversos zumos de todas clases, y los hacían durante horas y horas, todos los días y durante muchos años, no habían oído hablar nunca de una cosa como aquella y no entendían cómo podía apetecerle a nadie. En los supermercados empezó a terminarse el apio cuando los aficionados a prepararse el zumo en su casa se aprovisionaban. Los encargados de las secciones de verduras también se sorprendían del aumento repentino de la demanda de apio. El zumo de apio seguía dando resultado a la gente, y la demanda proseguía.

El zumo de apio ya ha alcanzado por fin un reconocimiento general, simplemente porque se lo merece. Aparece en los menús de zumos y se le ha dedicado en la prensa un artículo tras otro. Con todo lo alentador que resulta que cada vez sean más las personas que disfrutan de estos beneficios, entre tanta atención que se ha dedicado al zumo de apio se han filtrado algunas informaciones erróneas. Ahora todo resulta un poco más confuso para las personas que buscan orientación con el fin de determinar qué es lo que deben creer acerca del zumo de apio y qué consejos deben seguir. Por eso, lo que pretendo con este libro es ofrecer una guía clara sobre esta bebida desde su fuente original; una guía que dé respuesta a tantas preguntas como sea posible y que cubra los beneficios sanadores del zumo de apio como no se habían cubierto nunca, para que tú y todos los lectores podáis avanzar con certidumbre y claridad.

REPLANTÉATE EL APIO

Antes de que entremos en los beneficios sorprendentes del zumo, y de que yo empiece a darte datos fundamentales sobre la mejor manera de hacerlo funcionar para ti, debemos dedicar unos momentos a hablar del apio. Sí, el apio nos parece útil. Es un buen soporte para untarlo de mantequilla de cacahuete y añadirle pasas; da un toque crujiente a la ensalada de huevo; es un buen ingrediente en los caldos vegetales; sirve de guarnición para las alitas de pollo fritas con salsa Buffalo o para un cóctel Bloody Mary. Consideramos que debe de ser sano, sobre todo porque es bajo en calorías, o que incluso puede ser nutritivo si tenemos la suerte de disfrutar del caldo de verduras de nuestra abuela o abuelo. Pero si de repente te hicieran miembro de un equipo cuya misión consistiera en localizar la mejor medicina todavía desconocida que se pueda encontrar en el

mundo, lo más probable sería que te pusieras a buscarla en la selva. El apio ni siquiera te pasaría por la mente, a pesar de que es una de las grandes respuestas del planeta.

Me hago cargo de que resulta algo difícil creer que el zumo de apio pueda llegar a ser tan beneficioso como lo es en realidad. ¿Ese manojo de tallos verdes que hemos visto de pasada un millón de veces en la verdulería? ¿El mismo que nunca terminamos de usar porque solo nos hace falta un tallo o dos cada vez? ¿Cómo es posible que *eso* sea un superalimento pendiente de descubrir? Lo cierto es que es un alimento *milagroso* pendiente de descubrir. Aunque tú optes por seguir considerando que el apio es un modesto complemento, aunque no estés viendo de verdad el apio tal como es ni sepas de lo que es capaz, el zumo de apio te ayudará y te servirá. El problema es que puedes cansarte de tomarlo demasiado pronto. Y ¿cómo te va a servir si no le das una buena oportunidad? Si quieres descartar el apio porque te parece demasiado humilde, ten presente que estarás descartando tu propio proceso de curación. Si solo lo ves como esos trocitos molestos que salen en la ensalada de atún, te estás perdiendo una oportunidad trascendental.

Para hacernos cargo de los motivos por los que merece la pena probar el zumo de apio más de una vez o dos es preciso que veamos el apio bajo una nueva luz. Es preciso que sepamos que posee una potencia verdadera y que tiene la capacidad de ayudarnos a alcanzar nuevos niveles de salud. Ver el apio con poco respeto equivale a ver con poco respeto tu propio proceso de curación, y eso no es bueno para ti. Nos han enseñado a que tengamos respeto por nosotros mismos y los demás; esto forma parte de la vida en este mundo. A esta hierba medicinal potente y milagrosa podemos manifestarle el máximo de los respetos, pues respetarla es decir «me quiero curar». Es decir «quiero que mis seres queridos se pongan mejor».

A una persona que se considera sana puede resultarle fácil ver el zumo de apio con escepticismo o con desconfianza. Si este es tu caso, y si te parece que no necesitas el zumo de apio en tu vida, te pido que, al menos, respetes las historias de los que se han curado con él. Ten consideración con las personas que sufrían y que vieron cómo el zumo de apio les salvaba la vida, muy en serio. Procura no caer en la actitud mental de que no es más que un zumo. Procura pensar en los enfermos crónicos que han recuperado la salud gracias al zumo de apio, o en las experiencias de las personas que han salvado la salud de sus hijos, o de sus familiares y amigos. Procura pensar en los que se han servido del zumo de apio como uno de sus medios principales para revertir las peores afecciones de la piel, unas migrañas terroríficas o una fatiga horrible que no les dejaba vivir. Te ruego que tengas amplitud de miras hacia los que están empleando el zumo de apio para curarse.

Nadie puede tener la seguridad de que no va a caer enfermo nunca ni de que no le va a aparecer un síntoma cualquier día. Cuando venimos a este mundo ya traemos en el cuerpo toxinas y patógenos, y estamos expuestos a nuevas toxinas y patógenos a diario. Aunque pensemos de manera positiva y nos esforcemos por dar lo mejor de nosotros y atraernos lo bueno, no siempre podemos controlar los diversos obstáculos que surgen en nuestro camino por la vida. A veces tropezamos en un bache de este camino y nos caemos. Cuando eso sucede, el zumo de apio es uno de los mejores aliados con los que podemos contar para nuestra recuperación. Recuerda que está allí, esperándote, por si tienes algún problema de salud más adelante. O bien puedes emplear desde ya el zumo de apio para no sufrir problemas. El hecho de que no estés enfermo de manera declarada no significa automáticamente que estés bien. Quizá no te interese esperar el momento en que alcances, dentro de algunos años, un estado crítico de enfermedad, un estado que te lleve a ver por fin el valor del zumo de apio. Cuando llegues a ese punto tendrás mucho por delante. Pero no olvides que ya dispones del zumo de apio ahora mismo, como preventivo, como una herramienta importante para mantener tu estado físico y mental y para protegerte tal como estás en estos momentos. Si recurres a él ahora mismo y lo sigues tomando a diario, él añadirá a tu vida un tiempo precioso, y cada momento cuenta. El zumo de apio es uno de los medios más importantes de los que dispones para alcanzar la versión más fuerte y más maravillosa de tu ser. Dale una oportunidad al zumo de apio, y él trabajará para ti como no ha trabajado nada ni nadie hasta ahora.

No tienes que ir a buscar a las espesuras del Amazonas esa planta maravillosa que es capaz de impulsar tu curación más que nunca. Ya la tienes delante. El apio es un milagro que ha esperado con paciencia, en el estante de la verdulería, el día de brillar y de cumplir la misión que tenía asignada desde siempre. Lo único que hacía falta era que lo vieran, que le extrajeran el zumo sin mezclarlo con nada y que lo consumieran con el estómago vacío. (Y recuerda siempre esto: cuando hablamos del zumo de apio estamos hablando de zumo de apio puro, solo, no adulterado, que se consume con el estómago vacío. Leyendo este libro aprenderás los motivos de todo ello). Ahora ya es posible reconocer, por fin, el poder que posee verdaderamente el zumo de apio para ayudarte a seguir adelante con tu vida y a prosperar.

CÓMO FUNCIONA ESTE LIBRO

Este libro está dirigido a prender la llama del movimiento global del zumo de apio, extinguiendo al mismo tiempo la hoguera de los síntomas y de las enfermedades crónicas. Ha venido a proporcionar una herramienta viable, poderosa y fundamental a los miles de millones de personas de todo el planeta que padecen problemas de salud a largo plazo. Así es: miles de millones. Y tampoco es que la mitad de los habitantes de la Tierra estén sufriendo. Son más: casi las tres cuartas partes de la población mundial padece al menos un síntoma o un trastorno persistente; y la cuarta parte restante desarrollará síntomas y enfermedades si seguimos por este camino. Si no se interviene, no faltará mucho tiempo para que todos los habitantes del planeta padezcan algún problema crónico de salud. El zumo de apio debe ser esta intervención; debe ser ese primer paso accesible que todo el mundo puede dar para empezar a mejorar su salud. Este libro ha venido para ofrecer respuestas a todas tus preguntas sobre el zumo de apio, para que puedas emplearlo para revertir la marcha de tus propias enfermedades crónicas, para proteger a tus familiares y amigos de la aparición de nuevas enfermedades o para brindar a tus seres queridos la oportunidad de revertir sus dolencias.

Para empezar, en el próximo capítulo hablaremos de los beneficios del zumo de apio. En él descubrirás por qué esta bebida tiene tanto valor. Sabrás lo que son las sales de clúster de sodio que combaten a los patógenos, las hormonas vegetales que equilibran el sistema endocrino, la vitamina C que potencia la inmunidad, etcétera. El hecho de ser consciente de lo que te puede ofrecer el zumo de apio te incentivará más todavía para seguir empleándolo. Y entender las necesidades del cuerpo y cómo curarlo activará más aún el proceso de curación.

Si padeces un síntoma, una enfermedad u otro trastorno de salud, te interesará especialmente el capítulo 3, «Alivio para tus síntomas y trastornos». En él conocerás las causas verdaderas de docenas de problemas de salud y aprenderás, al mismo tiempo, cómo ayuda concretamente el zumo de apio con cada uno de ellos. Como yo digo siempre, resolver el misterio de lo que te ha estado haciendo daño puede ser fundamental para dejarlo atrás.

En el capítulo 4, «Cómo hacer que el zumo de apio te dé resultado», encontrarás las instrucciones sobre el modo de preparar el zumo de apio, cuánto beber (con orientaciones también para los niños) y cuándo beberlo. Por ejemplo, si bien tomarte un vasito de zumo de apio de cuando en cuando e irregularmente te sentará bien de alguna manera, no es probable que surta un efecto apreciable sobre tu salud. La mayoría de las personas tienen el cuerpo tan sobrecargado que no les bastará con unas dosis pequeñas y esporádicas. Necesitamos una orientación precisa sobre tiempos y cantidades, y eso precisamente es lo que ofrece este capítulo. Esto no es más que el comienzo. En el capítulo 4 figuran muchos más consejos y respuestas, entre ellos el modo de introducir el zumo de apio en tu plan de ejercicios o de suplementos, consejos sobre la elección de la licuadora, si se puede tomar zumo de apio estando embarazada o amamantando, por qué es preciso que separes el apio de su fibra para activar su potencia y por qué tiene tanta importancia tomar este zumo con el estómago vacío. Este capítulo es un recurso trascendental, y espero que vuelvas a consultarlo de cuando en cuando.

Llegaremos a continuación a la depuración con zumo de apio, que se describe en el capítulo 5. Si buscas una estructura sencilla que te ayude a mantenerte centrado en tu rutina en cuanto al zumo de apio, la serie de pasos cotidianos que se exponen en este capítulo te preparará para que el zumo te brinde mejores resultados todavía. Esta limpieza se basa en la Mañana de Rescate del Hígado de mi libro anterior, titulado *El rescate del hígado*, de modo que, si ya la has probado, estos pasos te resultarán muy naturales.

En el capítulo 6, «Respuestas sobre la curación y la eliminación de toxinas», abordaremos algunas de las preguntas que se suelen formular, como cuánto tiempo tarda el zumo de apio en cambiar las cosas y cómo afecta al cuerpo mientras está funcionando. Existen muchas ideas erróneas en este terreno, y es importante que sepas interpretar las reacciones de tu organismo frente al zumo de apio. Tanto más porque algunas personas, cuando empiezan a tomarlo por primera vez, pueden experimentar una reacción de curación que se produce cuando el zumo mata los microorganismos y limpia el sistema. Esto puede estar acompañado, por ejemplo, de un sabor raro en la boca, de un olor corporal distinto o de sentir ganas de orinar con mayor frecuencia. Cuando eso pasa, las personas siguen avanzando. Pero también avanzan quienes no tienen reacciones de este tipo derivadas de la curación. Este capítulo pretende ayudarte a que entiendas tu propio proceso de recuperación, así como brindarte apoyo durante el mismo.

En el capítulo 7, «Rumores, inquietudes y mitos», trataremos de lo que indica su título. El movimiento del zumo de apio tiene pureza e integridad; el zumo de apio empezó a hacerse popular solo porque la gente observaba que les ayudaba, y porque esas almas generosas se decidieron a difundir la noticia. Se popularizó porque obtenía resultados. Una consecuencia de esto es que las personas relacionadas con modas o tendencias que les hacen ganar dinero pueden sentirse amenazadas por el zumo de apio, mientras que las que se plantean la vida

con escepticismo no se fían de lo que se dice. A consecuencia de todo esto han surgido algunas dudas y algunas noticias falsas sobre el zumo de apio. Este capítulo ha de servir para abordarlas directamente. Si quieres tranquilizarte o bien prepararte para responder a las preguntas de terceros, busca las respuestas en este capítulo.

Sean cuales sean las tendencias que sigas en cuanto a tu forma de alimentarte (ya se trate de una dieta baja en carbohidratos, alta en proteínas, vegana, vegetariana, cetogénica o paleodieta), o sean cuales sean las modalidades de curación en las que creas (medicina ayurvédica, medicina tradicional china, medicina convencional, medicina alternativa o medicina funcional), el zumo de apio colabora con ellas y deberá formar parte de tu vida. Si lo sigues usando a largo plazo podrá aportarte más resultados todavía. Después, si quieres llevar tu curación a un nivel superior, encontrarás más ideas en el capítulo 8, titulado «Más orientaciones curativas». El zumo de apio es un faro de luz increíble que puede conducir a una persona a las primeras fases de su recuperación. Con todas las modas y tendencias que existen actualmente, no existe ningún otro remedio capaz de abordar la raíz misma del problema de manera tan potente ni tan rápida como el zumo de apio. Es capaz, por sí mismo, de ofrecer resultados positivos a una persona que lleva diez, quince o veinte años enferma. Al mismo tiempo, el zumo de apio no es más que una de las herramientas fundamentales con las que podrás estabilizarte y embarcarte en el camino de la curación. Las fuentes que nos dieron el zumo de apio pueden brindarnos mucha más orientación en el área de la salud, real y efectiva. Ahora que esta bebida está recibiendo cada vez más atención, también han surgido más confusiones respecto de la misma. El resto de pautas que necesitas para mejorar (orientación verdadera, no teorías ni modas) se ha perdido en muchos casos, dado que determinadas personas y grupos pretenden apropiarse del zumo de apio como si fuera cosa suya. Esto es un flaco favor para la madre, el padre, el hijo, el estudiante, el profesional o el abuelo o abuela a los que han diagnosticado una enfermedad o trastorno y que necesitan saber qué otras cosas les pueden servir para ponerse mejor. Si lo que quieres es que tu progreso te lleve adelante hasta completar la recuperación, necesitarás más información sobre cómo reforzar tu curación, además de con el zumo de apio. Esta información procederá de la misma fuente que nos hizo llegar el zumo. El capítulo 8 se ha escrito para orientarte. Es indispensable que tengas en cuenta que el movimiento del zumo de apio ha surgido de esta fuente, para que sepas también dónde encontrarás el resto de la información sanadora que lo sustenta y que trabaja con él.

Me hago cargo de que el apio y el zumo de apio no siempre están disponibles. A veces el mal tiempo estropea una cosecha, o puede que estés de viaje sin tener una licuadora a mano ni sepas dónde encontrar zumo de apio recién exprimido. El capítulo 9 presenta algunas alternativas al zumo de apio para esas ocasiones en que te ves apurado. Dicho capítulo te propone varias opciones para que vayas tirando hasta que puedas acceder de nuevo al apio.

Por último, si te preguntan dónde están las pruebas que demuestran el valor del zumo de apio como remedio curativo, en el capítulo 10, «Un movimiento de curación», conocerás mis fuentes de información. Y también puedes acudir a los millones de personas de todo el mundo que están tomando zumo de apio y sintiéndose mejor. Pídeles que te cuenten su historia, lee las que ya se han publicado o prueba el zumo de apio tú mismo. Encontrarás pruebas convincentes de su potencia.

TU PLANTEAMIENTO GANADOR

El zumo de apio es adecuado para cualquier momento de la vida en el que nos encontremos, sea cual sea. La gente varía mucho en su forma de alimentarse; cambia de dieta constantemente y va rebotando entre diversos protocolos y regímenes alimentarios de moda y con nombres patentados, o bien se asienta en unas rutinas familiares que no se ciñen a ninguna regla. Estés donde estés en cuanto a la alimentación, siempre tienes la posibilidad de incorporar el zumo de apio. Se trata de un planteamiento ganador, pues hablamos de una solución auténtica para sentirse mejor que no está asociada a ningún sistema de creencias.

Lo que yo observo en las personas que han incorporado a sus vidas el zumo de apio es que, además de su mejoría física, irradian una luz más intensa. Recuerda que el zumo de apio es, de suyo, un faro de luz que se nos ofrece a los que estamos en la Tierra, una respuesta para los que se habían resignado a no encontrar respuestas. Si el zumo de apio es nuevo para ti, bienvenido seas. Si eres una de las personas que habéis esparcido vuestra luz y que habéis difundido la palabra acerca del zumo de apio, te doy las gracias. Cada lector, ya sea principiante en cuanto a esta bebida o sea el más destacado de sus defensores, es un miembro vital de este movimiento de curación.

Cuando escribí en *Alimentos que cambian tu vida* que «podría seguir hablando de los beneficios del zumo de apio para todo tipo de males. Es uno de los tónicos curativos más importantes de todos los tiempos», lo decía en serio. Y aquí estamos. Espero hacer justicia a todos vosotros con el presente libro, lleno a rebosar de información nueva sobre el zumo de apio y de respuestas a las preguntas que os estaréis formulando.

CAPÍTULO 2

Beneficios que aporta el zumo de apio

El apio es un territorio inexplorado. No se ha estudiado lo suficiente. No se han llevado a cabo las investigaciones necesarias para desvelar todos los beneficios que puede aportarnos el consumo regular de apio, y por eso nadie se da cuenta de la gran potencia nutritiva que tiene.

Y estamos hablando del apio, solamente. De modo que ya podrás figurarte que, si el apio está poco estudiado, el zumo de apio (que se consideraba un tema desconocido hasta hace poco tiempo) tampoco ha recibido la atención científica que se merece. Los investigadores tienden a echar en el mismo saco el apio y el zumo de apio, considerando que son una misma cosa. Cuando rara vez se lleva a cabo algún estudio sobre el apio, se piensa que deberá ser suficiente para determinar los componentes nutricionales del zumo de apio fresco. El zumo de apio es un extracto medicinal que está a otro nivel, por encima del apio puro y simple. Merece que lo estudiemos por separado para que podamos contemplar y documentar sus propiedades curativas únicas.

Mientras escribo estas líneas, el mundo sigue esperando un estudio riguroso, revisado por pares, sobre los efectos de tomarse a diario 480 ml de zumo de apio fresco con el estómago vacío. Cuando los investigadores lo aborden por fin, el diseño del estudio será trascendental. Si los técnicos aspiran a que sea un estudio doble ciego, podrían optar por enmascarar el sabor o el color del zumo de apio para que los participantes no sepan qué están bebiendo, ni sepan tampoco los mismos investigadores qué es lo que están administrando. Pero estos aditivos comprometerían la pureza del zumo de apio y, por tanto, su potencia. O bien, quizá intenten resolver el problema administrando algún tipo de píldora con extracto de apio. Esta tampoco ofrecería lo que ofrecen 480 ml de zumo de apio fresco. Si se publicaran resultados de estudios que arrojaran dudas sobre la eficacia del zumo de apio, presta mucha atención a su metodología. Solo serán válidos los criterios más estrictos y respetuosos.

Cuando tenemos noticias de algunas investigaciones realizadas sobre el apio, siempre están centradas en los tallos, en la hoja, en las simientes o en el polvo de apio reconstituido en forma líquida. Ninguno de ellos surte sobre nosotros los mismos efectos del zumo de apio recién extraído. Además, estos estudios tampoco se centran en revertir la marcha de las enfermedades en los seres humanos. Algunos de ellos atienden a la conservación de la carne y después se les saca de contexto para que la gente se preocupe por los nitratos y los nitritos. (Te puedes tranquilizar al respecto leyendo el capítulo 7, «Rumores, inquietudes y mitos»). Los estudios que atienden a la salud se llevan a cabo principalmente con roedores. Y recuerda que el hecho de que en un laboratorio se estudie un tallo de apio no significa que se esté estudiando el *zumo* de apio. Vuelvo a repetirte que no son una misma cosa; están a mundos de distancia. Aunque pueda resultar difícil aceptarlo, lo cierto es que son distintos. Masticar unos tallos de apio no nos aporta la cantidad de nutrientes ni activa la potencia que se obtiene al tomar su zumo.

Los investigadores y la ciencia médica harán justicia algún día a los millones de personas que han encontrado la curación con el zumo de apio; a las que han encontrado más energía y más vigor que nunca; a las que han revertido el curso de trastornos crónicos y agudos y han recuperado su vida. Descubrirán algún día que el zumo de apio no es una moda ni un capricho pasajero. Descubrirán que es, objetivamente, una medicina curadora de nuestro tiempo.

Hasta que hagan ese descubrimiento, es probable que susciten temores con la idea de que el zumo de apio tiene algo de malo. Nuestro mundo va un poco marcha atrás a veces. Siempre debemos recordar que, con todo lo honrosa que es la labor científica, no se encuentra en un plano superior al del ser humano. La ciencia es una actividad humana; no es ese proceso imparcial y plenamente independiente por el que la tomamos a veces, idealizándola. Los científicos están sometidos a presiones enormes. Los laboratorios necesitan dinero para llevar a cabo sus estudios, y ese dinero no siempre procede de las fuentes más honradas ni imparciales. El origen de las subvenciones y los intereses creados pueden afectar a los resultados o a sus interpretaciones. (Hablaremos más de esto en el capítulo 10, «Un movimiento de curación»).

Como el zumo de apio fresco es tan sencillo; como no es muy fácil venderlo ni ganar dinero con él, y como resulta una amenaza para los productos de salud con los que sí se gana dinero, es más que probable que un grupo de intereses termine por financiar un estudio en el que supuestamente se atribuya algo negativo al zumo de apio, con el propósito de intentar que este movimiento se vaya apagando. A las grandes empresas no les gustan los sistemas para revertir enfermedades que dan resultado y que son libres, *libres* en el sentido de que no pueden ser controlarlos por medio de patentes y que no están ceñidos al sistema monetario. No es posible convertir el zumo de apio en pastillas para meterlas en frascos y negárselas a la gente a menos que las compren pagando grandes cantidades de dinero. Pero esto tampoco detiene a todos. Todavía existe el carro de los que intentan capitalizar el apio y el zumo de apio sin entender bien lo que esta bebida está haciendo de verdad por los enfermos crónicos, unas personas que se merecen encontrar por fin una respuesta que les pueda aportar esperanza y curación.

La gente acabará por volver a la verdad. Descubrirán que, a pesar de tanto ruido, el zumo de apio (el zumo de apio auténtico, puro, fresco, sin que se haya intentado alterarlo ni conservarlo) sigue dando resultado. Descubrirán que sus temores no tenían base alguna y que el zumo de apio es un remedio milagroso y lo será siempre.

Y descubrirán que existen motivos concretos por los que el zumo de apio favorece la curación; que el zumo de apio tiene unos componentes importantes que son responsables de este movimiento de curación global. Oirás decir a muchos dietistas y nutricionistas que si el apio beneficia a la gente es porque es rico en vitaminas A y K. Sí, es cierto que contiene vitaminas tales como la A y la K. Como también las contienen prácticamente todas las demás verduras y las plantas aromáticas. Pero estos otros alimentos no están produciendo recuperaciones milagrosas. Estos datos nutricionales no nos aclaran, por sí solos, por qué este remedio herbal está dando la vuelta a la vida de tantas personas, y por eso los escépticos siguen estando tan perplejos. El poder del zumo de apio tiene aspectos que nadie conoce todavía. Vamos a explorar aquí esos beneficios pendientes de descubrir.

LAS SALES DE CLÚSTER DE SODIO

Verás que en este libro hablaremos del sodio, sobre todo de las *sales de clúster de sodio*. Si has tenido problemas con el sodio y la palabra misma te inquieta, permíteme que te diga que el sodio del zumo de apio es beneficioso. Puedes tomar zumo de apio aunque estés haciendo una dieta baja en sodio. No es como comer un alimento al que se haya añadido sal de mesa, ni siquiera sales más sanas como la del Himalaya o la sal marina celta. Aunque tu cuerpo no recibe como a una amiga la sal corriente que se añade a los alimentos, sí que acepta como cosa propia el sodio del zumo de apio.

El zumo de apio está de tu parte. De hecho, elimina las sales tóxicas cristalizadas que llevan años en tus órganos. Si estás tomando zumo de apio y te haces un análisis de sangre, quizá te indique un contenido elevado de sodio. Lo que está detectando el análisis en realidad son esas viejas sales tóxicas a las que está haciendo salir el zumo de apio para que las expulses del organismo. Y también es probable que no hayas renunciado a la sal de mesa, y entonces el análisis de sangre también estará detectando esa sal en tu organismo. Los análisis de sangre no son tan sutiles como para captar la diferencia.

Un análisis de sangre también puede detectar algo de sodio del zumo de apio, aunque será lo que yo llamo *macrosodio*, que es una forma común de sodio de las plantas que es completamente sano y necesario. Es tan beneficioso y tan equilibrador que no produce subidas en la sangre, lo que quiere decir que si un análisis de sangre indica un contenido elevado de sodio, el causante no será el sodio del zumo de apio. Los niveles elevados de sodio tampoco se deben a las sales de clúster de sodio del zumo de apio. El análisis de sangre no tiene la sensibilidad suficiente para captar las sales de clúster de sodio del zumo de apio; los análisis no están diseñados para detectarlas, porque son un subgrupo del sodio que no han descubierto todavía las investigaciones ni la ciencia.

De modo que el macrosodio beneficioso del zumo de apio no hace más que estabilizar la sangre; no conduce a unos valores altos de sodio en los análisis. Pero sí que se puede tardar cierto tiempo en alcanzar esos valores estabilizados; o las cifras tal vez sean variables, porque (1) es facilísimo pasarse con el consumo de sal de mesa, ya que esta se encuentra prácticamente en todas partes, y saldrá a relucir en el análisis de sangre; y (2) el zumo de apio liberará de cuando en cuando bolsas de sal tóxica vieja que va encontrando en las profundidades de los órganos, y esta sal falseará los resultados de los análisis de sangre.

Las estructuras complicadas de sodio beneficioso del zumo de apio se elevan por encima de los demás tipos de sodio y tienen diversas tareas y responsabilidades. Este sodio es de una marca y modelo completamente distintos. Ejerce de componente trascendental de los neurotransmisores; mejor dicho, es la sustancia química neurotransmisora por excelencia. Esto es lo que hace que el zumo de apio sea la bebida electrolítica más poderosa del planeta. No hay nada que lo pueda superar, ni siquiera que lo iguale.

Vamos a hablar un poco más de ese subgrupo desconocido del sodio que se encuentra en el zumo de apio, al que yo llamo *sales de clúster de sodio*. Puede parecer algo redundante hablar de «sales» y de «sodio»; pero el término nos da a entender que se trata de unas sales minerales que se agrupan («clúster») alrededor del macrosodio del zumo de apio. Es decir, las sales de clúster de sodio son un grupo de compuestos que actúan por separado y que, en el apio, rodean al elemento que llamamos sodio. Todo está ordenado de forma estructurada, casi como nuestro sistema solar. En esos clústeres vivos y en movimiento también residen oligoelementos. Algunos oligoelementos están vinculados a las sales de clúster de sodio y otros flotan sin más dentro de los clústeres.

Estos clústeres contienen información para nosotros. Esto es una cosa rara. En general, las plantas van a lo suyo. (¿No nos recuerdan un poco a los seres humanos a veces?). La información que tienen las plantas va encaminada principalmente a sustentarse a sí mismas en su hábitat, a acceder a los nutrientes, a la supervivencia. El apio es distinto. Una parte de su información es para nosotros, o para otros animales que lo consumen. Las sales de clúster de sodio no están presentes como mecanismo de defensa ni para que el apio se mantenga sano mientras crece; tampoco están presentes para que la planta siga viva. Están allí para nosotros. Las sales de clúster de sodio contienen una información para nuestro propio bienestar, que se activa cuando entra en nuestros cuerpos. Información procedente de la planta misma, de la hierba medicinal, e información que la planta recibió del sol mientras crecía. Información acerca de su propósito y de cómo puede ayudar a la criatura que la consume. Información acerca de la tarea compleja de dilatar nuestras vidas. El apio poseerá sus sales de clúster aunque crezca en terreno malo.

No toda la sal es lo mismo. Aunque resulte fácil creer que el sodio no es más que sodio, ya se encuentre en el mar, en una verdura, en el suelo, en las piedras o en un lago salado, no lo es. Si un técnico lo observara como es debido en un laboratorio de química, descubriría las diversas sales que se contienen en el sodio del zumo de apio. El técnico descubriría que las sales se agrupan en clústeres, funcionando como una sola, cosa que no hace el sodio de ninguna otra hierba, verdura ni mineral. Ni siquiera la sal marina se comporta de la manera concreta en que lo hace la de esta humilde hierba medicinal.

Las sales de clúster de sodio del zumo de apio son capaces de neutralizar las toxinas que flotan por el torrente sanguíneo y por los órganos. Esto significa que cuando las sales de clúster tocan a estos alborotadores los desarman, volviéndolos más amistosos y aceptables para el cuerpo y menos tóxicos, de manera que no hacen daño a nuestras células humanas ni a nuestro tejido orgánico.

Los metales pesados tóxicos son un tipo determinado de toxinas a las que plantan cara las sales de clúster de sodio del zumo de apio. Los metales pesados poseen una carga activa destructiva que hace que estos metales sean dañinos para las células del hígado, las del cerebro y otras de todo el cuerpo. Las sales de clúster desactivan esta carga y los dejan inactivos y menos agresivos, desarmando especialmente a determinados metales pesados tóxicos como el cobre, el mercurio y el aluminio.

Las sales de clúster de sodio también combaten a las bacterias y a los virus no deseados. (En el capítulo siguiente daremos más información acerca de esta capacidad suya). Los microorganismos más problemáticos, como los estreptococos, no pueden volverse resistentes ni inmunes a ellas, como sí pueden en el caso de los antibióticos farmacéuticos. Por ello, las sales de clúster siguen actuando mientras tú sigues bebiendo zumo de apio a lo largo del tiempo. Las sales minerales del zumo de apio son capaces de matar las proliferaciones bacterianas, fúngicas y víricas mientras viajan por el intestino delgado y por el colon, e incluso después de haber sido absorbidas en el torrente sanguíneo y llevadas al hígado por la vena porta hepática. De este modo, son un antiséptico increíble que potencia todo el sistema inmunitario de tu organismo.

Estas sales minerales también pueden apoyar al hígado en la producción de bilis. Esto se debe, en parte, a que las sales de clúster se incorporan a la bilis para volverla más fuerte, y en parte a que el zumo de apio rejuvenece al hígado en general, haciendo que funcione como es debido y que produzca bilis de manera más eficiente. Este es uno de los aspectos de por qué el zumo de apio es extraordinario para el hígado.

Recapitulemos. El sodio del zumo de apio está suspendido en el apio en agua viva. Dentro de esa agua viva hay unas sales de clúster de sodio que están conectadas estrechamente con él. De modo que las sales de clúster rodean el sodio y lo suspenden, y también son, en sí mismas, variedades de sodio. Las distintas formas del sodio se hacen una, pero también están separadas. Así está estructurado el zumo de apio. Las investigaciones y la ciencia médica no han identificado esto todavía porque no han intentado ver más allá del hecho de que «el apio tiene sal». La cosa no es tan sencilla, ni

mucho menos. Si lo analizan de manera superficial, parecerá sal. Si lo analizaran más, podrían separar e identificar las variedades del sodio que se encuentran en el zumo de apio. Y entonces ya se habrían aproximado más a determinar todo lo que hacen para nuestra salud estas sales de clúster de sodio.

Pero tú ya tienes estas respuestas médicas en las manos, sin tener que esperar décadas a que se descubran. A lo largo de este libro aprenderás mucho más de los beneficios sorprendentes y potentes de las sales de clúster de sodio, sobre todo en el capítulo siguiente, «Alivio para tus síntomas y trastornos».

MICRO OLIGOELEMENTOS COFACTORES

Acabo de hablar de los oligoelementos que forman parte de los clústeres de las sales de clúster de sodio. Para mayor concreción, los llamo *micro oligoelementos cofactores.* Estos oligoelementos no descubiertos todavía, de los cuales algunos están unidos a las sales de clúster y otros flotan libremente en los compuestos químicos vivos, son muy beneficiosos para la digestión. Esto se debe, en parte, a que contribuyen a restaurar una dimensión del ácido clorhídrico que nos falta, aunque las investigaciones y la ciencia médica no lo han descubierto todavía. Así es: el ácido clorhídrico de nuestro estómago es, en realidad, una combinación compleja de siete ácidos, y el zumo de apio contribuye a recuperar los ácidos cuando estos se reducen. Actúa de esta manera: los micro oligoelementos cofactores rejuvenecen los tejidos de las glándulas gástricas entrando en las células de las mismas y alimentándolas, proporcionándoles nueva energía para que puedan funcionar de manera óptima. (Las células de nuestras glándulas gástricas son solo tan buenas como los minerales de los que están compuestas). Las glándulas gástricas, a su vez, pueden producir así la combinación completa de siete ácidos en su forma más potente, lo que permite que el ácido gástrico mate a los microorganismos no productivos del estómago, del duodeno y de más abajo por el intestino delgado. No debe confundirse esto con la capacidad para matar patógenos de las sales de clúster de sodio mismas, que viajan por sí solas por el tracto intestinal, desarmando por el camino a los virus y a las bacterias. Los oligoelementos cofactores ayudan a tu estómago a producir mejor ácido clorhídrico para defenderse. Esto es lo que da más potencia a tus jugos gástricos para matar a los microorganismos no productivos del sistema gastrointestinal.

Las diversas partes de tu cuerpo también tienen sus respectivos sistemas inmunitarios individuales, y los micro oligoelementos cofactores también les ayudan. Por ejemplo, estos oligoelementos refuerzan el sistema inmunitario personalizado del hígado, dando fuerza a sus linfocitos (los glóbulos blancos de la sangre) para que combatan a invasores como los estreptococos. Tu hígado también emplea los oligoelementos del zumo de apio para crear un arma química que daña abiertamente a los microorganismos no productivos como los estreptococos, pasando a la ofensiva en vez de quedarse a la defensiva.

LOS ELECTROLITOS

¿Por qué tienen tanta importancia los electrolitos? Tu cuerpo funciona a base de electricidad. Los electrolitos permiten que fluya la electricidad y transmiten la información de célula a célula por todo el organismo. Los electrolitos ayudan a las células a recibir oxígeno. Aportan a las células la capacidad de depurarse y de eliminar los venenos. Forman parte de la comunicación entre célula y célula de todas las funciones de tu organismo. Por ejemplo, te ayudan a pensar: «Tengo que ir al baño», y después te ayudan a llegar allí.

Cuando nos dicen que una bebida contiene electrolitos, eso no significa automáticamente que estos se encuentren bajo una forma completa, activa y viva. En muchas ocasiones son electrolitos parciales, oligoelementos separados o minerales. Son elementos de construcción. El zumo de apio contiene electrolitos vivos completos: sales de clúster de sodio totalmente completas. Por eso el zumo de apio es la fuente definitiva de electrolitos.

Las sustancias químicas neurotransmisoras de nuestro cerebro están compuestas de electrolitos. Es preciso que entren en el organismo los electrolitos completos del zumo de apio para restaurar del todo las sustancias químicas neurotransmisoras y que estas puedan devolver la vida a los neurotransmisores que se han quedado deshidratados, disfuncionales y prácticamente desaparecidos. (Un neurotransmisor es como una colmena de abejas vacía. Las sustancias químicas neurotransmisoras son como las abejas que dan vida a la colmena). Con otras fuentes, las sustancias químicas neurotransmisoras solo se restauran por casualidad, porque pasan flotando fragmentos de electrolitos parciales que se van acumulando. Un poco de potasio de este alimento, un poco de magnesio de esta bebida, un poco de sodio de esta sal marina. Estos elementos de construcción acaban dispersándose por nuestros cuerpos, y si bien el cuerpo siempre está procurando aprovecharlos, solemos tener deficiencias, y son los electrolitos completos del zumo de apio los que dan vida verdaderamente a nuestra sangre y a nuestros órganos al flotar por nuestro organismo. No existe ningún otro alimento, hierba medicinal ni bebida capaz de aportarnos de una sola vez todos los electrolitos activados que se necesitan para formar una sustancia química neurotransmisora completa; solo es capaz de ello el zumo de apio. Y los electrolitos completos del zumo de apio proporcionan a los neurotransmisores la revitalización definitiva dentro del cerebro. Cuando un electrolito del zumo de apio llega a una neurona y se asimila, esta se prende con un impulso eléctrico, y es como si se hubiera encendido un interruptor. Esto, a su vez, nos brinda un alivio sin igual. Más que electrolitos completos, son sustancias químicas neurotransmisoras completas que llevan a cabo una absorción y una restauración, gracias a la cual nuestros neurotransmisores pueden rehacerse y nosotros podemos funcionar de manera óptima. Y como los electrolitos del zumo de apio lo contienen todo de una vez, el organismo no tiene que trabajar recogiendo minerales de aquí y allá con la esperanza de sustentarse. Le entregamos el paquete completo, dispuesto para usarse.

LAS HORMONAS VEGETALES

El zumo de apio contiene una hormona vegetal concreta, no descubierta todavía, que alimenta y reabastece a todas y cada una de las glándulas del sistema endocrino, entre ellas el páncreas, el hipotálamo, la glándula pituitaria, la glándula pineal, el tiroides y las suprarrenales. Es uno de los motivos por los que el zumo de apio aporta equilibrio al organismo de una manera tan milagrosa, y constituye una buena parte de la explicación de por qué la gente se cura y se recupera con el zumo de apio.

Este es, también, uno de los motivos por los que el zumo de apio es como un botón curativo mágico para las personas que padecen trastornos autoinmunes: porque toda persona que sufre un trastorno autoinmune u otro trastorno vírico tiene que afrontar desafíos endocrinos.

Las sales de clúster de sodio del zumo de apio, junto con esta hormona vegetal, son como un ataque combinado contra la enfermedad autoinmune. Por un lado, las sales de clúster golpean a la actividad patógena responsable de los trastornos autoinmunes. Y por el otro, la hormona vegetal del zumo de apio ayuda a las glándulas endocrinas, como el tiroides, entrando en ellas, reforzándolas y estabilizándolas. Si una glándula está un poco hipoactiva (demasiado poco activa), cuando esta hormona le va llegando a lo largo del tiempo (porque la persona está bebiendo zumo de apio todos los días), aporta a la glándula las dosis suficientes para empezar a recuperar el equilibrio. Si una glándula está hiperactiva (demasiado activa), esas aportaciones regulares la ayudarán a calmarse. Esta hormona vegetal resulta también muy útil para los desequilibrios endocrinos, leves o graves, que tenemos todos, y no solo las personas enfermas con problemas autoinmunes. Las dificultades endocrinas son cada vez más frecuentes, desde las suprarrenales debilitadas hasta el tiroides hipoactivo, y esa hormona vegetal del zumo de apio las resuelve.

Lo cierto es que el zumo de apio contiene abundantes hormonas vegetales que no han estudiado ni clasificado todavía los investigadores y la ciencia médica. La hormona vegetal concreta que aporta estos beneficios endocrinos es solo una, aunque hay unas pocas más que también acarrean beneficios al organismo humano. Otra hormona vegetal beneficiosa del zumo de apio es una que refuerza el sistema reproductor de los seres humanos, tanto de los hombres como de las mujeres. Esta hormona vegetal ayuda a regular y a equilibrar la producción de hormonas reproductivas, así como a estimular el sistema reproductor en general. En esto se distingue el apio del resto de las plantas del reino vegetal, que solo contienen hormonas dirigidas a la propia planta y a su proceso de crecimiento. Si bien algunas de las hormonas del apio son para la planta misma, esta también contiene hormonas vegetales que son medicinas para nosotros. Es un aspecto de esta hierba medicinal que pone al apio por encima de todos los demás vegetales y hierbas medicinales, por su virtud de estabilizar el organismo de las personas que sufren o que están enfermas. Así de singular es el apio. Nos ofrece la medicina vegetal definitiva.

Hay muchos remedios herbales que no se deben consumir en cantidades elevadas. Esta es otra de las razones por las que el zumo de apio es un don tan importante, capaz de cambiarnos la vida: podemos beberlo en cantidades mayores sin peligro, lo que nos permite recibir dosis más elevadas de la medicina que nos aporta. (En el capítulo siguiente seguiremos hablando de lo adecuado que resulta el zumo de apio). La ciencia tardará décadas en financiar las investigaciones dirigidas a descubrir las hormonas vegetales medicinales que se encuentran en el apio... y, después, a estudiar el bien que pueden hacer en el cuerpo humano. Pero, mientras tanto, tú ya lo sabes, y puedes empezar a aprovecharlas ahora mismo.

LAS ENZIMAS DIGESTIVAS

Las enzimas digestivas del zumo de apio no están especializadas en disgregar los alimentos en el estómago. Su función es mucho más sorprendente y singular. Son, más bien, como unas pequeñas cápsulas que se activan por los cambios de pH cuando entran en el intestino delgado. Ningún otro alimento contiene enzimas que funcionen de este modo.

No te hace falta consumir una gran cantidad de enzimas del zumo de apio para que estas ejerzan una repercusión digestiva importante, ya que poseen una cualidad contagiosa (en

sentido positivo). Una enzima del zumo de apio es como un humorista en un club de comedia que cuenta un chiste y hace reír a todo el público. Lo que quiero decir es que una sola enzima del zumo de apio es capaz de reiniciar, de revivir y de reactivar a múltiples enzimas digestivas debilitadas de otras fuentes que están rondando por el intestino delgado.

Algunas de estas otras enzimas proceden de los alimentos. Muchas de ellas vienen del páncreas, y hay muchas enzimas desconocidas que salen del hígado. La producción de este tercer tipo de enzima digestiva es una función química del hígado que está pendiente de descubrir. Estas enzimas digestivas no hay que confundirlas con las «enzimas hepáticas» de las que se habla en los análisis de sangre. Las produce el hígado, y se liberan al tracto intestinal delgado a través de la bilis. Son completamente distintas de las enzimas pancreáticas; para descubrir las enzimas digestivas del hígado habría que saber lo que se está buscando, y esta línea de investigación no es prioritaria ahora mismo para los investigadores y la ciencia médica. Pero en las décadas venideras los investigadores y la ciencia descubrirán la existencia de estas enzimas digestivas en la bilis que produce nuestro hígado.

Cuando el hígado está sobrecargado y debilitado (y casi todos lo están), sus enzimas digestivas no son tan fuertes y no pueden colaborar en la medida que deberían en funciones tales como la digestión y la dispersión de las grasas. Las enzimas del zumo de apio reestimulan a estas enzimas cansadas para que puedan llevar a cabo su tarea. Además, las enzimas del zumo de apio reestimulan a las enzimas de los alimentos que han establecido su hábitat en el intestino delgado. A esto se suma que el zumo de apio es, en sí mismo, un revitalizador del hígado, lo que significa que el beberlo lleva al hígado a producir, de entrada, unas enzimas digestivas asociadas a la bilis más fuertes. Además, las enzimas del zumo de apio ayudan a reforzar el páncreas y activan las enzimas pancreáticas; y, *además*, las enzimas mismas del zumo de apio son enormemente poderosas para la disgregación, la digestión y la asimilación de determinados nutrientes a los que no abordan ni la bilis ni el ácido clorhídrico, por la gran complejidad del proceso de la digestión. En total son muchas cosas, ¿verdad? Pues hay más.

Recuerda que los investigadores y la ciencia médica siguen sin saber todo lo que sucede a los alimentos cuando llegan al estómago. Tienen teorías. Pero no disponen aún de todas las respuestas. Cuando hablamos de las enzimas digestivas del zumo de apio que llevan a cabo estas funciones, no estamos hablando de un único tipo de enzima. Estamos hablando de tres variedades. No tienen nombre, porque la ciencia no las ha descubierto todavía. Yo podría llamarlas Primavera, Verano y Otoño, solo porque me hace gracia. Cuando los investigadores las descubran, quizá las llamen 374, 921 y 813, por ejemplo.

En cualquier caso, estas tres enzimas pendientes de descubrir se encuentran en el zumo de apio. Como acabamos de ver, salvan la vida a las enzimas digestivas debilitadas, desactivadas, procedentes de otras fuentes. También son responsables, en parte, de la reducción de los ácidos improductivos y de las mucosidades dentro del tracto intestinal. La mayoría de la gente tiene la parte superior del intestino delgado llena de estas mucosidades y ácidos tóxicos, y estas enzimas son trascendentales para disipar, reducir y equilibrar el ácido, al mismo tiempo que consumen, disgregan y disuelven la mucosidad, prácticamente expulsándola del tracto intestinal. Cuando ya no está la mucosidad, las sales de clúster de sodio del zumo de apio tienen mucho más fácil el acceso a los microorganismos, lo que les permite destruir a esos invasores del intestino delgado, tales como los estreptococos (responsables del sobrecrecimiento bacteriano del intestino delgado o SBID), otras bacterias no productivas y los virus. (Sé que algunas fuentes suelen creer que también hay parásitos en el intestino. Si tuvieras un parásito de verdad, lo sabrías. Estarías tan enfermo que irías a parar al hospital. A pesar de lo cual, si sigues creyendo que tus problemas gastrointestinales se deben a un parásito, las enzimas del zumo de apio también lo resolverían, en efecto).

Lo cierto es que el zumo de apio contiene bastante más de dos docenas de variedades de enzimas, la mayoría de las cuales están pendientes de descubrir y participan en la disgregación de los materiales de desecho dentro del tracto intestinal. Son las tres enzimas especiales (a las que podemos llamar Primavera, Verano y Otoño, si te parece) las que pasan a la acción expresamente en el intestino delgado, llevando a cabo muchas de las funciones calladas del zumo de apio que tanto ayudan a la gente a sentirse mejor sin que ellos lo sepan. Una remesa concreta de apio puede tener un volumen superior de estas tres enzimas digestivas, en función de dónde se haya cultivado el apio, de si se regó más y de si recibió más nutrientes, lo que podría suponer que dicha remesa te aportaría unos beneficios más potentes todavía. También es posible que una remesa de apio solo contenga cantidades adicionales de una o de dos de estas enzimas concretas. Las cantidades varían. Pero el apio, sea cual sea, siempre contendrá las tres enzimas especiales.

LOS ANTIOXIDANTES

Una de las funciones de los antioxidantes del zumo de apio es la de eliminar los depósitos grasos que rodean los depósitos de metales pesados tóxicos que hay en tu organismo. Dos zonas comunes donde se acumulan los depósitos de metales pesados son el cerebro y el hígado. Los depósitos grasos se aferran como ventosas a los depósitos de metales pesados, y cuando los depósitos grasos tocan de esta manera a los metales pesados tóxicos, los metales se oxidan. Los metales pesados tóxicos tienen una carga destructiva, que es una de las causas por las que reaccionan de manera tan agresiva ante los depósitos grasos y otros metales pesados tóxicos, produciendo oxidación. En esencia, estamos hablando de que en el organismo hay unos metales que se oxidan y producen residuos corrosivos que causan daños a los tejidos cercanos. Los depósitos grasos, que son muy absorbentes, también absorben estos residuos sólidos, que son extremadamente solubles en las grasas. A consecuencia de ello, el depósito graso se vuelve altamente tóxico, y entonces puede hacer de combustible que alimenta al virus de Epstein-Barr (VEB), el virus del herpes humano 6 (HHV-6) o cualquier otro tipo de patógeno capaz de llegar al cerebro y de provocar incontables síntomas y trastornos, algunos de los cuales se diagnostican como enfermedades autoinmunes.

Los metales pesados y la oxidación de estos son causas principales, aunque pendientes de descubrir, de la niebla mental, la pérdida de memoria, la depresión, la ansiedad, el trastorno bipolar, el trastorno de déficit de atención con hiperactividad (TDHA) y el autismo, así como de graves deterioros físicos y mentales como el alzhéimer, la esclerosis lateral amiotrófica (ELA) y el párkinson. Los antioxidantes del zumo de apio contribuyen a evitar el deterioro de los metales eliminando los depósitos grasos que rodean a los depósitos de metales pesados, así como dando a los metales pesados un revestimiento especial que retrasa su oxidación. Las sales de clúster de sodio que están asociadas a los antioxidantes del zumo de apio desactivan la carga destructiva de los metales pesados tóxicos, atenuando mucho su agresividad. Una vez neutralizada la carga destructiva, los antioxidantes especiales del zumo de apio son capaces de frenar la oxidación de una manera mucho más efectiva. Es una más de las virtudes singulares y desconocidas del zumo de apio que contribuyen a poner fin a los síntomas, a los trastornos y a las enfermedades.

LA VITAMINA C

Hay un antioxidante concreto, la vitamina C, que seguramente no te hará pensar en el apio. Cabría pensar que la poca vitamina C que se encuentra en el apio no puede tener mucho efecto, ¿verdad? Pues es muy al contrario. La vitamina C del apio es más notable que la que se encuentra en el tomate. Es más notable que la vitamina C del brócoli. Es más notable, incluso, que la vitamina C de la naranja. Esto se debe a que la variedad singular de vitamina C que se encuentra en el apio no tiene que metilarse en el hígado para que la pueda aprovechar el organismo. Esto significa que la vitamina C del zumo de apio es capaz de potenciar el sistema inmunitario como ninguna otra vitamina C, por encontrarse bajo esta forma biodisponible y premetilada.

La mayoría de las personas que sufren algún síntoma, trastorno o enfermedad tienen el hígado enfermo, estancado, lento y lleno de toxinas y de patógenos: virus, bacterias, metales pesados tóxicos, pesticidas, herbicidas, DDT antiguo, e incluso restos de radiación, entre otros alborotadores. Todo ello aparte del hecho de que estamos bombardeándonos el hígado a diario, sin saberlo, con dietas altas en grasas, ya se trate de grasas sanas o malsanas. La metilación de los nutrientes suele producirse dentro del hígado; los investigadores y la ciencia médica no saben en qué medida es responsable el hígado de este proceso de conversión por el cual las vitaminas y los minerales quedan aprovechables para el resto del organismo cuando salen de este órgano. Si esta función trascendental la tiene que realizar ese hígado sobrecargado y comprometido que tiene tanta gente, se comprenderá que existan problemas generalizados de metilación. Esto quiere decir que si bien la vitamina C que obtiene una persona de un alimento determinado le sentará bien, el hígado todavía tiene que procesarla, lo que supone una tarea más en su lista inacabable de trabajos pendientes, y que seguramente no será capaz de llevarla a cabo de la mejor manera posible.

El hígado no tiene necesidad de procesar, ajustar, convertir y metilar la vitamina C del zumo de apio para que esta resulte útil y aprovechable para el organismo. Está premetilada en grado máximo. Si bien la vitamina C de otras frutas y verduras es importante, como mínimo la vitamina C del zumo de apio es singular en este sentido. Es una parte del motivo por el que el zumo de apio te empieza a curar.

Esta vitamina C también tiene una relación especial con las sales de clúster de sodio del zumo de apio. Como las sales de clúster tienen la capacidad de rodear a los demás nutrientes del zumo de apio y de ayudar a distribuirlos por el cuerpo, son capaces de unirse a la vitamina C y de viajar con ella hasta allí donde el sistema inmunitario tenga mayor necesidad de estos dos componentes.

En lo que se refiere a la vitamina C del zumo de apio, cuanta más, mejor. Si bien la ración de vitamina C que aporta el apio puede parecer pequeña, de hecho es mucho mayor cuando piensas en beberte el zumo de todo un mano-

jo. Al concentrar toda esa vitamina C premetilada de todo un manojo de apio en un vaso de 480 ml y al bebértelo con el estómago vacío te estarás potenciando instantáneamente el sistema inmunitario.

A las personas que padecen problemas de autoinmunidad (lo que significa que tienen cargas víricas altas, o incluso bacterianas) les suele resultar más difícil depurarse porque tienen el hígado sobrecargado y estancado, lo que significa que la sangre se les llena regularmente de toxinas, sobre todo de residuos víricos. Cuando la sangre está saturada de neurotoxinas, de dermotoxinas y de otras sustancias de desecho víricas, pueden darse diagnósticos que van desde la esclerosis múltiple hasta la enfermedad de Lyme (aunque esto no se debe a que los médicos ni los laboratorios sepan que los análisis están captando subproductos víricos, ni que estos trastornos son en realidad víricos; los análisis solo los detectan en forma de marcadores de inflamación no identificados). En estos casos en que una persona tiene una gran carga vírica, lo más frecuente es que no le resulte fácil procesar la vitamina C, sobre todo en grandes cantidades. La vitamina C del zumo de apio es distinta: es suave, es biodisponible, y resulta más asequible para cualquier persona con problemas de salud. Además, también sale del cuerpo con mayor facilidad; y la vitamina C del zumo de apio es beneficiosa para la persona al salir porque se une a los desechos víricos que se encuentran en el torrente sanguíneo y los acompaña hasta el exterior del organismo a través de los riñones, e incluso de la piel. Es decir, ayuda a eliminar los residuos víricos que, de otra manera, harían empeorar constantemente los trastornos autoinmunes. La vitamina C del zumo de apio es una solución y es un antídoto para las personas que tienen que afrontar síntomas y trastornos provocados por culpables víricos.

EL FACTOR PREBIÓTICO

Otros alimentos prebióticos matan de hambre a las bacterias no productivas, obstaculizando su capacidad de alimentarse, al menos en esos momentos, lo que permite, a su vez, que medren las colonias de bacterias buenas. El factor prebiótico del zumo de apio funciona a un nivel distinto del de otros prebióticos. No solo mata de hambre a las bacterias no productivas, sino que disgrega, debilita y destruye activamente dichas bacterias no productivas.

El zumo de apio también suprime las fuentes de alimentos de esos microorganismos en el sistema gastrointestinal. Las colonias de bacterias no productivas se alimentan, en parte, de pequeños almacenes de alimentos que se están pudriendo en el tracto digestivo. Estas bolsas apartadas son como sus reservas de víveres para los tiempos malos. El zumo de apio es como si se arrojara en esas bolsas una granada de mano que deshace las acumulaciones antiguas de proteínas y grasas deshidratadas y las dispersa. Las bacterias no productivas que han podido sobrevivir al primer efecto *die-off* bacteriano (por la muerte de las bacterias) del zumo de apio acaban por perder su fuente de alimentos. Este es el poder de limpieza de las sales de clúster de sodio.

Y he aquí una hazaña que no es capaz de realizar ninguna otra hierba medicinal, fruta, verdura ni prebiótico: el zumo de apio prepara las bacterias muertas y disgregadas para que sirvan de alimento a las bacterias productivas del intestino. Cuando las bacterias malas se saturan de sales de clúster de sodio, las bacterias buenas las pueden devorar. Esto es posible gracias a que las sales de clúster de sodio del zumo de apio desinfectan las bacterias no productivas y les sacan los venenos antes de destruirlas. Las células bacterianas se convierten en unos cadáveres vacíos y apetitosos que las bacterias buenas pueden consumir y que les sientan bien.

EL AGUA HIDROBIOACTIVA

Oirás decir a algunos que el zumo de apio está compuesto principalmente de agua. Con esto se está cayendo en uno de los malos entendidos más trascendentales acerca de esta humilde hierba medicinal y de lo que hace por nuestros cuerpos. Sí: el zumo de apio contiene lo que bien podríamos llamar agua. Pero no es el agua con el que llenarías una piscina. No es el agua que pondrías en una pecera. No es el agua que sale de la manguera o del grifo, ni que cae del cielo en forma de lluvia. No hay en toda la Tierra un río o arroyo en el que corra agua como la del zumo de apio. Esta, sencillamente, no es agua tal como entendemos lo que es agua. El zumo de apio es una bebida viva y que respira. El agua del zumo de apio contiene vida de una manera especial. Es *agua hidrobioactiva.*

El zumo de apio y el agua común son dos cosas tan distintas que no es buena idea mezclarlas. Por eso yo no recomiendo diluir el zumo de apio con agua ni añadirle cubitos de hielo. El agua común inutiliza los beneficios del zumo de apio. Y por esto tampoco recomiendo deshidratar el apio o el zumo de apio para reconstituirlos más tarde añadiéndoles agua. Así no se recrea un vaso de zumo de apio, porque el agua común no está viva. El líquido del zumo de apio recién extraído sustenta vida… y, por ello, te sustenta la vida a ti. Si decimos que no es distinto del agua estamos haciendo un desprecio al zumo de apio. Sería como si dijeras a tu hija que su trabajo escolar no es especial, que es como el de cualquier otro compañero. Tú no le dirías nunca una cosa así. Su trabajo escolar es completamente distinto de los del resto de la clase. Tiene su firma.

Por eso, cuando oímos murmurar que beberse un vaso de zumo de apio viene a ser esencialmente lo mismo que beberse un vaso de agua, no tenemos por qué subirnos al tren del escepticismo. El zumo de apio es un líquido curador; es un tónico estructurado que está lleno de la vida de la hierba medicinal y de la historia vital de esa planta, de su energía y de sus nutrientes. No debemos insultar al zumo de apio, como si esa planta no hubiera hecho nada para transformar el agua que absorbió cuando estaba creciendo. No debemos inquietarnos pensando que el zumo de apio no es más que un vaso de agua en la que flotan unos cuantos nutrientes.

Un vaso de zumo de apio está saturado de información. Está saturado de inteligencia. Está saturado de cantidades generosas de oligoelementos y de sales de clúster de sodio. Pero es todavía más que esto. El agua hidrobioactiva del zumo de apio está organizada de tal modo que tiene esos nutrientes y compuestos fitoquí-micos vivificadores suspendidos de una manera singular, dispuestos para ser entregados a tu cuerpo. Esta agua está viva y tiene su sistema, un sistema que se estudiará en los años venideros.

El agua que está dentro de tu sangre también es distinta del agua potable que vertemos en un vaso. El agua de tu sangre es una parte organizada de tu fuerza vital. Al formar parte de tu sangre ya es algo más que agua. Así es el zumo de apio. Tenemos que ver en el agua que se contiene en el zumo de apio la fuerza vital de la planta del apio, del mismo modo que nuestra sangre es nuestra propia fuerza vital. A esa fuerza vital del zumo de apio se la hace mezclarse con nuestra propia fuerza vital, con nuestra sangre, y volverse una. Como somos organismos vivientes, nos resulta más beneficioso consumir esta agua viva que consumir agua corriente. El agua hidrobioactiva del zumo de apio va más allá del agua viva, incluso. Es vida.

«Este capítulo te reivindica. Tu sufrimiento es real; no lo mereces, y tu cuerpo no te ha abandonado. Puedes curarte, si dispones de la información debida».

Anthony William, Médico Médium

CAPÍTULO 3

Alivio para tus síntomas y trastornos

En este capítulo encontrarás información terapéutica avanzada sobre los motivos por los que sufren las personas y sobre cómo pueden llegar a encontrar alivio.

Las etiquetas que se asignan a los síntomas, trastornos, enfermedades, males y dolencias, sobre todo a los crónicos, no siempre nos dicen gran cosa acerca de las causas de ese problema de salud. Esto suele deberse a que las causas todavía son desconocidas y teóricas, mientras los investigadores y la ciencia médica siguen buscando respuestas. Las penalidades de la enfermedad son una experiencia dura. Además del desafío físico o mental, tenemos que afrontar la prueba emocional de perder la confianza en nuestro cuerpo, y de tener que tratarnos con personas que no entienden nuestros padecimientos, que los toman a la ligera o que incluso los ponen en tela de juicio. Existen muchos indicadores confusos y contradictorios que pueden hacer que la persona se pregunte si se tiene merecida su enfermedad por algún motivo, o si la ha hecho aparecer a base de pensamientos negativos, o si se la ha inventado para llamar la atención. La verdad es esta: hace falta mucha fuerza para resistir el aislamiento y la falta de respeto mientras seguimos buscando respuestas y la resolución del misterio. En este capítulo aspiramos a aclarar el misterio y a presentar, aunque sea con la necesaria brevedad, la validación de las causas y de las vivencias muy reales de la enfermedad crónica, a la vez que ofrecemos nociones sobre el modo en que el zumo de apio puede contribuir a aliviarte o a prevenirte tu problema de salud concreto. Este capítulo te reivindica. Tu sufrimiento es real; no lo mereces, y tu cuerpo no te ha abandonado. Puedes curarte si dispones de la información debida.

Muchos de los que leáis estas líneas no seréis conscientes de la labor de la serie Médico Médium dirigida a desmitificar las enfermedades crónicas y misteriosas. Pues habéis de saber que, en estos momentos, miles de médicos en Estados Unidos, y muchos más en todo el mundo, están empleando en sus consultas los libros de Médico Médium como guías de referencia para ayudar a sus pacientes. Esto empezó porque los pacientes, a lo largo de los años, fueron llevando los libros a las consultas de sus médicos para enseñárselos y para pedirles que incorporaran la información que aparecía en ellos para orientarlos. Yo también, desde muchos años antes de la publicación de los libros, trabajé con médicos en sus consultas, proporcionándoles información médica para ayudarles a tratar a los pacientes que padecían enfermedades crónicas y misteriosas.

Si no encuentras tu problema de salud principal en la lista que tratamos en este capítulo, no te desanimes. A mí me gustaría poder tener sitio para todos. En los otros libros de la serie Médico Médium encontrarás las explicaciones de más síntomas y de más causas de trastornos, con mayor detalle en muchos casos, además de orientación sobre cómo recuperarte. Además, el hecho de que tu problema no se mencione en este capítulo no quiere decir que el zumo de apio no te pueda venir bien. Sigue leyendo. Es probable que encuentres en esta lista al menos uno de los síntomas que has tenido, y abordarlo te llevará hacia una mejor salud general.

Vamos a entrar en materia. Vas a ver un panorama de las causas verdaderas de unos cien síntomas y trastornos en total. Una buena parte te sorprenderá, quizá, si estás acostumbrado a oír decir que algo es «idiopático» o «de causa desconocida», sin haber entendido nunca verdaderamente por qué te duelen las articulaciones, o por qué tu madre estuvo hundida por la fatiga durante una parte de tu infancia, o por qué tenía dificultades tu hermana para quedarse embarazada, o por qué tu tío tiene tinitus, o por qué han diagnosticado a tu primo múltiples enfermedades autoinmunes, o por qué a tu sobrino le cuesta dormir por las noches. En cada uno de los casos mostraré también cómo puede resolver el zumo de apio las dolencias de una persona para que su familia y ella puedan recuperarse y recuperar una salud mejor.

ADICCIÓN

Es frecuente que la adicción esté incentivada por una carencia de nutrientes. Un hígado disfuncional que no es capaz de transformar los nutrientes ni de distribuirlos como es debido al cerebro y al resto del organismo por medio del torrente sanguíneo constituye un componente importante de la adicción. Otra parte importante es un nivel elevado en el hígado y en el cerebro de metales pesados tóxicos, como el mercurio, el cobre y el aluminio. También pueden contribuir las penalidades emocionales, el estrés, los compromisos, las heridas y las lesiones. El zumo de apio es capaz de ayudar con todo ello.

El zumo de apio estabiliza todos los aspectos del hígado, incluida la recepción de glucosa. Esto tiene importancia, en gran medida, por lo siguiente: porque la mayoría de las personas que caen en actos adictivos también tienen problemas de resistencia a la insulina. El zumo de apio contribuye a aliviar la resistencia a la insulina y ayuda a las células a abrirse para recibir la glucosa sin tener que depender solo de la insulina.

El zumo de apio nutre el cerebro, restaurando las neuronas y reabasteciendo los neurotransmisores. Ayuda a neutralizar, a desarmar y a liberar los metales pesados tóxicos del cerebro, y ayuda también a expulsar los productos de desecho que se producen cuando los metales chocan e interactúan entre sí. Las hormonas vegetales del zumo de apio también contribuyen a proteger las neuronas cerebrales, desacelerando la muerte de dichas neuronas e, incluso, colaborando en la producción de neuronas nuevas, lo que permite encontrar el equilibrio y la calma a la persona que padece dificultades emocionales. Además, las hormonas vegetales del zumo de apio mejoran, refuerzan y vigorizan las glándulas suprarrenales, equilibrándolas cuando están hiperactivas o hipoactivas, para contrarrestar la conducta adictiva.

Otro beneficio del zumo de apio es que alcaliniza la sangre y el organismo, reduciendo la acidosis, lo que puede tener el efecto de minimizar, por sí mismo, los impulsos adictivos, reduciéndote esa sensación de que necesitas un cigarrillo u otra tableta de chocolate. El zumo de apio ayuda a expulsar del organismo los medicamentos antiguos y otros fármacos que están implicados en tantos sufrimientos por adicción. Ayuda a hacerlos salir del hígado y del torrente sanguíneo, con lo que se producen menos recaídas adictivas.

AUMENTO DE PESO

Cuando una persona está ganando kilos no deseados, eso significa que su hígado ha estado recogiendo células de grasa en abundancia y guardándoselas, con lo que el hígado llega a estar lento, estancado o pregraso, o incluso es un hígado graso propiamente dicho, no diagnosticado. Así es, en efecto: el aumento de peso no se debe a un metabolismo lento. El responsable de los problemas de peso en todas las partes del cuerpo es *el hígado*. Las personas que tienen problemas de peso suelen tener también problemas linfáticos: tienen un sistema linfático bloqueado donde se refugian abundantes células de grasa, a causa de la sobrecarga del hígado. Cuando los compuestos químicos del zumo de apio entran en el sistema digestivo y son absorbidos por las paredes intestinales, suben por la vena porta hepática y entran en el hígado, y entonces empiezan a revitalizar las células hepáticas. Para el hígado es como una transfusión medicinal.

Nuestro hígado es un filtro que se queda obstruido con el tiempo si no le proporcionamos alivio. Es frecuente que, además de estar obstruido por las células de grasa, el hígado esté lento, estancado o graso, como indicio de

que está cargado de las toxinas a las que yo llamo alborotadores. Los alborotadores pueden ser desde detergentes convencionales, pasando por los perfumes y colonias, hasta la gasolina que pones en tu coche en la estación de servicio; desde los ambientadores de aire que se enchufan hasta los pesticidas y herbicidas, pasando por los metales pesados tóxicos como el mercurio, el aluminio y el cobre o los fármacos antiguos que se te han quedado atrapados en el hígado. Cuando el hígado se obstruye, pierde su capacidad de funcionar a su nivel óptimo. El zumo de apio revitaliza el hígado, ayudando a estimular el órgano al mismo tiempo que le retira las toxinas y los venenos.

Las sales de clúster de sodio del zumo de apio se unen también a los residuos víricos del hígado, lo cual es importante, pues todos los habitantes del planeta Tierra albergamos patógenos dentro de nuestro hígado. Estos patógenos van desde el virus de Epstein-Barr hasta el del herpes zóster, pasando por los HHV-6 y HHV-7 y los citomegalovirus, o son bacterias como los estreptococos y la *E. coli* y muchas más. El hígado se convierte en nido de todos ellos cuando también está lleno de alborotadores, porque las toxinas y los venenos alimentan a los patógenos. Los compuestos químicos del zumo de apio se unen a los residuos tóxicos (a sus subproductos víricos y toxinas) y ayudan a purgarlos del hígado. Así se refuerza el hígado y se reaviva su capacidad para funcionar a pleno rendimiento y para llevar a cabo las más de dos mil funciones químicas que realiza, la mayoría de las cuales están por descubrir. El zumo de apio también arranca las membranas de las células patógenas que están en el hígado, con lo que estas se debilitan o se mueren. Este es uno de los efectos por los que el zumo de apio rejuvenece el desarrollo de las células hepáticas.

Por último, el zumo de apio puede disgregar las células de grasa que se conservan dentro del hígado y contribuir a disolverlas. Ayuda a desalojar los depósitos de grasa que están allí, disgregándolos y liberándolos, y limpiando esas células para retirar del hígado las grasas almacenadas. Además, el zumo de apio está cargado de vitaminas y de minerales, aparte de sus sales de clúster de sodio, que ayudan a alimentar el hígado y a reforzarlo, dejándolo menos estancado. El zumo de apio es una herramienta poderosa para la pérdida de peso.

CÁLCULOS BILIARES

Los cálculos biliares se producen única y exclusivamente en la vesícula biliar, aunque lo que los produce procede del hígado. Un hígado tóxico, sobrecargado, lento o estancado está lleno de proteínas no aprovechables, de grandes cantidades de glóbulos rojos de la sangre, de virus y lodos víricos, de bacterias y lodos bacterianos, y de sustancias tóxicas acumuladas que son extrañas al cuerpo y proceden de los muchos centenares de compuestos químicos industriales que absorbemos por la respiración, que comemos o a los que estamos expuestos de otras maneras, como sucede, por ejemplo, cuando el DDT o los metales pesados tóxicos se transmiten de una generación a otra.

El hígado no está diseñado para soportar todo lo que le echamos encima en este mundo actual. Por ello, y sin que lo sepan los investigadores y la ciencia médica, el hígado traspasa una parte de su sobrecarga a la vesícula biliar, hacia la que expulsa materiales tóxicos. La vesícula funciona a una temperatura más fresca que el hígado, sobre todo cuando este está sobrecalentado por un exceso de trabajo; por ello, cuando estos lodos pasan del hígado caliente a la vesícula, que está más fresca, se pueden formar cálculos, también llamados piedras. Ya se trate de cálculos de bilirrubina o de

colesterol, son algo más que simple bilirrubina o colesterol. Son una combinación de docenas de toxinas, muchas de las cuales no han estudiado todavía los investigadores y la ciencia médica. Los cálculos biliares no están limpios. Están sucios.

Quizá hayas oído decir ya que el zumo de apio ayuda a disolver los cálculos biliares. Esto pasa a veces por aplicación de la información del Médico Médium: esta se populariza tanto que corre por el mundo con independencia de las demás orientaciones curativas del Médico Médium. La consecuencia es que la gente puede acabar un poco perdida, porque no saben qué otra cosa pueden hacer por su salud además de beber zumo de apio, o no saben cuándo beberlo ni en qué cantidad. Pero tú has llegado al origen de esta información. Es cierto: el zumo de apio es bueno para los cálculos biliares ya formados. Cuando las sales de clúster de sodio entran en la vesícula, empiezan inmediatamente a formar grumos y surcos en los cálculos, llenándolos de agujeros como si fueran quesos suizos, hasta que los cálculos se disgregan y se disuelven con el tiempo. El zumo de apio también ayuda a limpiar poco a poco y a revitalizar un hígado sobrecargado; es uno de los mejores depuradores que tenemos para el hígado, y esto significa que contribuye a prevenir, de entrada, los cálculos biliares.

(Para saber algo más sobre los problemas de la vesícula, véase el epígrafe «Trastornos asociados a los estreptococos»).

CÁNCER

Casi todos los cánceres están provocados por virus. Los pocos cánceres que no son víricos son provocados por el único efecto de agentes químicos o de sustancias químicas industriales. Ejemplo de una toxina que produce cáncer sin que esté presente un virus es el amianto. La mayoría de los cánceres tienen un componente vírico. Más concretamente, están causados por virus que se alimentan de toxinas. Esto no quiere decir que se te vaya a producir un cáncer cada vez que tengas un virus y unas toxinas en tu organismo. Para que se forme el cáncer tienen que intervenir unas cepas mutadas concretas de determinados virus, y estas no se vuelven cancerosas mientras no dispongan de un combustible tóxico lo bastante fuerte.

Cuando unas determinadas cepas agresivas de virus se alimentan de unas toxinas agresivas concretas, los virus liberan unas sustancias tóxicas de desecho que, en esencia, son esa misma toxina de partida bajo una forma más venenosa. La liberación de estas sustancias de desecho envenena una y otra vez las células sanas. Entonces, las células sanas humanas se van muriendo y proporcionan más combustible al virus. Este ciclo prosigue hasta que las células sufren una mutación y se convierten en células cancerosas. Mientras tanto, el virus también está mutando, hasta tal punto que también sus células se pueden convertir en células cancerosas. Este proceso se puede producir en cualquier parte del organismo, porque los virus son capaces de viajar a cualquier lugar del cuerpo. Y las toxinas también.

El zumo de apio es uno de los alimentos contra el cáncer más profundos y preventivos. Con todo lo sano que puede ser comerse unos tallos de apio cada día, estos no son una medicina como lo es el zumo de apio. El zumo de apio, tomado en las cantidades recomendadas que verás en el capítulo siguiente, puede hacer dos buenos servicios a la persona que intenta prevenir el cáncer o que tiene que hacerle frente. En primer lugar, puede ayudarla a eliminar las toxinas que proporcionan combustible a los virus. Ejemplos de estas toxinas son las hormonas extrañas que entran del exterior del cuerpo,

los metales pesados tóxicos, los medicamentos tóxicos y los plásticos y otros derivados del petróleo tóxicos. El zumo de apio puede unirse a estas toxinas del hígado y de cualquier otra parte del cuerpo, soltarlas y ayudar a expulsarlas, reduciendo tu carga tóxica y mejorando tus probabilidades de prevenir el cáncer. Si ya estás luchando contra un cáncer, el zumo de apio te brinda la oportunidad de desacelerarlo y de prevenir otros cánceres futuros eliminando esas mismas toxinas y venenos. En segundo lugar, el zumo de apio es un antivírico. Sus sales de clúster de sodio ayudan a destruir esos virus agresivos, tan aficionados a consumir toxinas y a excretar otras toxinas más venenosas: este es el proceso que desnaturaliza las células y las deteriora hasta tal punto que terminan por volverse cancerosas. Al quitar a los virus su energía, el zumo de apio ayuda a impedir que se forme o se extienda el cáncer. De modo que el beneficio del zumo de apio es doble: elimina tanto las toxinas como los virus.

La vitamina C que se contiene en el zumo de apio es un antioxidante poderoso que se asimila con gran facilidad y que alimenta a las células del organismo que matan al cáncer. Las hormonas vegetales del zumo de apio restauran el sistema endocrino impidiendo que se vuelva hiperactivo. Esto es útil porque un exceso de «lucha o huida» en el cuerpo puede liberar mucha adrenalina asociada al miedo, que es otro combustible que alimenta a las células víricas cancerígenas.

La mayoría de las personas que padecen cáncer ya están trabajando con médicos comprensivos y muy bien preparados y están recibiendo tratamientos naturales, o de la medicina convencional, o de ambos tipos. Habla con tu médico de la posibilidad de añadir el zumo de apio al protocolo de tratamiento del cáncer que ya estás siguiendo. Si has superado un cáncer, el zumo de apio será un medio maravilloso para prevenir las recaídas, pues es capaz de recoger las toxinas y los venenos que se podrían estar acumulando como combustible para los virus, y de expulsarlos del cuerpo acto seguido.

COLESTEROL ELEVADO

Todo lo que tiene algo que ver con el colesterol tiene que ver con el hígado. El desarrollo de cualquier problema de colesterol es señal de que se está desarrollando un trastorno temprano del hígado. El hígado produce colesterol, lo controla, lo organiza y lo almacena. Por tanto, cuando el hígado se vuelve lento, estancado y tóxico con el transcurso de los años (cosa que pasará desapercibida en la consulta del médico) y sus funciones comienzan a fallar, pueden empezar a variar los valores del colesterol. Esto puede suceder desde mucho antes de que se aprecie una subida de las enzimas hepáticas en los análisis, de manera que nadie se dará cuenta de que el problema tiene relación con el hígado.

¿No te has preguntado nunca cómo es posible que una persona que hace una dieta pésima pueda obtener valores perfectamente correctos de colesterol en los análisis? Es que se trata de una persona que no tiene agotado el hígado todavía. Y también puede darse el caso de que una persona haga una dieta alimenticia aparentemente sana pero le diagnostiquen un problema de colesterol, porque los valores se encaminan en un sentido que no gusta al médico. Se trata de una persona a la que le empieza a fallar el hígado porque lo ha tenido sobrecargado demasiado tiempo. El hígado de cada persona se encuentra en un estado distinto. Algunos hígados están llenos de patógenos tales como el virus de Epstein-Barr y los estreptococos. Algunos están llenos tanto de patógenos como de metales pesados tóxicos, pesticidas, herbicidas, fungicidas, fármacos, plásticos y otros derivados del petróleo. Cuando el hígado ha llegado al límite de su capacidad de almacenamiento, empieza a reducirse su capacidad de procesar, convertir, crear, guardar y desarrollar el colesterol.

El zumo de apio, que es mucho más poderoso de lo que pueda llegar a ser cualquier estatina, aborda de raíz las causas de los trastornos asociados al colesterol: se dirige al hígado. Allí ayuda a lavarlo, limpiarlo y purificarlo de venenos, toxinas y patógenos. Restaura y revitaliza los lóbulos hepáticos dañados, mientras sus sales de clúster de sodio reducen las cargas víricas y bacterianas. Estas sales de clúster revitalizan también las múltiples funciones del hígado relacionadas con el colesterol y potencian la fuerza de la bilis que produce el hígado; y una bilis más fuerte contribuye a disgregar las grasas.

COMPLICACIONES DE LAS SUPRARRENALES

Fatiga adrenal, estrés, debilidad y enfermedades

El zumo de apio ayuda a resolver las disfunciones de cualquier tipo de las glándulas suprarrenales, restaurando el tejido adrenal dañado y las glándulas debilitadas, ya se hayan visto afectadas por enfermedades o por un estado constante y crónico de lucha o huida. Los investigadores y la ciencia médica no son conscientes de todo lo que hacen por nosotros nuestras glándulas suprarrenales, ni de las docenas de variedades diversas y complejas de hormonas que producen para apoyar todo lo que hacemos en la vida. Nuestras glándulas suprarrenales son las productoras máximas de hormonas, más todavía que nuestros sistemas reproductores. Ya estemos pasando una penalidad, viviendo amor, alegría y felicidad, realizando tareas sencillas como ir al baño, ducharnos, cepillarnos los dientes o consumir alimentos y digerirlos, o cualquier otra cosa, las glándulas suprarrenales están allí, produciendo una variedad de adrenalina singular para ayudarnos a funcionar.

Tenemos dos glándulas suprarrenales (también llamadas adrenales): la izquierda y la derecha. Cada una de las dos glándulas suprarrenales produce variedades distintas de hormonas. Lo habitual es que no tengan la misma fuerza: una de las dos glándulas se habrá quedado más débil que la otra por el exceso de trabajo, obligando a la otra, a su vez, a trabajar de más, con lo que también esta se acaba debilitando. Los componentes del zumo de apio tienen la capacidad de entrar en las suprarrenales y de saturar el tejido adrenal, reforzando todos los aspectos de las células adrenales y curándolas, mimándolas y tranquilizándolas. Seguramente debería dar a las sales de clúster de sodio el sobrenombre de «sales glandulares de sodio», teniendo en cuenta su gran potencia para restaurar las glándulas suprarrenales. Las sales de clúster de sodio son milagrosas para las suprarrenales. Se suele decir que la sal marina y la sal de roca de montaña nos sientan bien, y consideramos que son las mejores. Y es cierto: son sales de mejor calidad. Pero la variedad de sodio que contienen no tiene virtudes medicinales; estas sales no nos ofrecen lo que sí son capaces de darnos las sales de clúster de sodio. Los oligoelementos están unidos a las sales de clúster del zumo de apio de maneras que no apreciamos en ninguna otra variedad de alimento ni de sal. Las sales de clúster restablecen y encienden la vida en las células adrenales, permitiendo también que las glándulas produzcan rápidamente células nuevas que son sanas y fuertes.

El zumo de apio equilibra las glándulas suprarrenales de modo que la más débil pueda ponerse a la altura de la más fuerte, y permite que las dos glándulas se comuniquen entre sí, que es una faceta de su funcionamiento que todavía no han descubierto los investigadores y la ciencia médica. Los potentes electrolitos del zumo de apio son los que producen esta comunicación entre las glándulas: las sales minerales del zumo de apio entran en una de las glándulas suprarrenales, salen con la sangre y entran en la otra glándula con la información que portan de la primera glándula.

Para saber algo más sobre la fatiga adrenal, consulta la sección titulada «Fatiga» de este mismo capítulo, así como el capítulo completo que dediqué al tema en *Médico médium*. Allí encontrarás también información sobre las 56 variedades singulares de adrenalina que cubren nuestras necesidades diariamente. El zumo de apio es una bendición para ayudar a restaurar nuestras glándulas suprarrenales de modo que no nos volvamos o no sigamos siendo susceptibles a las complicaciones, disfunciones y enfermedades asociadas a dichas glándulas.

DIABETES (TIPOS 1, 1.5 Y 2), HIPERGLUCEMIA E HIPOGLUCEMIA

Los síntomas tempranos de resistencia a la insulina, tales como la hipoglucemia, la hiperglucemia o el A1c elevado, comienzan a partir de un hígado lento y estancado. Cuando el hígado se debilita, se reduce su capacidad para digerir las grasas, lo que hace que se acumulen volúmenes mayores de grasas en el intestino, alrededor de otros órganos, e incluso en la sangre. Esto es lo que conduce a la resistencia a la insulina. Además, cuando el hígado acumula grasas, pierde su capacidad de controlar y de conservar la glucosa bajo la forma de las valiosas reservas de glucógeno. El zumo de apio revitaliza el hígado, permitiéndole disolver y purgar la grasa acumulada que se había guardado para proteger al cerebro y al corazón de una sobrecarga de grasas. Cuando el hígado sano recupera la vitalidad, puede conservar sus reservas de glucógeno y liberarlas cuando es necesario para prevenir la resistencia a la insulina.

El zumo de apio también es bueno para la diabetes tipo 2 por su efecto de revitalizar el hígado. Resulta muy útil para curar la diabetes tipo 2, acompañándolo de las recomendaciones dietéticas oportunas que encontrarás a lo largo de la serie Médico Médium. En cuanto el hígado vuelve a la vida gracias al zumo de apio y al resto del apoyo dietético (sus lóbulos hepáticos se revitalizan, se limpia de grasas viejas y el almacenamiento de la glucosa vuelve a funcionar como es debido), el páncreas puede empezar a rejuvenecerse con mayor rapidez. También pueden acumularse reservas de una bilis más fuerte, capaz de disgregar y dispersar las grasas con mayor energía. Al haber menos grasas dispersas por la sangre, cuando entra en el organismo cualquier tipo de carbohidrato, ya sea sano o malsano, no se produce con tanta facilidad esa resistencia a la insulina que suele conducir con tanta frecuencia a la diabetes tipo 2.

Las diabetes tipo 1 y tipo 1.5 (esta última también se llama *diabetes autoinmune latente en adultos*, DALA) se deben a que el páncreas ha sufrido daños, ya sean debidos a una actividad patógena o a una lesión física. Los virus pueden entrar en el páncreas, atacarlo y provocar inflamación pancreática, lo que puede conducir a un trastorno diabético crónico. Los teóricos aseguran que las diabetes tipo 1 y tipo 1.5 son autoinmunes; es decir, que es el propio sistema inmunitario del cuerpo el que está atacando al páncreas. No caigas en este error. A menos que la causa sea que el páncreas ha sufrido un golpe físico, lo cierto es que lo que ataca al páncreas es un patógeno invasor, y que el sistema inmunitario reacciona con intención de salvar a dicha glándula. Estos patógenos son muy alérgicos a las sales de clúster de sodio del zumo de apio. Cuando entra en el organismo el zumo de apio, ayuda a destruir esos patógenos. Y no olvides que las hormonas vegetales del zumo de apio contribuyen a estabilizar y a reforzar todas las glándulas endocrinas del cuerpo, entre las que se cuenta el páncreas. Esto significa que el consumo de zumo de apio a largo plazo puede ayudar a mejorar la diabetes tipo 1 o tipo 1.5 de la persona, a condición de que esta también tenga presentes las orientaciones dirigidas a hacer una dieta mejor, tales como reducir el consumo de grasas, así como el uso de suplementos adecuados para reducir la carga vírica de cualquier tipo dentro del páncreas. Al reducirse la resistencia a la insulina se necesita tomar menos insulina suplementaria.

A veces me preguntan si los diabéticos pueden tomar siquiera zumo de apio sin peligro. Como acabas de ver, la respuesta es que sí. El zumo de apio es un don del cielo para los diabéticos. Lo que no es bueno para los diabéticos es incluir en su dieta alimentos tales como los huevos, el queso, el cerdo, la leche y la mantequilla. Para entender más a fondo a qué se debe esto y para leer unas explicaciones más detalladas de las diversas variedades de la diabetes, consulta los libros *El rescate del hígado* y *Médico médium*.

DIARREA

Corre el rumor de que el zumo de apio produce diarrea. Lo cierto es que, en última instancia, ayuda a aliviar la diarrea. Cuando a una persona se le suelta el vientre después de haber bebido zumo de apio, se trata de una reacción temporal de curación: es señal de que tiene el intestino lleno de bacterias no productivas (como los estreptococos), de hongos, de algunos virus quizá, de bolsas de mucosidad y algo de moho y levaduras. También el hígado puede estar lleno de lodo procedente de diversos microbios y alborotadores, que pueden ser cualquier cosa, desde detergentes hasta productos de limpieza convencionales, pasando por cosméticos, perfumes y colonias, o metales pesados tóxicos como el mercurio, el aluminio y el cobre, o bien petroquímicos como la gasolina, o pesticidas, fungicidas y herbicidas. Algunas personas tienen previamente el síndrome del intestino irritable (SII), lo que significa que ya pueden tener irritado el tracto intestinal, la vesícula biliar y el hígado antes de tomar el zumo de apio. Cuando están presentes tanta toxicidad e inflamación, el hecho de añadir zumo de apio supone que las sales de clúster de sodio del mismo se ponen a hacer de todo (a matar microbios, a limpiar el hígado), y la consecuencia puede ser la diarrea porque existe ya un trastorno previo subyacente. Las sales de clúster son agentes limpiadores. La reacción de curación puede variar en función de lo tóxico que esté el organismo de la persona. Algunos organismos están más sobrecargados de patógenos y de otros alborotadores. En tal caso, puede ser prudente empezar a tomar menos de 480 ml de zumo de apio, para ir subiendo la dosis más adelante.

Cuando alguien tiene diarrea sin haber tomado zumo de apio, las causas pueden ser muy diversas. Una de las más comunes es una reacción negativa a alimentos tales como los huevos, los productos lácteos (entre ellos la leche, el queso y la mantequilla), el gluten, o incluso la soja y el maíz. Estos alimentos nutren a los patógenos que residen en todo el sistema gastrointestinal, desde el estómago hasta el colon y el recto. Los estreptococos son unos microorganismos muy comunes a los que les encanta devorar estos alimentos. Lo mismo puede decirse del VEB, del virus del herpes zóster y de variedades de hongos agresivas y hostiles (entre las que no figura la *Candida*, que es amistosa). La proliferación de estos microorganismos puede conducir a un desequilibrio en el sistema gastrointestinal, con una carencia de microorganismos productivos que tengan a raya a los no productivos. La consecuencia es que los microorganismos no beneficiosos se multiplican, lo que puede conducir a que la persona padezca inflamaciones crónicas por todo el intestino delgado y el colon. Pueden dilatarse bolsas del tracto intestinal, y algunas zonas pueden llegar, incluso, a contraerse, con lo que se llega a diagnósticos de la enfermedad de Crohn, de la enfermedad celíaca, de SBID, de SII e incluso de colitis. Los síntomas van desde una irritación intestinal leve hasta úlceras graves, o inflamaciones, o los casos en que la persona se limita a vivir con un poco de diarrea que no se le llega a diagnosticar nunca.

El zumo de apio ayuda a frenar la diarrea destruyendo y eliminando estas variedades no productivas de bacterias y de virus. Los debilita, los deshace y ayuda a expulsarlos del tracto digestivo. El zumo de apio también contribuye a alimentar las bacterias productivas con oligoelementos y con unos antioxidantes especiales, protectores y fortalecedores, que solo él contiene, y gracias a los cuales esos microorganismos beneficiosos se pueden volver a establecer a niveles sanos. Cuando se ha reducido la carga de patógenos, el hígado empieza a revitalizarse y a expulsar los venenos; el tracto intestinal echa fuera de sí las toxinas, y la inflamación crónica se reduce espectacularmente, liberando de diarrea al paciente. Si la inflamación se ha extendido más allá del sistema gastrointestinal hasta llegar al páncreas, el zumo de apio ayuda a librarse de los patógenos que la provocaron, así como a revitalizar el tejido pancreático. Las personas que consumen zumo de apio a largo plazo pueden librarse por completo de la diarrea, sobre todo si están siguiendo las orientaciones sobre dieta y suplementos que figuran en el resto de mis libros de la serie Médico Médium. Puedes empezar por ver algunas ideas en el capítulo 8 del presente libro.

DIFICULTADES EMOCIONALES

Inquietud, ansiedad, alteraciones del ánimo, culpabilidad, irritabilidad, trastorno bipolar y depresión

Nadie quiere ser irritable, ni estar decaído, ni preocupado, ni tener sentimientos de culpa crónicos ni sufrir alteraciones frecuentes del estado de ánimo. Todo el mundo quiere vivir sintiéndose bien, contento, con la mente despejada y en paz. Es preciso que partamos de este principio siempre que hablemos de la salud mental. Solemos decir con demasiada frecuencia a las personas que padecen dificultades con sus emociones que todo es una cuestión de actitud mental y que lo único que tienen que hacer es cambiar de perspectiva. Cuando es una mujer la que sufre dificultades emocionales también se le suele decir que es cosa de las hormonas. Esto es señal de que los investigadores y la ciencia médica no han llegado a entender del todo la cuestión de la salud mental.

El zumo de apio ayuda a proporcionarnos el bienestar, la felicidad, la claridad mental y la paz que todos buscamos porque aborda de manera directa la causa real que se encuentra detrás de las dificultades del ánimo: las toxinas. Es cierto que los hechos y las circunstancias difíciles de la vida pueden producir, de suyo, cierta irritabilidad, ansiedad y tristeza. En estos casos resulta fácil hacerse cargo de la relación de causa y efecto. En tales circunstancias, el zumo de apio puede resultar útil porque rejuvenece el tejido cerebral, incluido el de los centros emocionales del cerebro, donde podemos sufrir lesiones emocionales. Cuando se trata de unas dificultades emocionales crónicas que surgen cuando parece que la vida transcurre a su ritmo normal, sin que se aprecie la presencia de ningún hecho desencadenante, entonces es una cuestión de toxinas. Todos tenemos en nuestro cuerpo una combinación personal de toxinas. Algunas personas tienen una carga tóxica que es más perturbadora para los neurotransmisores y las neuronas del cerebro, y así se explica, en parte, la diversidad de la salud mental.

Una cosa que tienen en común la mayoría de las personas es la acumulación tóxica de metales pesados, de toxinas víricas o de ambas cosas, que suelen encontrarse dentro del hígado. ¿A qué me refiero cuando hablo de «toxinas víricas»? Cuando determinados virus (aficionados a refugiarse en el hígado) consumen sus alimentos favoritos, como son los metales pesados, los huevos y las sustancias químicas sintéticas que encuentran allí, en el hígado, tienden a liberar neurotoxinas. (Es una lástima, porque mucha gente oye decir que comer huevos es sano). Estas neurotoxinas empiezan a flotar por el organismo y pueden llegar al cerebro, donde obstaculizan a los compuestos químicos neurotransmisores y debilitan los impulsos eléctricos que recorren el cerebro. Esto puede provocar irritabilidad, ansiedad, angustia, alteraciones del estado de ánimo, e incluso unas fluctuaciones de la conducta y del ánimo que podrían calificarse de trastorno bipolar. La gravedad del síntoma varía en muchos casos en función del volumen de metales pesados tóxicos y del nivel de la carga tóxica, así como del tipo de mutación vírica que está residiendo en el hígado.

Uno de los virus más comunes que liberan estas neurotoxinas es el virus de Epstein-Barr, y este virus, de por sí, ya tiene más de sesenta cepas distintas. Las diversas cepas víricas son aficionadas a diferentes alimentos. Como cada persona tiene una combinación tóxica distinta (distintos metales pesados tóxicos, así como distintos pesticidas, herbicidas y otras sustancias), y si esto se suma a la variabilidad de los virus, así se explican los diversos grados de ansiedad, de depresión y de otras dificultades emocionales que se pueden tener. Algunas personas tienen una carga vírica mayor en el hígado, donde hay un virus que está devorando sus alimentos favoritos (pesticidas, herbicidas, gluten, huevos y productos lácteos) y que está liberando abundantes neurotoxinas que llegan al cerebro por el torrente sanguíneo, produciendo formas leves de depresión, de conducta bipolar y de ansiedad.

Cada persona es distinta y tiene un alma singular, y no habrá dos que tengan unos mismos niveles de toxinas víricas y de metales pesados. Esto significa que cada persona vivirá sus dificultades emocionales de una manera absolutamente propia. El modo en que las neurotoxinas terminan por saturar el cerebro, reduciendo o debilitando los compuestos químicos neurotransmisores y obstaculizando la actividad eléctrica afectará a un individuo de una manera, a otro de otra, y así sucesivamente. Podemos decir lo mismo de los metales pesados tóxicos que terminan dentro del cerebro. Los lugares y las cantidades en que se acumulen el mercurio, el aluminio, el cobre u otros metales pesados afectarán al modo en que estos desencadenen episodios de depresión, de conducta bipolar, de tristeza general o de sentimientos inexplicables de culpabilidad, y a las sensaciones que acompañen a todo esto. Estos estados emocionales pueden producir unas sensaciones completamente distintas a diversas personas. En los casos más marcados de trastorno bipolar y de depresión, lo más frecuente es que haya más metales pesados tóxicos que residen en el cerebro mismo y que provocan cortocircuitos de los impulsos eléctricos y de los neurotransmisores.

La emotividad general suele deberse a una sobrecarga de toxinas generalizada por todo el organismo, que es a la vez causa y efecto de un hígado estancado y lento. Las heridas emocionales pueden sumarse a la presencia de metales pesados tóxicos o de una carga vírica en el hígado para agravar la irritabilidad, la angustia o la ansiedad propiamente dicha.

El zumo de apio tiene plazos distintos para aliviar las dificultades emocionales de cada persona. Una persona con irritabilidad puede haber mejorado al cabo de una sola semana de beber zumo de apio a diario. En el caso de otra que tenga ansiedad o depresión agudas, u otra dificultad emocional marcada, el plazo puede ser más largo, si bien es posible que el trastorno empiece a volverse más soportable y tolerable desde un principio, para ir mejorando después paulatinamente.

Beber zumo de apio es como dar entrada a una bocanada de aire fresco en tu conciencia. Es un agente limpiador que entra en el cerebro, reúne a las toxinas y las expulsa para liberar unos tejidos cerebrales que llevaban muchos años saturados de neurotoxinas y de metales pesados tóxicos acumulados. La capacidad del zumo de apio para restaurar la salud mental proviene de sus sales de clúster de sodio, que revitalizan y proporcionan compuestos químicos neurotransmisores, limpian y renuevan los deteriorados y ofrecen, por otra parte, otros compuestos químicos neurotransmisores completos que permiten que las neuronas funcionen dentro del cerebro como es debido. Estas sales de clúster también reúnen a las toxinas del cerebro (entre ellas los metales pesados tóxicos como el mercurio, el aluminio y el cobre) y contribuyen a desarmarlos, neutralizarlos y dispersarlos. Eliminan las toxinas de los neurotransmisores y de las neuronas, uniéndose a ellas y obligándolas a disolverse, al mismo tiempo que revitalizan las células cerebrales.

Casi todo el mundo tiene desnutrido el cerebro por haber hecho una dieta alimenticia mala (porque no nos enseñan cómo son las dietas verdaderamente sanas), por el exceso de estrés y por la exposición a los tóxicos. Esto nos agota el cerebro con el tiempo. El zumo de apio es como un complejo vitamínico para el cerebro; es uno de los mejores rejuvenecedores y potenciadores que existen para las células cerebrales. El zumo de apio te restablece la salud del cerebro, célula a célula, permitiéndole que se pueda curar por sí mismo de manera natural. Al mismo tiempo, el zumo de apio se encarga de los alborotadores concretos que afectan a tus emociones.

Las sales de clúster de sodio del zumo de apio reducen también los niveles de los patógenos que son responsables de la presencia de las neurotoxinas. Arrancan y deshacen las membranas celulares externas de los virus, debilitándolos para que tu sistema inmunitario sea capaz de destruir los patógenos. Además, el zumo de apio limpia el hígado, e incluso da apoyo a las glándulas suprarrenales. Las sales minerales microrresiduales son el alimento definitivo de las suprarrenales; y toda persona que sufra angustia, ansiedad, alteraciones del estado de ánimo, sentimientos de culpa, tristeza, irritabilidad, trastorno bipolar o depresión padece complicaciones en las suprarrenales, ya se trate de debilidad de las mismas o incluso de fatiga adrenal. Esto se debe a que las sensaciones de inquietud que acompañan a estos trastornos someten a las glándulas suprarrenales a un estado constante de alerta de lucha o huida. Resulta muy difícil afrontar la fatiga cuando viene acompañada de dificultades emocionales. Cuando el zumo de apio revitaliza y refuerza las glándulas suprarrenales, te brinda más energía, lo cual es una parte fundamental del proceso de recuperación.

DOLOR DE ARTICULACIONES Y ARTRITIS

Cuando una persona tiene que hacer frente a la artritis, se pueden estar dando un par de problemas distintos. Para empezar, es posible que se desarrollen a lo largo de los años calcificaciones que se acumulan y se aferran a las articulaciones y a las cavidades articulares, y que producen desgaste del cartílago. Esto puede venir acompañado también de muchas toxinas y venenos diferentes, como los metales pesados tóxicos, que se establecen en las zonas articulatorias de todo el cuerpo, y que son consecuencia de un hígado que ha estado lento y estancado durante mucho tiempo. La combinación de toxinas y calcificaciones conduce a lo que muchos viven como la típica artritis que viene con el envejecimiento. También pueden desarrollarse con el tiempo osteofitos que reducen la calidad de vida. Estos son, en esencia, unos nódulos óseos que también se forman por la exposición a los tóxicos.

El zumo de apio ayuda a lubricar las articulaciones y los cartílagos, a reforzar los tendones y el tejido conjuntivo que rodea a las articulaciones y a reducir la inflamación nerviosa que se puede producir en las zonas articulatorias. El zumo de apio tiene la capacidad singular de disgregar y dispersar los depósitos de calcio, que es la misma capacidad singular que tiene de disolver los cálculos biliares y renales, las adherencias y el tejido cicatrizado. Esta es una de las cualidades que hacen tan milagroso al zumo de apio. Una buena parte de su capacidad de desmontar los depósitos de calcio, fragmento a fragmento, haciéndolos volver al torrente sanguíneo para que sean expulsados del cuerpo, se debe a su factor de alcalinidad. El zumo de apio es extremadamente alcalinizante cuando ha entrado en el cuerpo. No debemos confundir esta característica con la de otras fuentes que son muy alcalinas cuando están fuera del cuerpo, como el agua de pH elevado, que en realidad no es productiva para el pH del organismo. Puedes leer algo más sobre esto en *El rescate del hígado*. Cuando el zumo de apio entra en el estómago, empieza a alterarse rápidamente y se vuelve mucho más alcalino de lo que era al principio. Esto forma parte del proceso por el que reduce los dolores de la artritis.

Para saber algo más sobre la artritis reumatoide y la artritis psoriásica, ve a la página 74.

DOLORES DE CABEZA Y MIGRAÑAS

La gente sufre dolores de cabeza y migrañas por diversas causas. Como estas son demasiadas para exponerlas todas aquí, vamos a ver unas cuantas entre ellas. (Para saber más sobre esto, consulta el capítulo dedicado a las migrañas en mi libro *Médico médium*). Ten la seguridad de que el zumo de apio ataca de raíz todas las diversas causas que provocan los dolores de cabeza y las migrañas.

Las migrañas, sobre todo, son un misterio para los investigadores y la ciencia médica. Hay millones de personas que las sufren sin entender por qué. Una de las causas de las migrañas es la inflamación de los nervios frénico, vago y trigémino provocada por las neurotoxinas que produce el virus del herpes zóster. (Como ya expliqué en *Médico médium*, existen más de treinta variedades de herpes zóster; es un virus más común de lo que se cree). El zumo de apio es un antiinflamatorio para esos nervios trascendentales. Los calma, los rejuvenece y los revitaliza con los oligoelementos preciosos que contienen sus sales de clúster de sodio. El zumo de apio, además, se une a las neurotoxinas y las neutraliza. Es decir, el zumo de apio debilita su carácter tóxico y contribuye a impedir que resulten dañinas. A consecuencia de ello, los nervios frénico, vago y trigémino se

vuelven menos sensibles a las neurotoxinas del herpes zóster; las sales de clúster de sodio del zumo de apio son, prácticamente, un escudo que las protege.

Otra causa que provoca las migrañas y los dolores de cabeza es la presencia de metales pesados tóxicos dentro de las células cerebrales. Los depósitos de metales pesados tóxicos, tales como el mercurio y el aluminio, hacen que el cerebro se caliente, pues producen en su interior unos bloqueos que obstaculizan el flujo natural de la electricidad. Los impulsos eléctricos, en vez de desplazarse libremente por los tejidos cerebrales, terminan por rebotar, y con esto no solo se calienta el cerebro, sino que a la persona le cuesta más energía procesar la información, pensar y funcionar en general. El zumo de apio alimenta a todas y cada una de las células del cerebro, ofreciendo a cada una de ellas la nutrición conveniente para ayudarla a superar los metales pesados tóxicos de modo que la electricidad pueda fluir libremente por las neuronas. Mejora también los compuestos químicos neurotransmisores, permitiendo que el cerebro funcione a su nivel óptimo incluso en presencia de metales pesados tóxicos.

Es frecuente que se sufran migrañas y dolores de cabeza debido a la deshidratación crónica y a una falta de oxígeno provocada por la sangre sucia. Esto es consecuencia de tener el hígado estancado y lento y de hacer una dieta alta en grasas que satura la sangre con grasas abundantes que expulsan el oxígeno y conducen a que los niveles de oxígeno sean mínimos dentro de determinados órganos, como el cerebro. El zumo de apio ayuda a dispersar las grasas en el torrente sanguíneo, limpiando y purificando la sangre al mismo tiempo que despeja el hígado de los alborotadores que se han acumulado en él, ya que el hígado es el filtro principal del organismo. La revitalización del hígado le hace recuperar una de sus funciones químicas fundamentales, la que yo llamo el *efecto camello:* tomar moléculas preciosas de agua de los alimentos sanos que consumimos, como las manzanas, y emplearla para revitalizar el agua «muerta» que procede de fuentes deshidratadoras como son el café, el té negro y los refrescos gaseosos. (Puedes leer más acerca de esto en *El rescate del hígado*). El propio zumo de apio nos ayuda a hidratarnos; es la fuente definitiva de electrolitos que contribuye a potenciar el agua que ya se encuentra en el cuerpo y en el torrente sanguíneo, volviéndola más vital y reduciendo la deshidratación crónica con la que viven millones de personas sin que sean conscientes de ello los profesionales de la sanidad.

El zumo de apio también alivia los dolores de cabeza y las migrañas asociados al estrés, a las emociones y a la tensión, que se producen porque llega al cerebro la adrenalina de nuestras vidas cotidianas, en estado crónico de lucha o huida. Como el zumo de apio refuerza las glándulas suprarrenales y neutraliza la adrenalina tóxica, ayuda a cortar de raíz (por así decirlo) estos dolores de cabeza debidos a subidas de adrenalina.

EDEMAS E HINCHAZONES

Hinchazón o tumefacción de los ojos, la cara, el cuello, las manos, la parte superior de los brazos, los pies, los tobillos, las pantorrillas, los muslos o el abdomen

Si una persona tiene hinchazón, tumefacción o edema y no le han diagnosticado ningún problema cardíaco, de riñón u otro trastorno que explique directamente el síntoma, entonces este resulta un misterio para los investigadores y la ciencia médica. Hay millones de personas que viven con edemas de todo tipo sin que su médico sea capaz de explicar las cau-

sas. Los médicos saben que el edema es, en algunos casos, un efecto secundario de los fármacos, aunque no son conscientes de que, aun en los casos en que el edema no sea un efecto secundario directo y conocido, un medicamento todavía puede producir hinchazón si está debilitando el hígado o dificultando su funcionamiento. La mayoría de las variantes del edema que no están relacionadas con el corazón ni con los riñones lo están con el hígado, ya intervenga un fármaco en el problema o no.

¿Qué está pasando en el hígado para que se produzca este problema? Se trata de un efecto más de un hígado estancado y lento y lleno de toxinas. En este caso, lo más frecuente será que exista también en el hígado una infección vírica que pasa desapercibida y que no ha diagnosticado un médico. Es frecuente que las personas que sufren edema o hinchazón tengan también otros síntomas, y nadie se da cuenta de que todo ello se remonta a esta misma infección vírica que ha pasado desapercibida. Las personas que padecen tiroiditis de Hashimoto, fibromialgia, EM/SFC, enfermedad de Lyme, artritis reumatoide o esclerosis múltiple, por ejemplo, también sufrirán edemas entre leves y agudos, y todo ello habrá comenzado por una infección vírica en el hígado. A veces interviene más de un virus, y puede tratarse de cepas y mutaciones distintas de los virus de Epstein-Barr y del herpes zóster. También pueden proliferar en el hígado los estreptococos, y tanto los virus como las bacterias son capaces de crear una cantidad tremenda de subproductos y de residuos. Uno de los mecanismos de defensa a los que recurre tu organismo cuando se te acumulan en el hígado depósitos grandes de lodos tóxicos de este tipo es enviarlos al sistema linfático. La consecuencia es que el sistema linfático se hincha, pues absorbe agua con el propósito de diluir las toxinas. El sistema linfático no está diseñado para hacerse cargo de un volumen importante de subproductos y desechos víricos y bacterianos. Está diseñado para ocuparse de los contaminantes normales y cotidianos del entorno, de las toxinas que produce nuestro organismo y de las que nos encontramos en los alimentos. Nuestro sistema linfático no está pensado para llevarse todos los golpes de los patógenos ni para absorber los embates de grandes cantidades de desechos víricos y bacterianos a la vez que se ocupa de su responsabilidad principal, la entrada de los alborotadores propios de la vida cotidiana.

El zumo de apio ayuda a expulsar del sistema linfático estos depósitos de desechos. También contribuye a disgregar y a destruir los patógenos que están dentro del hígado, con lo que se reduce la carga vírica y también se contribuye a reducir la carga tóxica del hígado y de otros órganos, expulsándola al torrente sanguíneo y haciéndola salir del cuerpo. Todo esto reduce la retención de agua.

Por cierto, el agua que se retiene no es nada buena. Cuando tenemos hinchazón y acumulación de líquidos, lo retenido no es un líquido limpio ni claro; es descolorido y suele tener un matiz amarillento y mucoso. Además, su consistencia suele ser más densa y mucosa que la del agua, pues está sucio, lleno de toxinas y de residuos víricos. El zumo de apio ayuda a despejar esa agua viscosa y teñida, la limpia y la renueva, pues sus sales de clúster de sodio tienen la capacidad singular de neutralizar las toxinas y purificar los fluidos del interior de nuestro cuerpo, facilitando su flujo por el organismo y la liberación de las toxinas atrapadas.

ENFERMEDAD DE ALZHEIMER, DEMENCIA Y PROBLEMAS DE MEMORIA

Los problemas de memoria aparecen de muchas maneras, ya se trate de una dificultad para evocar recuerdos a largo plazo, o de la pérdida de los recuerdos a corto plazo, o incluso de fluctuaciones en las que se suceden los problemas de memoria a corto y a largo plazo. No nos referimos a esos días en los que estás muy ocupado y pierdes las cosas, o incluso te olvidas de dónde dejaste el coche en un centro comercial muy frecuentado, aunque el zumo de apio también resulta útil para las sobrecargas de tareas de ese tipo, cuando intentas recordar una docena de cosas en plena jornada de más estrés del habitual. Cuando hablamos de problemas graves de memoria, tales como la enfermedad de Alzheimer y la demencia, de lo que estamos hablando sin darnos cuenta de ello es de los metales tóxicos en el cerebro, los más comunes de los cuales son el mercurio y el aluminio, seguidos a poca distancia por el cobre, el níquel, el cadmio, el plomo y el arsénico. Cada persona tiene un volumen distinto de metales pesados tóxicos en el cerebro, en diversas combinaciones. Algunos metales se cruzan directamente en su camino, otros se tocan lado a lado y otros se encuentran mezclados en forma de aleaciones.

Los problemas de memoria se producen, más concretamente, cuando estos metales se oxidan. La oxidación de los metales produce descargas. Piensa en lo que pasa cuando una parte del metal de la carrocería de un coche se oxida y le salen a modo de costras y burbujas. Esto es, en esencia, lo que pasa en el cerebro, aunque sea a escala microscópica, o incluso nanoscópica. Una de las causas principales de esta reacción oxidativa es un contenido elevado de grasas en el torrente sanguíneo, ya sea de grasas sanas o de grasas malsanas. Con independencia de que la dieta esté cargada de aceites de alta calidad, frutos secos, semillas, aguacates, queso, huevos, pollo, pescado y carne de vacuno, o bien de grasas hidrogenadas, bollos, galletas, rosquillas y otros alimentos fritos, la grasa consiguiente que se encuentra en el torrente sanguíneo conduce a esta reacción oxidativa con los metales pesados tóxicos que están en el cerebro. Los metales pesados tóxicos empiezan a disgregarse, y no de una manera positiva. Se oxidan, cambian de forma, se rompen, e incluso crecen y se dilatan al unirse. El zumo de apio, que es la fuente de electrolitos más poderosa del planeta (no hay nada que lo supere, ni siquiera que lo iguale) contribuye a reparar los daños.

Para empezar, la combinación compleja de oligoelementos que contiene el zumo de apio no solo ayuda a restaurar las sustancias químicas neurotransmisoras, lo cual es fundamental, porque la lixiviación metálica oxidativa de los metales que se oxidan enturbia los neurotransmisores, dejándolos sucios y menos útiles. En segundo lugar, el zumo de apio limpia las neuronas de la lixiviación metálica oxidativa de los metales pesados tóxicos, que es otra función esencial, dado que las neuronas no son capaces de sustentarse a sí mismas mientras están siendo bombardeadas por una lixiviación de metales pesados. El zumo de apio se une al material oxidativo, neutralizándolo y volviéndolo menos tóxico. Y al revitalizar los neurotransmisores deteriorados y dañados que están en las neuronas, al tiempo que ofrece unas sustancias químicas neurotransmisoras completas, el zumo de apio empieza a ayudar a mejorar la memoria, e incluso puede contribuir a revertir la enfermedad de Alzheimer.

Si crees que no has estado expuesto a metales pesados tóxicos, más vale que te lo replantees. ¿No te has comido nunca una lata de atún? ¿No has consumido una bebida de una lata de aluminio? ¿No te has comido un aperitivo o un bocadillo que estaba envuelto o calentado en papel de aluminio? ¿No has bebido nunca agua que no fuera de la más pura, quizá agua del grifo como la que se sirve en millones de restaurantes de todo el mundo? ¿No has

consumido nunca un fármaco? Todas estas fuentes cotidianas nos introducen metales pesados en el cuerpo. Sí: hasta los fármacos contienen metales pesados. Incluso en el aire que respiramos se encuentran restos de metales pesados tóxicos, que proceden de fuentes tales como los gases de los escapes de los motores y el combustible de los aviones. Además, heredamos metales que pasan de generación en generación; los más comunes de estos son el mercurio y el cobre. La depresión puede ser síntoma de la presencia de metales pesados tóxicos en el cerebro. La ansiedad, también. Los efectos de estos metales pueden salir a relucir muy pronto en algunas personas (el estrés oxidativo puede darse incluso en adultos jóvenes), pero otras veces tarda más tiempo y se va desarrollando a lo largo de los años. Depende de en qué parte del cerebro residen los metales, de cuánto tiempo llevan allí y en qué grado se están oxidando. Y cuando estos metales pesados conducen a problemas de memoria, lo que tienen en común todas las personas que padecen esta situación es que los metales se están disgregando, está cambiando su formación, se oxidan, se derraman a los tejidos cerebrales adyacentes y los saturan, y afectan a las neuronas y a las sustancias químicas neurotransmisoras. Cuando los neurotransmisores se debilitan y se desactivan, también puede presentarse la niebla cerebral, ya sea antes o después de la aparición de la pérdida de memoria.

Dada la gravedad de la demencia, del alzhéimer y de otros trastornos con pérdida de memoria, no bastará con un vaso de 60 ml de zumo de apio a la semana para resolver el problema. Consulta el capítulo siguiente, donde encontrarás consejos sobre el tratamiento de trastornos avanzados consumiendo cantidades más elevadas de zumo de apio, y lee en el capítulo 8 lo relacionado con el Batido para depurar metales pesados.

ENFERMEDAD DE PARKINSON

Se cree a veces que el párkinson está provocado por una pérdida en el cerebro del compuesto químico neurotransmisor llamado dopamina. Esto no es exacto. La falta de dopamina no basta para producir un trastorno ni una enfermedad. La falta de muchas variedades distintas de neurotransmisores, entre ellos la dopamina, puede ser *parte* de la causa. Los pacientes con párkinson sufren la pérdida de múltiples compuestos químicos neurotransmisores. Esto está causado por las lesiones y la invasión de los metales pesados tóxicos. El metal pesado principal en el caso del párkinson es el mercurio. Los depósitos de mercurio se oxidan rápidamente y liberan unos residuos oxidativos muy tóxicos que empiezan a revestir los tejidos cerebrales adyacentes y ahogan a las neuronas. Cuando una neurona se ahoga de este modo, sus neurotransmisores también se saturan del material oxidativo y se reducen rápidamente. Por tanto, el párkinson se debe a la lixiviación de los metales pesados y a la pérdida de muchos compuestos químicos neurotransmisores debida a la misma.

Los antioxidantes del zumo de apio ayudan a detener el proceso de lixiviación oxidativa. En el caso del párkinson, también es trascendental restaurar las neuronas, y el zumo de apio consigue este efecto infundiendo a las neuronas diversos oligoelementos. El zumo de apio ayuda al hígado a formular y a metilar la vitamina B_{12}, y como las sales de clúster de sodio tienen la capacidad singular de transportar nutrientes al cerebro a gran velocidad, dichas sales de clúster llevan estas oligocantidades de vitamina B_{12} desde el hígado hasta el cerebro, donde son esenciales para el desarrollo de las neuronas. Con el consumo a largo plazo de niveles superiores de zumo de apio se puede ayudar a restaurar los compuestos químicos neurotransmi-

sores disminuidos y reabastecer a las neuronas, consiguiendo que estas vuelvan a crecer.

Si la persona ya padece síntomas graves de párkinson, le costará mucho más tiempo revertir la marcha de la enfermedad. Cuanto más tiempo haya estado saturando la lixiviación oxidativa de los metales pesados tóxicos los tejidos cerebrales próximos a los depósitos de dichos metales pesados, más tiempo se tardará en restaurar las neuronas y el tejido cerebral. Un paciente con una variedad más leve de la enfermedad de Parkinson tiene mayores posibilidades de restablecer antes los compuestos químicos neurotransmisores y de recuperarse con mayor rapidez. En el caso de cualquier persona con párkinson, plantéate la posibilidad de complementar la rutina del zumo de apio eliminando también activamente los metales pesados tóxicos con un Batido para depurar metales pesados diario (véase el capítulo 8).

ENFERMEDADES DE RIÑÓN Y CÁLCULOS RENALES

Las disfunciones y enfermedades de los riñones se deben a lesiones que han sufrido los mismos. Y las lesiones de los riñones se pueden producir de diversas formas. Una de estas formas son las lesiones tóxicas debidas a los fármacos, las drogas, los metales pesados tóxicos, los pesticidas, los herbicidas y los disolventes.

La causa más común de las enfermedades de riñón, con gran diferencia, son las lesiones patógenas, que se producen cuando entran virus o bacterias en el riñón por los vasos sanguíneos o por el tracto urinario. Los virus más comunes que lo producen son el HHV-6, el HHV-7 y el VEB, que de momento pasan desapercibidos a los investigadores y a la ciencia médica en lo que respecta a las enfermedades de riñón. Cuando un virus inflama un riñón, el médico suele creer, erróneamente, que lo que sucede es que el sistema inmunitario está atacando a dicha glándula. Cuando se trata de tumores o quistes en el riñón, ya sean cancerosos o benignos, los virus también desempeñan un papel en su creación. Los estreptococos son unos causantes comunes de las infecciones bacterianas de riñón, y también son responsables de infecciones del tracto urinario que se convierten en infecciones de riñón graves.

Y también se producen lesiones alimentarias. Las dietas con alto contenido en proteínas acortan la vida de los riñones. Es extraordinario lo populares que se han vuelto las dietas altas en proteínas, si tenemos en cuenta que hasta los investigadores y la ciencia médica son conscientes de que las personas con problemas de riñones, por leves que sean, no pueden consumir proteínas en exceso. Las dietas altas en proteínas también son altas en grasas, y esta combinación produce un gran desgaste de los riñones; los empantana, los agota y prepara el terreno para los patógenos, o para cualquiera otra de las causas de lesión que hemos visto, que asestan a los riñones el golpe definitivo.

Si te estás sometiendo a diálisis o a algún otro tratamiento complicado de los riñones, es razón de más para que consultes a tu médico antes de introducir nada nuevo en tu vida, incluido el zumo de apio. Si a tu médico no le parece mal, ten presente que el zumo de apio es suave para los riñones y que puede resultar muy beneficioso a dosis pequeñas. Como sucede con cualquier otro problema o enfermedad de los riñones, las dosis elevadas de lo que sea no son buenas, ya sean de medicinas, de proteínas animales, de proteínas vegetales o de determinados suplementos. Debemos tratar a los riñones con respeto y teniendo presente que cuando se encuentran en un estado debilitado y problemático, los abusos pueden ser malos, incluso de

zumo de apio. Las dosis moderadas de zumo de apio pueden proporcionar oligoelementos, vitamina C y algunas sales de clúster de sodio a los que padecen enfermedades de riñón para que combatan a los patógenos, que son los responsables de la mayoría de las disfunciones renales. Las dosis moderadas de zumo de apio también contribuyen a rejuvenecer los riñones tras los daños tóxicos provocados por fuentes tales como la exposición a las sustancias químicas o la exposición a largo plazo a un exceso de proteínas. Cuando los riñones se debilitan, las glándulas suprarrenales sufren, y las hormonas vegetales del zumo de apio ayudan también a restaurar estas glándulas.

El zumo de apio también contribuye a reducir y a disolver los cálculos renales (las piedras en el riñón), que se producen por haber hecho dietas altas en proteínas y en grasas. Los cálculos renales pueden ser de base proteínica o de base cálcica, o incluso una combinación de ambos. El zumo de apio produce grumos y surcos en las piedras, lo que permite que estas se disgreguen y se disuelvan. También puede ser magnífico para prevenir la formación de los cálculos renales. Aunque el zumo de apio no es garantía infalible de que no vayas a desarrollar cálculos renales si sigues haciendo una dieta alta en grasas, puede ayudar a contrarrestar en parte los efectos de la sobrecarga de proteínas y de grasas.

ESCALOFRÍOS, SOFOCOS, SUDORES NOCTURNOS, FIEBRE Y FLUCTUACIONES DE LA TEMPERATURA CORPORAL

Todos estos síntomas están relacionados con un hígado lento, estancado, lleno de diversas toxinas, entre ellas las hormonas tóxicas de muchos años de reacciones de lucha o huida; los metales pesados tóxicos como el mercurio, el aluminio y el cobre; los residuos víricos venenosos de virus como el de Epstein-Barr, el HHV-6, el del herpes zóster, e incluso el citomegalovirus; además de los fármacos y de la exposición a los pesticidas, a los herbicidas y a los fungicidas. Cuando el hígado tiene que cargar con todo esto y, al mismo tiempo, está trabajando de firme para defenderse de una dieta de alto contenido en grasas (la dieta que hace casi todo el mundo, con independencia de que se considere «sana» o no), entonces el hígado acaba por claudicar. Esto sucede en diversos momentos de la vida, en función de la persona. Algunas personas nacen con el hígado lento y estancado porque han heredado toxinas de generaciones anteriores, y estos síntomas les pueden surgir antes. A muchas les aparecen los síntomas hacia el final de la treintena, o a comienzos de la cuarentena, o cuando tienen algo más de cincuenta años.

El zumo de apio sirve de tónico para todo esto. Después de entrar en el hígado por la vena porta hepática, se dedica a reanimar y a revitalizar las células hepáticas dañadas, soltando y retirando los residuos y los alborotadores tóxicos, neutralizando los residuos víricos tales como las neurotoxinas y las dermotoxinas y disgregando y dispersando las células de grasa. Con todo esto se llega a tener la sangre más fresca y más limpia, de modo que cuando la circulación la hace entrar de nuevo en el hígado está menos tóxica. En esencia, el zumo de apio vuelve a dar la vida al hígado, reduciendo la carga tóxica que casi todos vamos adquiriendo a lo largo de la vida. Estos síntomas relacionados con la temperatura corporal pueden mejorar teniendo el hígado renovado y refrescado. Esta es una situación en que resulta verdaderamente útil complementar el zumo de apio con una dieta mejorada. Consulta el capítulo 8, «Más orientaciones curativas».

ESCLEROSIS LATERAL AMIOTRÓFICA (ELA, ENFERMEDAD DE LOU GEHRIG)

La ELA sigue siendo un misterio para la medicina. No se diagnostica conjuntamente con un «hallazgo» concreto subyacente que explique lo que está pasando en el cuerpo. La persona que vive con un diagnóstico de ELA puede presentar multitud de síntomas neurológicos; y lo cierto es que es tan misteriosa que los diagnósticos suelen deberse a que el médico contempla los síntomas con sus propios ojos.

La causa verdadera de la ELA es una infección vírica dentro del cerebro, habitualmente del virus HHV-6 acompañado de uno o dos más (por ejemplo, los virus del herpes zóster o del virus de Epstein-Barr) en otras zonas del cuerpo. Las neurotoxinas víricas son la causa de los síntomas de la ELA, y estas neurotoxinas concretas solo se pueden crear cuando está presente en el organismo una cantidad elevada de metales pesados tóxicos: aluminio al máximo nivel, mercurio al segundo nivel y cobre al tercer nivel. Las reacciones entre estos metales conducen a la corrosión, que puede representar una carga para las neuronas. Los depósitos de metales pesados corrosivos también son un alimento asequible para el HHV-6, porque suelen residir en el cerebro. Y cuando los metales pesados tóxicos y sus depósitos corrosivos están presentes en otras partes del cuerpo, proporcionan alimento a otros virus herpéticos próximos que intervienen en la enfermedad.

La mayoría de las personas que padecen ELA tienen dolores en todas partes. Suelen padecer en muchos sentidos, con diversas carencias e inflamación crónica por todo el cuerpo. El hígado no les funciona bien nunca, y esto puede complicarles la conversión de los nutrientes, que es lo que provoca las carencias. El zumo de apio es muy biodisponible, y la mayoría de sus nutrientes (tales como su vitamina C singular) y de sus compuestos químicos no necesitan pasar por una conversión en el hígado. Esto es un don del cielo para los que padecen ELA, pues significa que pueden acceder a las propiedades curativas que les ofrece el zumo.

Los síntomas de la ELA pueden mejorar y se puede dar una regeneración neuronal siguiendo un protocolo antivírico fuerte, junto con una limpieza adecuada de metales pesados tóxicos. Encontrarás instrucciones sobre ambas cosas en mi libro *La sanación del tiroides*. El zumo de apio es un instrumento más que contribuye a que esto suceda más aprisa. En la ELA es preciso reponer rápidamente las neuronas, y el zumo de apio es el mejor electrolito que existe para conseguirlo. Sus sales de clúster de sodio y los oligoelementos que están asociados a las mismas (junto con los antioxidantes, la vitamina C biodisponible y otros nutrientes que proporcionan con facilidad las sales de clúster gracias a su velocidad excepcional) no solo reponen las neuronas sino que potencian y protegen los tejidos cerebrales adyacentes. Sin olvidar que, con las sales de clúster de sodio, el zumo de apio ofrece sustancias químicas neurotransmisoras bajo su forma completa. Esto brinda la posibilidad de curarse a la persona que tiene lesionadas las neuronas, como sucede en la ELA. Aumentar el consumo de zumo de apio a 960 ml al día, acompañado de un Batido para depurar metales pesados cada día, cuya descripción verás en el capítulo 8, así como otros apoyos que recomiendo en mis libros *La sanación del tiroides* y *Médico médium*, es una opción prudente para los que padecen los síntomas de la ELA.

ESTREÑIMIENTO

Las enzimas digestivas que se encuentran en el zumo de apio pueden contribuir a disgregar los alimentos en el intestino delgado y a ponerte en marcha el organismo cuando tienes un mal día y te sientes atascado. El zumo de apio también te ayudará cuando el estreñimiento se haya convertido en un problema más bien crónico.

La mayoría de las personas que tienen el problema del estreñimiento también tienen el hígado lento y estancado. Si te sucede esto cuando eres joven, puede deberse a que llegaste a esta vida con la carga de unas toxinas que te transmitieron tus antepasados. Si eres mayor, el hígado se te ha podido ir estancando a lo largo de las décadas. Puede que tú también empezaras a vivir con el hígado comprometido, y que después se te haya sobrecargado más al hacer a lo largo de tu vida esa dieta alta en grasas que seguimos porque nos condicionan para ello. Con el hígado sobrecargado y debilitado se reduce la producción de bilis, y la bilis es esencial para digerir las grasas de nuestra alimentación. Cuando disminuye la bilis, las grasas no se disgregan ni se dispersan como deberían, y terminan por quedársenos en el intestino, rancias, alimentando colonias de bacterias no productivas.

Otra interrupción que puede sufrir la digestión es la que se produce cuando se debilita el ácido clorhídrico del estómago. (En el libro *El rescate del hígado* puedes leer más acerca de la combinación compleja de siete ácidos que elabora tu estómago). Si las glándulas gástricas se ven forzadas a lo largo de los años a producir un exceso de ácido clorhídrico para compensar el estado dañado o debilitado del hígado, dichas glándulas acabarán perdiendo fuerza, y la reducción consiguiente de los niveles de jugos gástricos tendrá como consecuencia que las proteínas no se disgregarán como es debido, ya se trate de proteínas de origen vegetal o animal. Esas proteínas se pudrirán en el intestino, y también ellas servirán de pasto a las colonias de bacterias no productivas.

Cuando proliferan en el tracto digestivo las bacterias no productivas, se produce inflamación, y empieza a reducirse la acción peristáltica. En el colon y en el intestino delgado pueden formarse «puntos calientes»; es decir, lugares donde se desarrollan bolsas de bacterias o donde se produce un estrechamiento, lo que, con el tiempo, agrava el estreñimiento. Por eso, a muchas personas que sufren estreñimiento se les está diagnosticando en nuestros tiempos un sobrecrecimiento bacteriano del intestino delgado (SBID), sobre todo en el mundo de la medicina alternativa. Los investigadores y la ciencia médica no son conscientes de que el tipo principal de bacterias que intervienen en el SBID son los *Streptococcus*, ni de que existen docenas de variedades de estreptococos que no se han identificado todavía.

Las sales de clúster de sodio que se encuentran en el zumo de apio son las destructoras definitivas de los patógenos. Empiezan inmediatamente a destruir colonias de bacterias no productivas, incluidas las de estreptococos, por lo que el zumo de apio es un remedio esencial para el estreñimiento (y para el SBID). Mientras que los estreptococos pueden desarrollar resistencia a los antibióticos, no pueden volverse inmunes a las sales de clúster del zumo de apio. Estas no dejan de hacer efecto. Tal como vimos en el capítulo anterior, esto, a su vez, sigue alimentando a las bacterias beneficiosas del intestino.

El zumo de apio también revitaliza al hígado lento y estancado, de tal modo que la producción de bilis se recupera. También reactiva las glándulas gástricas, con lo que se puede recuperar la producción de ácido clorhídrico: las glándulas gástricas que producen el ácido clorhídrico encuentran en el zumo de apio los oligoelementos que alimentan sus tejidos.

El estreñimiento se debe a veces a la presencia de torsiones en el intestino delgado o en el colon. No se trata de obstrucciones; lo que sucede, más bien, es que el tejido conjuntivo debilitado que rodea a los intestinos puede producir una leve torsión, por lo que a la persona le resulta difícil evacuar el vientre. Esto también suele ser consecuencia del hígado tóxico: el tejido conjuntivo que rodea a los intestinos se ha debilitado porque se ha saturado de toxinas, bacterias y virus que el hígado no ha podido filtrar al estar demasiado sobrecargado. Estos alborotadores también terminan dentro del tracto intestinal. Otro factor que contribuye a ello pueden ser los alimentos que se consumen. Hay personas que, si no están tomando la fibra suficiente, necesitan consumir más alimentos que ayuden a la peristalsis. Un remedio sencillo que pueden aplicar muchos es añadir a la dieta general un poco más de alimentos de origen vegetal. El zumo de apio también es un fomentador maravilloso de la peristalsis. (Esto es así a pesar de que no contiene fibra. Para aclarar las posibles confusiones respecto de la fibra, consulta el apartado «La cuestión de la fibra» en el capítulo 4, y mira también el capítulo 7, «Rumores, inquietudes y mitos»). El zumo de apio desencadena la acción peristáltica de manera natural; si una persona no está consumiendo la fibra suficiente en su dieta cotidiana, el zumo de apio puede estimularle la peristalsis para que los alimentos se desplacen a lo largo de los intestinos. Lo que es más, el zumo de apio puede contribuir a resolver las torsiones en el intestino delgado y en el colon, restableciendo los revestimientos interiores del intestino y rejuveneciendo el tejido conjuntivo que los rodea.

Y también existe el estreñimiento emocional. Pasar por luchas emocionales, preocupaciones, estrés, penalidades y traiciones, o guardárselas demasiado tiempo, puede generar una tensión y una inquietud interiores que conducen al estreñimiento. El zumo de apio ayuda mucho al cerebro en estas situaciones. Su poder electrolítico intenso restablece los compuestos químicos neurotransmisores, con el efecto general de relajar y de refrescar la mente y el cerebro. Cuando sus sales de clúster de sodio entran en las neuronas y las alimentan, se puede alterar el estado de la persona, llevándola en último extremo a la acción peristáltica.

FATIGA

La fatiga cotidiana sin causa aparente, como la que acompaña al EM/SFC, suele estar causada por una carga vírica crónica. Lo más común es que se trate del virus de Epstein-Barr. Cuando el VEB se alimenta de sustancias dañinas, tales como los metales pesados tóxicos (en especial el mercurio), los pesticidas, los herbicidas, los fármacos y los derivados del petróleo, produce unas neurotoxinas que flotan por el organismo y ocasionan sensibilidades del sistema nervioso y reacciones alérgicas. La consecuencia es lo que yo llamo *fatiga neurológica*. Cuando una persona padece una fatiga de este tipo, el zumo de apio le resultará útil gracias a sus propiedades extremadamente antivíricas. Las sales de clúster de sodio se desplazan por el organismo en busca de las toxinas víricas, e incluso de los propios virus activos, despojándolos de sus membranas víricas y haciendo que las células víricas se reduzcan poco a poco y se disgreguen. Al mismo tiempo, las sales de clúster desarman las neurotoxinas que flotan libremente y que saturan el tejido cerebral y obstaculizan o dañan a las neuronas y a los compuestos químicos neurotransmisores que se encuentran allí. También desarman las neurotoxinas que saturan el corazón, el hígado, el páncreas o incluso los pulmones. Al neutralizar estas toxinas a diario por medio del zumo de apio podemos ir recuperando el vigor con el tiempo. Combinando el zumo

de apio con otras medidas antivíricas podemos recuperar los niveles de energía que teníamos antes, o incluso superarlos.

Cuando la fatiga se debe real y verdaderamente, de manera exclusiva, al cansancio de las glándulas suprarrenales, y si se tienen síntomas como el estar cansado todo el día para recuperar después el ánimo por la noche, o sentirse cansado en algún momento del día, necesitando una siestecita para salir adelante, el zumo de apio proporciona los electrolitos definitivos y alimenta las glándulas suprarrenales con sales de clúster de sodio que permiten que dichas glándulas se reconstruyan, se rejuvenezcan y se restauren. Al reforzarse las suprarrenales, tienden a estabilizarse, en vez de seguir ciclos de hiperactividad e hipoactividad, y esto contribuye a que la persona se recupere de la fatiga adrenal. Puedes leer algo más sobre las suprarrenales en el epígrafe «Complicaciones de las suprarrenales».

Otro tipo de fatiga que puede tratarse con el zumo de apio es la fatiga deportiva. Esta se debe a que la persona ha sometido sus músculos a un uso excesivo y ha agotado su sistema nervioso con el ejercicio, del tipo que sea. Los corredores y otros atletas dan a esta sensación a veces el nombre de «el muro» o «la pared». Los que no son atletas y no han desarrollado fuerza ni resistencia pueden tener fatiga deportiva al cabo de diez minutos de ejercicio a nivel básico. De una u otra manera, el zumo de apio produce unos resultados milagrosos y revitaliza los músculos mejor que cualquier otra cosa. También ayuda a dar apoyo a los nervios interiores de los músculos, alimentando con sus sales de clúster tanto a los nervios como a los músculos. Las células musculares reciben estas sales de clúster como un niño de pecho recibe la leche de su madre, y las sales de clúster ayudan a librar a los músculos del ácido láctico y de las toxinas que se acumulan en ellos por la exposición cotidiana. Si das cabida al zumo de apio en tu programa, puedes conseguir reducir tus tiempos de recuperación y de rebote.

HAMBRE CONSTANTE

El hambre constante, que se debe a una carencia de glucosa en los órganos, es señal especialmente de tener un hígado hambriento, ansioso de nuevos depósitos de glucógeno (de glucosa almacenada). Es frecuente que el hígado esté congestionado de células de grasa acumuladas por una dieta abundante en grasas, así como de toxinas y otros alborotadores. Con esto, al hígado le resulta más difícil recibir glucosa, y por eso es posible comer mucho con regularidad pero seguir sintiendo hambre. El zumo de apio ayuda a eliminar del hígado esas toxinas y a disolver y dispersar las células de grasa, abriendo la puerta a la absorción de la glucosa y al almacenamiento del glucógeno, que puedes obtener de la fruta fresca, de las patatas y de otros vegetales ricos en fécula, como la calabaza. Puedes leer algo más sobre estos *carbohidratos limpios fundamentales* (CLF) en el capítulo 8 de este libro y en *El rescate del hígado*.

HINCHAZÓN ABDOMINAL

El zumo de apio ayuda a aliviar la hinchazón abdominal por diversos motivos. En primer lugar, revitaliza el hígado, lo que permite a este aumentar la producción y las reservas de bilis. Con mayor producción de bilis se refuerza la disgregación y la digestión de las grasas, sanas o malsanas, procedentes de las dietas ricas en grasas que consume casi todo el mundo. Esta bilis más fuerte dispersa las grasas nuevas que se consumen día a día, así como las grasas viejas que se han endurecido e incrustado en las paredes interiores del intestino, produciendo enfermedades y síntomas tales como la hinchazón abdominal.

El zumo de apio, además del hígado, revitaliza también las glándulas gástricas. Estas glándulas nos sirven para producir diversos jugos gástricos, algunos de los cuales son fundamentales para digerir, procesar y disgregar nutrientes tales como las proteínas. Cuando las proteínas se pudren en el intestino, en vez de digerirse como es debido, se puede producir hinchazón abdominal. De hecho, esta es la causa de la hinchazón abdominal crónica de muchas personas. Las sales de clúster de sodio del zumo de apio entran en las glándulas gástricas y alimentan sus células, purgándolas de las toxinas procedentes de las sustancias químicas tóxicas de los alimentos, como son los conservantes y los «aromatizantes naturales» (que están cargados de glutamato monosódico; puedes leer más acerca de esto en *Médico médium*). Cuando se revivifica el tejido de las glándulas gástricas, estas pueden producir ácido clorhídrico más fuerte (un ácido que, en realidad, está compuesto de siete ácidos distintos) y a mayor velocidad. Esto, a su vez, facilita la disgregación de las proteínas.

El zumo de apio mata también a los patógenos relacionados con el sobrecrecimiento bacteriano en el intestino delgado (SBID), como los estreptococos. (Y si has leído *El rescate del hígado* sabrás que los investigadores y la ciencia médica no han descubierto todavía que los estreptococos son el tipo de bacteria principal en el SBID). Las colonias de bacterias improductivas, como los estreptococos, emiten amoniaco gaseoso al alimentarse de las proteínas y de las grasas no digeridas que tenemos en el intestino. Ese amoniaco se filtra hacia arriba por el tracto digestivo, sembrando el caos a su paso, hasta llegar al estómago e incluso a la boca, donde puede provocar retracción de las encías y acelerar la caries dental. Como el zumo de apio mata los estreptococos y otros patógenos, al tiempo que sus enzimas digestivas ayudan a procesar los alimentos en el tracto intestinal, reduce la hinchazón abdominal.

La persona puede tener una de estas causas de hinchazón abdominal (nivel bajo de bilis, nivel bajo de ácido clorhídrico o patógenos que emiten amoniaco en forma gaseosa), o dos de ellas, o las tres a la vez. La mayoría de las personas tienen más de una causa; y, sean estas las que sean, la hinchazón abdominal crónica suele ser una señal temprana del desarrollo de un trastorno de hígado. Una razón más para empezar a tomar el zumo de apio, que tanto ayuda al hígado.

HIPERTENSIÓN ARTERIAL (PRESIÓN ARTERIAL ALTA)

El zumo de apio tiene efecto de ecualizador de la tensión arterial. Aunque aquí vamos a hablar de la tensión arterial alta, has de saber que si bien el zumo de apio es capaz de reducir la tensión arterial en las personas con hipertensión, eso no quiere decir que debas evitar tomarlo si tienes baja la tensión arterial. El zumo de apio te sienta bien estés donde estés. Si tienes la tensión baja, te ayuda a subirla. Si tu tensión arterial se encuentra en un intervalo sano, contribuye a mantenerla estable. Y si es alta... bueno, es lo que vamos a ver ahora.

La hipertensión arterial es todo un misterio para los investigadores y la ciencia médica cuando el cardiólogo no es capaz de detectar una enfermedad cardíaca reconocible, ni bloqueos vasculares ni una arteriosclerosis. Todavía no se ha descubierto que el responsable de la hipertensión que no se puede explicar por causas evidentes es, en realidad, el hígado;

más concretamente, un hígado estancado y lento que está lleno de toxinas. El hígado se sobrecarga a lo largo de los años porque forma parte del sistema de filtrado del organismo y se dedica a recoger todo lo que no debería estar en nuestro cuerpo y a guardárselo con el propósito de ponernos a salvo. La sangre que sale del hígado debe estar fresca y limpia. Pero cuando el hígado está demasiado sobrecargado empieza a dejar salir sangre sucia, llena de toxinas. Esta sangre obliga al corazón a trabajar entre diez y cincuenta veces más en su labor de aspiración para hacer subir la sangre más densa desde el filtro atascado que es el hígado. Esta es la causa de la hipertensión. Los análisis médicos no lo detectan porque todavía no se ha creado una herramienta diagnóstica capaz de detectar el hígado lento, y ni siquiera existe conciencia de la existencia de este precursor del hígado graso.

El zumo de apio ayuda a liberar el hígado de los venenos y de las toxinas que lo bloquean, con lo que el órgano queda menos lento y menos estancado. Sus sales de clúster de sodio dispersan las sustancias tóxicas del hígado, y también del torrente sanguíneo, y su efecto es el de un agente aclarador de la sangre, suave y aprobado por el cuerpo, que disgrega las toxinas acumuladas y las grasas improductivas (que son la mayor parte de las grasas que flotan por nuestro torrente sanguíneo), con lo que la sangre puede fluir con mayor libertad. Las sales de clúster de sodio también alimentan al corazón, reforzándolo para que no tenga que sufrir las consecuencias de su exceso de trabajo. El zumo de apio, consumido con regularidad, puede seguir llevando a cabo su labor de eliminar los residuos tóxicos del interior del hígado, hasta que este termina por dar salida a una sangre pura y limpia que no somete al corazón a un exceso de trabajo.

INSOMNIO

Una de las causas del insomnio es la alteración emocional, ya se deba esta a un exceso de estrés, a un disgusto, a enfrentamientos, a sentirse incomprendido o a alguna cuestión no resuelta en la vida. Al dar vueltas a estas vivencias y perder el sueño se queman rápidamente los compuestos químicos neurotransmisores. Cuando sucede esto, el zumo de apio aporta la restauración definitiva de los compuestos químicos neurotransmisores. El sodio constituye una parte esencial de los compuestos químicos neurotransmisores. El sodio del zumo de apio es de una marca y modelo completamente distintos de los que obtenemos de otras fuentes, y es el componente definitivo de los compuestos químicos neurotransmisores. Sin olvidar el hecho de que las sales de clúster de sodio del zumo de apio vienen acompañadas de docenas de oligoelementos que también te resultarán útiles para el cerebro. Al reabastecerte de compuestos químicos neurotransmisores, el zumo de apio te ayuda a salir adelante en las épocas turbulentas.

Otra causa de insomnio es la infección vírica crónica. El virus de Epstein-Barr, tan común, excreta una cantidad tremenda de neurotoxinas que pueden desplazarse por el torrente sanguíneo, llegar al cerebro y debilitar los neurotransmisores, provocando alteraciones del sueño. Las sales de clúster de sodio del zumo de apio ayudan a desactivar estas neurotoxinas y a desarmarlas y neutralizarlas, volviéndolas menos dañinas para los compuestos químicos neurotransmisores. El consumo de zumo de apio a largo plazo ayuda además a disgregar y a destruir el virus que está produciendo las neurotoxinas que alteran el sueño.

El insomnio también puede deberse a problemas con el hígado. Un hígado triste, lento, estancado, que está lleno de subproductos tóxicos, puede tener durante la noche espasmos que te despiertan aunque no notes el espasmo en sí. Una vez despierto, te puede costar trabajo volverte a dormir si tienes que ir al baño o si empiezas a darle vueltas a la mente. El zumo de apio ayuda a purgar el hígado de toxinas, además de destruir los virus del hígado que pueden producir más toxinas aún; y esto ayuda a revitalizar de nuevo el hígado al mismo tiempo que se le alivia la hipertensión hepática. El hígado calmado tiene menos espasmos e interrumpe menos el sueño.

Hay personas que no duermen bien porque tienen una sensibilidad general del sistema nervioso. Los dolores y molestias nerviosas, el síndrome de las piernas inquietas, los movimientos convulsivos, los espasmos y la debilidad nerviosa suelen impedir dormir como es debido a los que los padecen. Lo mismo puede decirse de las personas a las que se han diagnosticado trastornos neurológicos tales como el EM/SFC o la enfermedad de Lyme. Las sales de clúster de sodio del zumo de apio son los electrolitos más poderosos que puede ofrecernos ahora mismo este planeta a partir de un alimento; son unos electrolitos que ayudan a proteger el sistema nervioso central, lo que permite un alivio de los trastornos y síntomas neurológicos y autoinmunes que sufren tantas personas.

Suele suceder que algunas personas no pueden dormir porque tienen sensible el revestimiento intestinal, debido a la inflamación. La consecuencia es que se pueden despertar constantemente por el desplazamiento de los alimentos por el tracto intestinal. Tal como sucede con los espasmos del hígado, esto se puede producir a un nivel que la persona no llega a percibir siquiera; le puede dar la impresión de haberse despertado sin ningún motivo. El zumo de apio mejora la digestión a todos los niveles. Por ejemplo, potencia el ácido clorhídrico, con lo que se digieren mejor las proteínas.

Restaura la textura del revestimiento intestinal, semejante a un papel de lija natural, para que el intestino pueda sujetar, reunir y procesar mejor la fibra. Y como el zumo de apio ayuda a restaurar las terminaciones nerviosas intestinales, que reciben los mensajes que rigen la acción peristáltica, la peristalsis se puede producir de una manera más regular. Todo esto permite dormir mejor.

MANOS Y PIES FRÍOS; SENSIBILIDAD AL FRÍO, AL CALOR, AL SOL O A LA HUMEDAD

Las personas que sufren sensibilidad a las temperaturas suelen tener sensible el sistema nervioso. Los nervios y las terminaciones nerviosas de diversas partes del cuerpo, como el nervio trigémino, otros nervios faciales o el nervio ciático, se vuelven sensibles porque están inflamados. El zumo de apio trata el origen mismo de esa inflamación.

Las personas que toleran bien el frío o el calor extremos no saben lo que es estar casi doloridos con una temperatura de 10 ºC. El viento también puede resultar cortante para la persona que tiene sensibles los músculos faciales. Los individuos que tienen esas sensibilidades suelen padecer dolores de cabeza o migrañas con facilidad, o les falla el sentido del equilibrio, tienen mareos o incluso sufren ataques de vértigo de cuando en cuando. El tiempo frío las puede dejar fuera de combate, o el calor les puede producir el mismo efecto. Hay personas muy sensibles a la exposición prolongada al sol, o que no toleran la humedad ambiente elevada. Sea cual sea el nombre que asignemos a las sensaciones de la persona o el trastorno que le diagnostique el médico, el caso es que se debe a que tiene sensible el sistema nervioso.

Cuando las sensibilidades nerviosas no se deben a unas lesiones físicas, es que los nervios están inflamados por la presencia de una carga vírica elevada en el organismo. Los virus como el de Epstein-Barr son responsables de muchos trastornos y síntomas neurológicos. Estos virus liberan unos residuos característicos, llamados neurotoxinas, que flotan por el torrente sanguíneo, se adhieren a los nervios y hacen que estos se inflamen, desde un poco hasta muchísimo, en función de la persona y de su carga vírica. Esto es lo que potencia la reacción a la temperatura. Cuando una persona tiene frío en las manos o en los pies, se debe a la presencia de estas neurotoxinas víricas, además de a problemas de circulación por tener lento el hígado.

Las sales de clúster de sodio singulares del zumo de apio son tan activas que se ponen a trabajar inmediatamente, neutralizando las neurotoxinas y uniéndose a ellas, volviéndolas menos agresivas y haciéndolas salir del cuerpo más rápidamente por la orina, por las heces o incluso por la sudoración. Esto permite que los nervios se relajen y se curen, lo que reduce la inflamación nerviosa por todo el organismo. Y después, cuando el cuerpo se hincha de manera natural por la humedad ambiente elevada, los nervios no están sometidos a tanta presión, y la persona no tiene que sufrir. Otra consecuencia de que haya menos neurotoxinas entorpeciendo a los nervios por todo el cuerpo es que, cuando estamos expuestos al frío, los nervios se adaptan con mayor rapidez, con lo que sufrimos menos dolor y menos agotamiento.

MUTACIONES GENÉTICAS DEL MTHFR Y PROBLEMAS DE METILACIÓN

El zumo de apio puede reducir los niveles elevados de homocisteína que tienen los pacientes a los que se han diagnosticado mutaciones genéticas del metilentetrahidrofolato reductasa (MTHFR). Cuando el hígado está inflamado de manera crónica suben los niveles de homocisteína, y el zumo de apio ayuda al hígado recargándolo, rejuveneciéndolo y reabasteciéndolo, a la vez que lo limpia del contenido elevado de toxinas que tienden a residir en él. Un tipo común de toxinas que se encuentran en el hígado son las que proceden de los residuos víricos. Cuando los virus como el VEB están activos en el cuerpo, excretan residuos en el hígado y, al irse acumulando a largo plazo estas toxinas, hacen que se inflame el órgano, provocando desastres. El zumo de apio neutraliza estas toxinas, tanto en el hígado como por todo el torrente sanguíneo. Aunque la persona no tenga elevado el nivel de homocisteína, la causa de aquello que se califica de una mutación genética del MTHFR es la misma: una carga vírica crónica en el hígado, ya sea de baja o de elevada intensidad, que hace que el órgano esté sobrecargado y debilitado. En este caso, la inflamación no solo se encuentra en el hígado; puede producirse por todo el cuerpo, aunque no haya marcadores de la homocisteína. La inflamación aumenta cuando la sangre está inundada de toxinas víricas, y esto es lo que desencadena el resultado positivo en un análisis de mutación genética del MTHRF, que en realidad es un análisis que mide la inflamación.

Las sales de clúster de sodio del zumo de apio ayudan a neutralizar y a reducir la cantidad de las toxinas víricas que flotan en la sangre y elevan la inflamación. El zumo de apio ayuda a expulsar estas toxinas del hígado, de la sangre y de los riñones. El folato que contiene el zumo de apio también es fundamental para las personas que sufren problemas de metilación y a las que se han diagnosticado mutaciones genéticas del MTHFR, ya que al hígado que no está metilando como es debido le resulta muy fácil transformar este tipo de folato. Cuando el

hígado ya está sano, gracias al consumo de zumo de apio a largo plazo, puede empezar a metilar bien de nuevo, lo cual es vital, ya que recibir las vitaminas y otros nutrientes del tracto intestinal, transformarlos, conservarlos a veces y liberarlos al torrente sanguíneo bajo formas más biodisponibles es una de las funciones más importantes del hígado. Así se puede reducir la inflamación en todo el organismo, y es posible dar la vuelta al resultado de un análisis de mutación genética del MTHFR.

Si esto te parece raro, has de saber que les ha pasado a muchas personas: un primer análisis de mutación genética del MTHFR les ha dado positivo, pero, después de haber aplicado las técnicas de curación adecuadas, un segundo análisis ha indicado que la persona ya no tiene la mutación genética. Esto tiende a desconcertar a los médicos. Lo cierto es que cuando consigues que se recupere el hígado, con cantidades superiores de zumo de apio y con otros planteamientos curativos que puedes leer en los libros de la serie Médico Médium, puedes mejorar lo que en realidad era un diagnóstico ambiguo y mal interpretado. Si esta línea de pensamiento te extraña, consulta *El rescate del hígado* para conocer toda la verdad sobre las mutaciones genéticas del MTHFR.

NIEBLA MENTAL

La niebla mental tiene dos causas principales, que unas veces se presentan por separado y otras veces aparecen a un mismo tiempo. Uno de los motivos más notables de la niebla mental es una infección vírica de baja intensidad, como cuando el virus de Epstein-Barr, tan común, está residiendo dentro del hígado. Cuando el VEB se alimenta de los alborotadores cotidianos que van a parar a nuestro hígado (estoy hablando de los fármacos viejos; del mercurio, el aluminio, el cobre y otros metales pesados tóxicos; de los disolventes y de los petroquímicos), entonces el VEB libera unas neurotoxinas que pueden flotar por el torrente sanguíneo, entran en el cerebro y embotan o cortocircuitan los impulsos eléctricos en el mismo, a la vez que debilitan las sustancias químicas neurotransmisoras. La consecuencia es la niebla mental. Los investigadores y la ciencia médica no son conscientes en absoluto de esta causa.

Advirtamos que las personas que sufren niebla mental de origen vírico no suelen tener normalmente un virus en el cerebro mismo. Lo que tienen es, más bien, una infección vírica en el hígado. Los compuestos químicos del zumo de apio entran en el hígado por la vena porta hepática. Desde allí, las sales de clúster de sodio del zumo de apio se asocian a las neurotoxinas víricas y las desarman, al mismo tiempo que desarman las células víricas del VEB antes de que estas hayan podido llegar siquiera al cerebro y provocar la niebla mental.

La segunda causa por la que una persona puede tener niebla mental es por los propios metales pesados tóxicos que tiene en el cerebro. El mercurio y el aluminio son dos de los metales más comunes que se encuentran en el cerebro y obstaculizan los impulsos eléctricos. Los impulsos eléctricos cerebrales tienden a sufrir cortocircuitos cuando se encuentran con depósitos de metales pesados tóxicos, y la consecuencia es que la persona tiene dificultades para formar pensamientos claros. La niebla mental es más complicada de lo que cree la gente. Tiene centenares de variantes, y cada persona vive su versión propia, de carácter algo distinto de las demás. Uno de los motivos por los que la niebla mental es tan diferente para cada individuo es que los depósitos de metales pesados se encuentran en lugares distintos del cerebro para cada persona. Algunas los tienen «esparcidos» por el cerebro y otras

los tienen más localizados. Además, en el cerebro de las personas hay distintas variedades, combinaciones y niveles de metales pesados.

Las sales de clúster de sodio del zumo de apio ayudan a reforzar los compuestos químicos neurotransmisores, así como los impulsos eléctricos, para que puedan tener velocidades de desplazamiento más potentes y sean capaces de cubrir distancias mayores. Con el combustible adecuado, el fuego del que surge la electricidad del cerebro arde mejor, con lo que atraviesa la niebla mental y se alcanza una claridad mayor; y ese «combustible adecuado» es, precisamente, lo que nos proporcionan las sales de clúster de sodio del zumo de apio. Estas sales de clúster de sodio también depuran, extraen y desarraigan los metales pesados del cerebro.

Otra consecuencia de la presencia de metales pesados en el cerebro (y otro factor que contribuye a la niebla mental) es la oxidación. Cuando los metales pesados tóxicos se oxidan, ya sea por el envejecimiento de los metales o porque hay demasiadas grasas en la dieta alimenticia y en la sangre, entonces los metales pesados producen una lixiviación que puede alterar todavía más la función cerebral. El zumo de apio tiende a desarmar, neutralizar y dispersar los materiales oxidativos, haciendo más sitio en el interior y en la superficie de las neuronas y del tejido cerebral y liberando a las neuronas cerebrales de la contaminación por metales pesados. Gracias a ello, los impulsos eléctricos y las neuronas pueden llevar a cabo sus tareas con mayor libertad, lo que contribuye a aliviar la niebla mental.

PALPITACIONES CARDÍACAS, LATIDOS ECTÓPICOS Y ARRITMIAS

Si tienes palpitaciones cardíacas, latidos ectópicos o arritmias aunque no padezcas ninguna enfermedad cardíaca evidente, ni tengas arterias bloqueadas, ni el cardiólogo te pueda dar ninguna otra explicación tangible, puede que te hayan dicho que tu problema es hormonal o genético. Estas respuestas no son válidas. Lo que quieren decir esas etiquetas es que tus arritmias, tus palpitaciones o tus latidos anormales son un misterio para tu médico. La verdadera responsable es una sustancia gelatinosa que libera el hígado y que se te acumula en la válvula mitral, en la aórtica o en la tricúspide y hace que la válvula o válvulas cardíacas estén pegajosas. Cuando bebes zumo de apio, este ataca la raíz del problema de esta gelatina pegajosa, que son los patógenos tales como el virus de Epstein-Barr.

El VEB vive en el hígado de casi todos nosotros, y sus residuos (en forma de subproductos y de cadáveres de virus) son lo que produce esta sustancia gelatinosa. La gelatina tiende a acumularse en el hígado a lo largo de los años, hasta que, un día, puede llegar a haber tanta que una parte empieza a escaparse. Cuando sucede esto, el corazón atrae hacia sí la sustancia por las venas hepáticas, y a partir de entonces puede empezar a volver algo pegajosas las válvulas cardíacas. Esto puede hacer que se adhieran ligeramente, lo cual te puede producir la sensación de que al corazón le ha fallado un latido, o que te da un salto en el tórax, o de que un latido se te sube por la garganta, etcétera. Esta gelatina no es tan grave como la placa; no es peligrosa. No obstante, merece la pena resolverla, pues anuncia unos problemas de hígado que podrían volverse más urgentes.

El zumo de apio combate las palpitaciones cardíacas misteriosas disgregando este lodo cuando llega al hígado. El zumo mejora también la capacidad del hígado para liberar unos compuestos químicos, no descubiertos todavía, que sirven de agentes desengrasantes (hablé de ellos en *El rescate del hígado*) para contribuir a dispersar la gelatina. Lo que es más, el zumo de apio debilita a los virus responsables (como el VEB), de modo que estos terminan por producir menos residuos víricos, con lo que, de entrada, se minimiza la acumulación de los mismos. El zumo de apio también contribuye a eliminar el lodo gelatinoso que ya ha llegado al corazón. Sus sales minerales se desplazan por el torrente sanguíneo y llegan a las válvulas cardíacas, donde pueden soltar y disgregar la sustancia y hacer que se marche.

PÉRDIDA DE CABELLO

Detrás de la pérdida del cabello sin explicación aparente suelen encontrarse unas carencias de hormonas suprarrenales. Los investigadores y la ciencia médica no estudian aún la mayor parte de las hormonas que producen estas glándulas; la ciencia médica sigue en mantillas en cuanto al conocimiento de las suprarrenales. Lo cierto es que estas glándulas producen 56 variedades distintas de adrenalina para las diversas situaciones de la vida. Puedes leer más acerca de esto en mi libro *Médico médium*. Además, producen algo más que adrenalina y cortisol; producen abundantes hormonas, entre ellas las reproductivas. El zumo de apio es apropiado para ayudar a las glándulas suprarrenales porque es casi tan complejo como ellas.

Nuestra alimentación no está fortalecida con todo lo que requieren nuestras glándulas suprarrenales; por ello, a estas les pueden faltar a veces algunos nutrientes esenciales. Como ya hemos dicho, hasta el apio que se cultiva en terrenos pobres posee unas sales de clúster de sodio fundamentales. Por ello, el zumo de apio, con independencia de la cosecha de la que proceda, pasa a la acción con sus sales de clúster de sodio que alimentan de manera específica a los tejidos de las glándulas suprarrenales. Cuando las suprarrenales reciben las sales de clúster de sodio del zumo de apio, estas glándulas pueden recuperar el equilibrio y pueden empezar a producir una cantidad mayor de sus hormonas vegetales especializadas, lo que permite a zonas críticas del cuerpo, como son los folículos pilosos, recibir los mensajes que necesitan. El regreso de las hormonas es casi como un abono vegetal para los folículos; los estimulan y fomentan el crecimiento del cabello.

La gente advierte con frecuencia que, cuando uno se encuentra sometido a un estrés menos intenso y en una situación vital más feliz durante el tiempo suficiente, acaba por sufrir menos pérdida de cabello, y quizá, incluso, le vuelve a brotar el pelo. Esto se debe a que las glándulas suprarrenales se encuentran en una situación más estable que les permite favorecer a los folículos pilosos. Cuando estamos sujetos a un gran estrés se produce el efecto contrario: los folículos pilosos se pueden saturar de adrenalina y de cortisol, lo que provoca episodios de pérdida de cabello a muchas personas que se encuentran en esa situación. No siempre podemos controlar lo que se nos viene encima en la vida. El zumo de apio brinda apoyo a las glándulas suprarrenales y, por extensión, a los folículos pilosos, tanto en las épocas de mayor felicidad como en las más duras.

PÉRDIDA DE LIBIDO

Cuando una mujer pierde el impulso sexual sin causa aparente y sin que se le aprecie ningún otro problema, la causa suele ser que tiene debilitadas las glándulas suprarrenales (cosa que puede pasar desapercibida al médico). Los oligoelementos que van asociados a las sales de clúster de sodio del zumo de apio revitalizan el tejido de las suprarrenales, lo impregnan y refuerzan su capacidad para producir la adrenalina especial que liberan las suprarrenales durante la práctica del sexo.

Los hombres pueden tener deseos sexuales potentes incluso teniendo débiles las suprarrenales. Cuando un hombre pierde la libido, los responsables suelen ser los compuestos químicos neurotransmisores, que se han debilitado en determinadas partes del cerebro, o el contenido elevado de metales pesados tóxicos, o ambas cosas. El zumo de apio ayuda a restaurar las neuronas y el tejido cerebral, repone los compuestos químicos neurotransmisores y contribuye a soltar los metales pesados y a prepararlos para hacerlos salir del cerebro.

PÉRDIDA DE PESO

Como el zumo de apio es un don del cielo para ayudarnos a perder los kilos sobrantes, algunas personas creen que no deberían tomarlo si tienen el problema opuesto, es decir, si están faltas de peso y no quieren perder más. Lo cierto es que en tal situación todavía puedes tomar zumo de apio, y te sentará bien, porque el zumo de apio te ayuda en cualquiera de las dos circunstancias, ya estés intentando perder peso o ganarlo (o quedarte como estás). Es un equilibrador.

Lo fundamental es tener en cuenta lo siguiente: el zumo de apio no sustituye a las comidas. Es una medicina. No puedes contar con el zumo de apio como fuente de calorías, y menos todavía si estás falto de peso. No te saltes una comida de la mañana, como puede ser un smoothie de frutas que te puede aportar unas calorías sanas, para sustituirlo por un vaso de zumo de apio. Tómate las dos cosas. Empieza por beberte el zumo de apio, y después, tras una espera mínima de 15 a 20 minutos, aunque lo ideal serían 30 minutos, disfruta de tu desayuno.

Si el zumo de apio resulta útil tanto para el exceso de peso como para su falta es porque ambos se deben a un hígado en dificultades. La pérdida de peso misteriosa suele deberse a una infección crónica de baja intensidad en el hígado por un virus, como el VEB, que provoca, en esencia, una reacción alérgica que, a su vez, hace que las glándulas suprarrenales segreguen constantemente niveles de adrenalina elevados. En esencia, la adrenalina tiene el efecto de una anfetamina. Suele suceder que la pérdida de peso misteriosa no dure para siempre, porque el hígado acaba por quedarse tan cansado, tan lento y tan agotado de recibir cantidades masivas de adrenalina que la situación se invierte y la persona, por el contrario, empieza a ganar peso, aunque sea diez años más tarde.

El zumo de apio resulta útil para resolver la situación vírica que produce una pérdida de peso no deseada porque sus compuestos químicos entran por la vena porta hepática y deshacen las membranas celulares de los virus, con lo que se debilita y se reduce la carga vírica, mientras que los compuestos del zumo de apio también se aferran a las toxinas víricas (y a las toxinas tales como los metales pesados tóxicos, los pesticidas, los herbicidas y los disolventes que alimentan a los virus) y los hacen salir del hígado. Los compuestos químicos del zumo de apio también fluyen por el resto del torrente sanguíneo, recogiendo y retirando las toxinas víricas que flotan por el cuerpo y que desencadenan constantemente las reacciones alérgicas leves e invisibles que hacen que se disparen las glándulas suprarrenales.

Las personas que sufren una pérdida de peso misteriosa tienen elevado, en muchos casos, el ritmo cardíaco, tanto mientras duermen como en estado de vigilia. Esto se debe a que el organismo se llena de la adrenalina sobrante tras la reacción alérgica ante la carga vírica. El zumo de apio permite que revierta este proceso con el tiempo, de modo que se pueda estabilizar el peso.

Recuérdalo: el zumo de apio no es una fuente de calorías. No esperes ganar peso a base de beber zumo de apio sin comer otros alimentos. Cuando hayas esperado de 15 a 30 minutos para que te circule por el organismo el zumo de apio de la mañana, no deberás dejar de consumir calorías sanas esa misma mañana y durante el resto del día. Si entran en la ecuación esas calorías, el zumo de apio puede ayudarte a equilibrarte. Para saber más cosas sobre el modo de comer de una manera sana consulta el capítulo 8, «Más orientaciones curativas».

PIEL SECA Y QUEBRADIZA

La piel seca es uno de los primeros indicadores de la deshidratación. Se suele producir piel seca y quebradiza crónica cuando la sangre está llena de una combinación de grasas y toxinas. Las grasas impiden que el oxígeno penetre fácilmente en la dermis, y el oxígeno es fundamental para la salud de la piel. Casi todo el mundo hace una dieta alimenticia que contiene grandes cantidades de grasas, y hasta las grasas sanas espesan la sangre y reducen el oxígeno, lo que permite la proliferación de las toxinas. Estas toxinas pueden saturar los tejidos por debajo de la piel y acumularse haciendo presión bajo la dermis, con lo que la piel se vuelve quebradiza al intentar liberarlos. Un hígado lento y graso, lleno de toxinas, nos predispone a tener la piel seca y quebradiza, pues con él se tiene una sangre más sucia y menos oxigenada que provoca tal situación.

El zumo de apio ayuda limpiando el hígado, uniéndose a las toxinas, neutralizándolas y expulsándolas del cuerpo. También se une a las grasas del torrente sanguíneo y las dispersa, con lo que estas pueden salir del cuerpo con mayor facilidad. La piel seca y quebradiza no tiene una solución rápida, pues se tarda algún tiempo en remediar un hígado lento, estancado, que está lleno de residuos virales, de metales pesados tóxicos y de otras toxinas. El hígado se encarga de limpiar muchas toxinas a diario. Si una persona tiene muy tóxico el hígado (y la mayoría lo tiene), entonces se dificulta su labor habitual y cotidiana, y el hígado tiene que esforzarse penosamente. Esto basta para que salgan a la superficie y saturen la dermis grandes cantidades de toxinas que el hígado no es capaz de contener, que van a parar a la sangre, y de ahí a la piel. Como el hígado está tan sobrecargado, no tiene la posibilidad de desarmar ni neutralizar a los alborotadores; por eso, cuando estos llegan a la dermis, son más agresivos.

Cuando has puesto el hígado en estado de limpieza (ya sea por medio de una limpieza buena, sana y segura, como la limpieza con zumo de apio que describimos en el capítulo 5, o practicando una limpieza no productiva de tantas como existen), este empieza a expulsar toxinas. Mientras tanto, seguirás teniendo la piel seca y quebradiza durante algún tiempo, porque algunas toxinas llegarán a la dermis y saldrán por la piel. Con paciencia y dedicación a largo plazo, tomando el zumo de apio y aplicando otras técnicas de Médico Médium, como las que puedes leer en *El rescate del hígado*, podrás eliminar las toxinas suficientes del hígado y de la sangre para resolver por fin tu problema de piel seca y quebradiza.

PROBLEMAS DE EQUILIBRIO

Vértigo, enfermedad de Ménière y mareos

Las personas sufren problemas de equilibrio de muchos tipos distintos. Algunas tienen síntomas graves que les hacen sentir que la habitación les da vueltas, y para otras la cosa es un poco más suave y tienen la sensación de que están en un barco en movimiento y que el suelo se mueve bajo sus pies. Todo esto es un misterio para los investigadores y la ciencia médica cuando no hay causas evidentes, como las hay en los casos de lesión, contusión o tumor cerebral. Lo cierto es que la causa de los problemas de equilibrio inexplicados se encuentra en el nervio vago.

El nervio vago, que en realidad es una pareja de nervios craneales, transcurre desde la base del encéfalo, pasando por el cuello y el tórax, hasta llegar al abdomen. Es un nervio muy sensible. Entre sus mayores enemigos e irritantes se cuentan las neurotoxinas víricas del virus de Epstein-Barr. Cuando el VEB está activo en el cuerpo, las neurotoxinas que libera el virus pueden fijarse al nervio vago y hacer que se hinche. El grado de hinchazón puede variar a lo largo del nervio. A veces solo se hincha la punta del nervio, en su parte inferior, cerca del estómago, desde donde se ramifica. A veces se hincha más arriba, en el tórax, lo que puede provocar tensión y dificultades para respirar, cuya causa no se entiende bien cuando el especialista en pulmón ha dictaminado que esos pulmones están sanos. En el caso de algunas personas, las neurotoxinas inflaman la parte superior del nervio vago, allí donde arranca del cerebro. Esto es más bien como una inflamación cerebral asociada al nervio vago, y puede explicar esa sensación crónica de ir en barco, o esas experiencias en las que el menor movimiento o un giro del cuello puede hacer que todo nos dé vueltas, o incluso hacernos vomitar. La gravedad del problema de los mareos o del equilibrio depende en gran medida de en qué condiciones se encuentra el hígado, dado que el hígado es donde le gusta esconderse al VEB. ¿La persona está consumiendo alimentos que podrían estar alimentando al virus? ¿A cuántos pesticidas y fungicidas ha estado expuesta? Ya que estas sustancias químicas también alimentan a los virus.

Por cierto, se suele achacar la enfermedad de Ménière a la alteración de los cristales o cálculos de calcio que se encuentran en el oído interno. Esto no es exacto. Es una teoría que solo sirve para que la persona que padece mareos salga de la consulta del médico creyendo que le han dado una respuesta. La verdad es que los cálculos no tienen nada que ver con el vértigo, los mareos, la sensación de que todo da vueltas u otros trastornos crónicos del equilibrio. La enfermedad de Ménière es un trastorno neurológico real, provocado por una infección vírica crónica de baja intensidad.

El zumo de apio es uno de los antiinflamatorios mejores de todos los tiempos. Es un remedio potente que sirve para estabilizar todos los trastornos citados, y aborda todas las cuestiones relacionadas con los problemas del equilibrio. Los componentes del zumo de apio consiguen llegar con facilidad al interior del cerebro, donde sus oligoelementos restauran las neuronas y nutren y reabastecen los nervios, entre ellos los nervios centrales importantes tales como el nervio vago. Al mismo tiempo, sus sales de clúster de sodio ayudan a destruir y a matar al virus de Epstein-Barr. Y hacen algo más: las sales de clúster se unen a neurotoxinas, pesticidas, herbicidas, fungicidas y otros venenos que se encuentran dentro del hígado y en el resto del organismo y ayudan a expulsarlos para reducir las reacciones con el nervio vago. Si las neurotoxinas están en la superficie del nervio vago, provocándole reacciones, el zumo de apio puede atraer magnéticamente a estas neurotoxinas y extraerlas del nervio. Lo que hace el zumo de apio es, en esencia, limpiar el nervio vago, quitándole de encima los contaminantes, las toxinas y las neurotoxinas de todas clases, sobre todo las procedentes del VEB.

PROBLEMAS DE METABOLISMO

«Metabolismo» no significa lo que hemos venido a creer que significa. Tal como expuse en mi libro *La sanación del tiroides*, no es cierto que los síntomas o los trastornos de nadie se expliquen por un metabolismo lento; nunca ha sido así y nunca lo será. Esto es así porque el término *metabolismo* denota el descubrimiento de que estamos vivos, de que nos corre la sangre y nos funciona el cuerpo. Un «metabolismo lento» no es respuesta a lo que puede marchar mal verdaderamente en el cuerpo para que se produzca un trastorno como el aumento de peso. A pesar de lo cual, el «metabolismo» se ha impuesto como palabra clave que se pregona como explicación de las dificultades de las personas. De modo que, si queremos seguir este juego, diremos que sí, que en cierto modo el beber zumo de apio te acelera el metabolismo. Hasta te puede ayudar a perder peso.

La causa verdadera de eso que llaman un metabolismo lento es el hígado lento. Es tan sencillo como eso, y lo que te ayuda a perder peso es ayudar a tu hígado. Pero he aquí la complicación: tenemos el hígado lleno de los que yo llamo «alborotadores», que nos encontramos en nuestra vida cotidiana. Entre ellos se cuentan los pesticidas, fungicidas, herbicidas, metales pesados tóxicos, sustancias químicas sintéticas, virus, bacterias y plásticos, e incluso hormonas tóxicas tales como el exceso de adrenalina. Cuando el hígado está obstruido por estos, además de por las células grasas procedentes de una dieta alta en grasas y en proteínas, los alborotadores lo desaceleran y dejan al hígado lento, con lo que a la persona se le va formando un hígado pregraso o disfuncional. A consecuencia de ello, el almacenamiento de las grasas dentro del hígado se satura y el organismo empieza a guardar las grasas en otras zonas.

El zumo de apio revitaliza las células hepáticas expulsando esas toxinas diversas y ayudando, al mismo tiempo, a disolver las células de grasa y a dispersarlas. En esencia, el zumo de apio te limpia el hígado, retirando de él una serie de toxinas y reduciendo las cargas víricas. Así se despierta el hígado, que vuelve a la vida; y cuando te mejora el hígado te mejora todo lo demás en el cuerpo. Se limpian todos los órganos. Hasta la sangre y el sistema linfático se vuelven más limpios y menos tóxicos. Si quieres dar a todo esto el nombre de mejorarte el metabolismo, eres libre de llamarlo así. Pero no dejes de saber lo que está sucediendo en realidad por debajo de la superficie: el hígado está mejorando gracias al zumo de apio.

PROBLEMAS OCULARES

Cuando pensamos en lo que debemos comer para la salud de los ojos solemos acordarnos de que la vitamina A y los pigmentos anaranjados y rojos (el betacaroteno y los carotenoides) son buenos para la vista. Pero son mejores todavía los antioxidantes que se encuentran en alimentos como las bayas: los azules de los arándanos silvestres, por ejemplo, y los colores vivos de las frambuesas y de las moras. Costaría trabajo creerse que el zumo de apio puede tener efectos mejores todavía que los de estos ricos pigmentos. Pero los tiene.

La salud ocular está amenazada por unas toxinas de cuya intervención ni siquiera son conscientes los investigadores y la ciencia médica. Entre los alborotadores más negativos para los ojos se cuentan los metales pesados tóxicos. Es muy fácil que lleguen a los ojos restos de mercurio procedentes de los empastes dentales de amalgama. (Pero ten cuidado cuando te extraigan los empastes de metal. También se puede liberar mercurio en esta operación.

Puedes leer algo más sobre esto en *Médico médium*). También hay mercurio en el agua, mercurio en el pescado, y estamos expuestos al mercurio desde las generaciones que nos precedieron, pues lo heredamos por la estirpe de nuestra familia. Así es como nos llega a los ojos la mayor parte del mercurio, transmitido por nuestros antepasados a través del espermatozoide y el óvulo (así como en el seno materno), generación tras generación. No es que se trate de una enfermedad heredada de nuestros familiares; lo heredado es este metal pesado. El mercurio interviene en enfermedades oculares degenerativas de todo tipo, aunque faltan décadas enteras para que los investigadores y la ciencia médica sean conscientes de ello. Los metales pesados están relacionados con la ceguera misteriosa a la que se atribuyen causas genéticas; las células del interior de nuestros ojos, de las que depende la visión, se saturan de subproductos corrosivos de aluminio que se deben a su interacción con el mercurio.

Otro factor negativo para la salud ocular es la actividad vírica. Una persona puede tener activo durante años el virus del herpes simple, que le llega a afectar a los ojos con el tiempo. El simple 1, variedades del herpes zóster, muchas variedades distintas del VEB, el citomegalovirus y el HHV-6 son posibles productores de subproductos y toxinas antagonistas que van degradando poco a poco la retina u otras partes del ojo.

El zumo de apio es uno de los alimentos más poderosos para la vista y para la recuperación de los ojos. En este terreno iguala, e incluso supera, al arándano silvestre, que es el único alimento de este planeta, junto con el zumo de apio, que tiene la capacidad de protegerte los ojos en tal medida. Los arándanos silvestres son buenos para los ojos por los antioxidantes que contienen. En el caso del zumo de apio, uno de los motivos por los que cura es que ayuda a extraer del organismo el cobre tóxico.

Las sales de clúster de sodio contienen oligoelementos que son esenciales para los ojos, entre ellos el zinc y el cobre. El oligoelemento zinc suprime cualquier tipo de actividad vírica que se esté produciendo cerca del ojo y en su interior, incluso a lo largo del nervio óptico, mientras que el oligoelemento cobre se asocia al cobre tóxico y ayuda a soltarlo y a desalojarlo para que salga flotando del ojo y llegue al torrente sanguíneo, y acabe por salir del cuerpo. El oligoelemento zinc también ayuda a interrumpir las reacciones del mercurio con el aluminio que conducen a la corrosión y a las enfermedades oculares degenerativas.

La vitamina C del zumo de apio entra en los ojos por medio de las sales de clúster de sodio. Mientras las sales de clúster de sodio ayudan a renovar y a restaurar los tejidos oculares, la vitamina C puede entrar en las células con ellas. Casi todos los individuos con problemas oculares del tipo que sea tienen una carencia de vitamina C, porque casi todos los individuos con problemas oculares tienen problemas de hígado. El hígado lento, estancado, sobrecargado o disfuncional no es capaz de adaptar la vitamina C que llega a él; es incapaz de metilarla como es debido para volverla más biodisponible y accesible para el resto del organismo. La vitamina C del zumo de apio la asimilan al instante las células del ojo; las sustenta y les ayuda a revertir la marcha de la enfermedad, o al menos a detenerla. Las neuronas del cerebro que envían señales al nervio óptico también se apoyan en la mejoría que pueden aportar las sales de clúster de sodio del zumo de apio a los neurotransmisores. Esto ya es suficiente para mejorar muchos síntomas oculares, desde los leves hasta los más agudos.

Vamos a ver ahora el modo en que el zumo de apio ayuda a varios síntomas y trastornos oculares concretos. Aunque tu problema personal no aparezca en esta lista, no dudes de que el zumo de apio te sentará bien.

Atrofia del nervio óptico

En esta versión más avanzada de la vista débil de origen misterioso, las células nerviosas se debilitan por el efecto de los metales pesados tóxicos, los petroquímicos, los disolventes, los pesticidas, los herbicidas, los fungicidas y las neurotoxinas víricas, que saturan el nervio óptico. Se produce una degeneración de las células del nervio óptico que obstaculiza la transmisión de los mensajes del ojo al cerebro. Algunos casos de atrofia del nervio óptico se deben únicamente a una infección vírica. El virus causante más común es el de Epstein-Barr. El segundo es el HHV-6, y el virus del herpes zóster es el tercero con más probabilidades de invadir el nervio óptico, produciendo una inflamación que puede inspirar diversos diagnósticos por parte de los médicos que no se dan cuenta de que su causa es vírica. Las sales de clúster de sodio del zumo de apio ayudan a eliminar los virus del nervio óptico al mismo tiempo que restauran las células del mismo, permitiendo además el desarrollo y proliferación de células nuevas. Además, como el zumo de apio reabastece de compuestos químicos neurotransmisores, refuerza las neuronas contiguas al nervio óptico, las que reciben la información del mismo. Este refuerzo de las neuronas alivia mucho la atrofia del nervio óptico.

Cataratas

La causa de las cataratas es una carencia de vitamina C a largo plazo, por tener el hígado sobrecargado y tóxico, lleno de pesticidas, herbicidas, fungicidas y DDT antiguo. El zumo de apio ayuda a prevenir el desarrollo de las cataratas liberando al hígado de su carga, a la vez que proporciona una vitamina C potente y aprovechable.

Conjuntivitis

La conjuntivitis es una infección bacteriana crónica provocada por los estreptococos. Existen conjuntivitis agudas y otras, graves, que son más duraderas, y la aparición de unas u otras depende de la variedad de estreptococos que está presente y de si se trata de una cepa más fuerte y resistente a los antibióticos. El zumo de apio aporta sales de clúster de sodio y vitamina C fácilmente accesible que combaten la infección y ayudan a reducir al mínimo las colonias bacterianas que residen en las profundidades del ojo y en las cuencas oculares. Las bacterias estreptocócicas no pueden adquirir inmunidad contra las sales de clúster del zumo de apio.

Daltonismo (ceguera a los colores)

La causa del daltonismo es la exposición a la toxicidad del aluminio en lo más profundo del ojo y en toda su extensión, en el seno materno o poco después del nacimiento. Las personas daltónicas también tienden a padecer sensibilidades oculares con la edad, a causa de esta exposición al aluminio. El zumo de apio ayuda a prevenir y a resolver estas sensibilidades y trastornos adicionales.

Defectos oculares congénitos

Se considera que estos problemas se transmiten por los genes. Los investigadores y la ciencia médica no son conscientes de que lo que se transmite realmente son los metales pesados tóxicos, que tienden a irse acumulando de generación en generación. El mercurio es el metal pesado tóxico que provoca defectos oculares en el nacimiento. El zumo de apio ayuda a proteger las células de los ojos, impidiendo que el mercurio les provoque daños mayores con el paso de los años y al llegar a la vida adulta, pues contribuye a impedir la difusión del mercurio.

Degeneración macular

La degeneración macular está provocada por una combinación de los metales pesados tóxicos y la actividad vírica. Como ya hemos visto, el zumo de apio ayuda a resolver ambos problemas y aborda, por tanto, la raíz del problema.

Enfermedades de la córnea

Estas enfermedades se deben a infecciones víricas crónicas y a largo plazo. El virus más común es el de Epstein-Barr. La sustancia turbia se debe a que los virus descargan unos residuos que se acumulan dentro del ojo. El zumo de apio reduce la infección vírica porque sus sales de clúster de sodio ayudan a destruir el virus, protegiendo las células del ojo de la invasión vírica. También aporta una vitamina C vital para proteger al ojo, que tiene una carencia de este nutriente.

Glaucoma

El glaucoma se debe a que una variedad del virus de Epstein-Barr invade el ojo y produce una inflamación que incita el desarrollo de los fluidos, y esta inflamación y estos fluidos, en conjunto, hacen subir la presión intraocular. Las sales de clúster de sodio y la vitamina C viable y accesible que se encuentran en el zumo de apio entran en el ojo, refuerzan sus células inmunitarias y ayudan a disgregar y a destruir el VEB.

Moscas volantes

El zumo de apio ayuda a resolver el problema de las moscas volantes reduciendo la inflamación que se produce en el nervio óptico, que es la responsable de este síntoma misterioso que deja perplejos a los investigadores y a la ciencia médica. Los puntos blancos, los destellos, las chispas blancas o las manchas negras que se ven sin que se aprecien daños notables en la retina, en la pupila ni en ninguna otra parte del ojo se deben a las neurotoxinas del virus de Epstein-Barr, que inflaman el nervio óptico al combinarse con metales pesados tales como el mercurio. Los potentes flavonoides y la vitamina C que acompañan a las sales de clúster de sodio del zumo de apio ayudan a nervios concretos del cerebro y de su entorno, entre ellos el nervio óptico. Dispersan las neurotoxinas que estaban sobre el nervio, e incluso protegen al mismo de la invasión vírica, al tiempo que alimentan sus células, permitiendo que se rejuvenezca el nervio óptico.

Retinopatía diabética

Cuando un paciente con retinopatía tiene también diabetes, le dirán automáticamente que ambas cosas están relacionadas entre sí. Eso es un error. Muchas personas tienen retinopatía sin tener diabetes. Cualquier persona con retinopatía y diabetes tiene el mismo problema que la que no tiene diabetes: un hígado lento, estancado o graso, sobrecargado de diversos pesticidas, herbicidas, petroquímicos, disolventes, metales pesados tóxicos y virus. La mayoría de los que sufren retinopatía, sean diabéticos o no, hacen una dieta alimenticia alta en grasas. Todos los alimentos azucarados que asociamos a la diabetes (los pasteles, las galletas, los bollos, etcétera) contienen grasas, además de azúcar, y es esa grasa la que causa problemas al hígado, con independencia de que a la persona le lleguen a diagnosticar una diabetes o de que viva con problemas de azúcar en sangre no detectados. La consecuencia de un hígado debilitado son unas carencias graves de nutrientes por todo el cuerpo, ya que el hígado es el depósito de almacenamiento y el sistema de reparto de las vitaminas y de otros nutrientes; y esta carencia es lo que conduce a la retinopatía. El zumo de apio limpia el hígado y lo restaura poco a poco, y así se puede minimizar la retinopatía, e incluso reducirla.

Sequedad ocular

La mayoría de los casos de sequedad ocular (síndrome de los ojos secos) se deben a la deshidratación crónica. Los refrescos gaseosos, el café y no tomar la suficiente agua pura y limpia, agua de coco, zumos o fruta fresca dejan a la persona deshidratada a largo plazo. Puede tener el mismo efecto el consumo de demasiados alimentos cocinados, que aportan muy poca agua viva de alta calidad que nutra a las células. Cuando el cuerpo está deshidratado de manera crónica, uno de los primeros síntomas es que se secan los ojos y la piel, porque al organismo le interesa más proteger el cerebro y el corazón. El zumo de apio rehidrata el cuerpo, empezando por el hígado, y así se revitaliza dicho órgano, recuperándose su depósito de almacenamiento de agua viva, como ya expliqué en *El rescate del hígado*; se minimiza la sangre sucia y tóxica que lleva encima la mayoría de la gente a diario, y se rehidrata también el sistema linfático, que proporciona electrolitos fundamentales por todo el cuerpo.

Hay casos de sequedad ocular que están provocados por una falta de actividad de las glándulas suprarrenales. En estos casos, las sales de clúster de sodio del zumo de apio entran en las glándulas suprarrenales cansadas y las ayudan a reponerse.

Vista débil

La debilidad visual misteriosa cuyas causas no se pueden diagnosticar se debe a un debilitamiento y reducción de las células del nervio óptico, debidos a su vez a la actividad de diversas toxinas, tanto víricas como procedentes de fuentes tales como los pesticidas, los herbicidas, los fungicidas y los productos petroquímicos. El nervio óptico se puede regenerar tomando zumo de apio. Este, con su contenido elevado en electrolitos, ayuda a restaurar las células del nervio óptico. Sus oligoelementos y sus sales de clúster de sodio proporcionan a las células una transfusión que permite que se regeneren nuevas células en el nervio óptico. Esto puede impedir que empeore la vista débil y ayuda a mejorar la capacidad de ciertas personas para recuperarse y para experimentar una mejoría.

SÍNDROME DE ESTRÉS POSTRAUMÁTICO (SEPT), TAMBIÉN LLAMADO TRASTORNO DE ESTRÉS POSTRAUMÁTICO (TEPT)

Las lesiones emocionales del cerebro tienen como consecuencia el síndrome de estrés postraumático. El SEPT es semejante al TOC en el sentido de que es difícil de controlar, se puede desencadenar con facilidad y, aparentemente, al azar, y también puede adoptar formas más leves o más extremas. El desarrollo del SEPT en cada individuo depende del resto de problemas y sensibilidades que tenga. Por ejemplo, una persona que ya está sensible por tener un nivel elevado de metales pesados tóxicos en el cerebro puede tener más tendencia al SEPT. Los pesticidas, los herbicidas y los fungicidas pueden llegar a causar el SEPT por sí solos. La exposición a las radiaciones también puede debilitar a un individuo, volviéndolo más proclive a sufrir el SEPT. A esto se debe que las personas que se están sometiendo a tratamientos médicos desarrollen con frecuencia pequeños brotes de SEPT, ya sea durante el tratamiento mismo o más tarde. Dados los traumas presentes en nuestro mundo, todos padecemos al menos un poco de SEPT, ya sea tan leve que es apenas identificable o del tipo agudo que se puede desarrollar cuando la persona ha tenido que afrontar graves peligros o malos tratos físicos o emocionales.

El zumo de apio es la fuente de electrolitos más potente que existe, y los electrolitos están muy relacionados con la recuperación del SEPT. En el SEPT, determinadas partes del cerebro se quedan conectadas de un modo tal que se vuelven hiperactivas y generan un calor intenso. Los pensamientos y las emociones estimulantes tales como el dolor, el miedo y la culpabilidad pueden provocar subidas constantes de la electricidad por las zonas emocionales del cerebro, provocando un círculo vicioso. Es difícil encontrar el modo de truncar este círculo vicioso. Los nutrientes del zumo de apio proporcionan alivio nutriendo a las neuronas, los tejidos cerebrales y las células gliales y restaurando los neurotransmisores para que las neuronas no se sobrecalienten con el miedo, la preocupación, las inquietudes y las imágenes mentales continuas. El zumo de apio ayuda a detener el proceso de quemado y fusión de las neuronas, brindando una oportunidad de recuperarse del SEPT sin medicación. El uso continuado del zumo de apio a dosis superiores puede ser la mejor de las ayudas para alguien que sufre el SEPT en cualquiera de sus variedades.

SÍNTOMAS NEUROLÓGICOS

Opresión en el tórax, temblores de manos, tics y espasmos, debilidad muscular, hormigueo e insensibilidad, piernas inquietas, inquietud, debilidad de las extremidades, espasmos y dolores musculares

Las personas que tienen síntomas neurológicos sin que haya un motivo aparente, como puede ser una lesión, tienen algo en común: padecen una carga vírica, debida en muchos casos al virus de Epstein-Barr. Existen más de sesenta variedades del VEB, y casi todo el mundo tiene al menos una de sus cepas. Mucha gente tiene el virus en estado latente y no llega a saber nunca que lo tiene. Otros muchos lo tienen activo, pero ejerce unos efectos que no detectan los investigadores y la ciencia médica, de modo que la persona no llega a saber nunca que lo tiene, a pesar de que le está provocando múltiples síntomas o trastornos que la afectan a diario.

Para que un virus como el VEB cause problemas de salud de manera activa, necesita combustible. Entre sus combustibles favoritos se cuentan los metales pesados tóxicos, como el mercurio. El hígado es un lugar de reunión para los alborotadores como los metales pesados, y allí se suelen encontrar bastantes. Cuando el VEB consume el metal pesado, lo excreta después bajo una forma mucho más potente: en forma de neurotoxina. Las neurotoxinas víricas son tóxicas para los nervios, como su nombre indica, y son la causa de los sufrimientos neurológicos de muchos millones de personas.

La variedad del virus que tiene la persona y su nivel de metales pesados tóxicos (principalmente de aluminio y de mercurio) determinarán sus experiencias y su sintomatología individual. ¿Cuán tóxica es la neurotoxina que está excre-

tando el virus? ¿Cuán agresivo es el virus que se está reproduciendo mientras devora metales pesados y otros combustibles víricos? Las neurotoxinas, después de ser excretadas, tienden a abandonar el hígado (o cualquier otro lugar del organismo donde las ha producido el virus); flotan por la sangre y acaban por entrar en el cerebro o por aterrizar en diversos nervios del cuerpo. Cuando las neurotoxinas víricas llegan a los nervios, los inflaman, y esto conduce a los síntomas neurológicos. Si las neurotoxinas van a parar, concretamente, a los nervios de las piernas, de los brazos, de los hombros o de la columna, el resultado puede ser pesadez muscular, debilidad o cansancio de una o varias extremidades. También pueden producir una fatiga neurológica más general, con la que se siente pesado y lastrado todo el cuerpo, como si la persona tuviera algo encima que la inmoviliza y la pone en riesgo. Cuando las neurotoxinas entran en el cerebro se producen síntomas muy similares. Los mensajes transmitidos a los brazos y a las piernas pueden verse comprometidos, lo que conduce a la fatiga y a la debilidad en un lado del cuerpo o en los dos. (Puedes leer algo más sobre la fatiga neurológica en la sección titulada «Fatiga», en la página 46).

Las neurotoxinas víricas pueden ser tan potentes que desencadenan también espasmos y tics. Esto sucede cuando los nervios reciben señales que se activan en el cerebro porque hay algo de por medio o algo que agita las neuronas en el tejido cerebral. Ese «algo» son las neurotoxinas. Cuando una neurona se satura de neurotoxinas, los impulsos eléctricos del cerebro que intentan desplazarse a través de esa neurona terminan rebotando o sufriendo cortocircuitos cuando dan con las neurotoxinas. Estas activaciones eléctricas en falso pueden provocar ataques leves de inflamación cerebral. A los impulsos eléctricos les resulta difícil viajar a través del tejido cerebral inflamado; suelen verse forzados a dar rodeos y a buscarse caminos poco comunes pasando por otras neuronas, y esto puede provocar en las extremidades sensaciones de tics, de espasmos, e incluso dolores inexplicables en lugares donde no hay presente ninguna lesión.

Los hormigueos y la insensibilidad también pueden deberse a que el tejido cerebral está saturado de neurotoxinas, aunque estos síntomas se producen sobre todo cuando los nervios de las extremidades, del cuello o de otras partes del cuerpo están levemente inflamados por las neurotoxinas que han llegado hasta ellos.

Los temblores de manos suelen producirse porque la persona tiene niveles más elevados de mercurio, tanto en el hígado como en el cerebro, y porque el VEB se está alimentando del mercurio, produciendo unas neurotoxinas más potentes que terminan por inflamar los nervios próximos al cerebro. Esta inflamación tiende a producirse esporádicamente, porque hay momentos en los que el virus prolifera o encuentra depósitos nuevos de mercurio con los que alimentarse.

Es frecuente que las personas que tienen la enfermedad de Lyme tengan que afrontar síntomas neurológicos. Esto también tiene una causa vírica, no bacteriana. (Si esto te molesta, te enfada o te inquieta porque es distinto de lo que has oído decir acerca de la enfermedad de Lyme, te recomiendo que leas el capítulo titulado «Enfermedad de Lyme» de mi primer libro, *Médico médium*, para que te puedas proteger con la verdad).

El zumo de apio acude al rescate de todo lo que acabamos de ver. Para empezar, el zumo de apio alimenta a todas las células del cuerpo con sus sales de clúster de sodio, contribuyendo a restaurarlas para que puedan funcionar a su nivel óptimo. Cuando las neurotoxinas inflaman, obstaculizan, deterioran, dañan o rompen los nervios del cuerpo, estos requieren unos electrolitos de categoría elevada, como los que posee el zumo de apio. Estos electrolitos permiten que se restauren las neuronas, el tejido cerebral y los compuestos químicos neurotransmisores, y ayudan a reducir la inflamación del cerebro y de las células provocada por las neurotoxinas de virus como el VEB. Al mismo tiempo, las sales de clúster de sodio del zumo de apio permiten a tus nervios defenderse de las neurotoxinas y de la reacción alérgica que estas provocan. El zumo de apio también expulsa a las neurotoxinas del cerebro y del resto del sistema nervioso y las neutraliza, haciéndoles perder su capacidad agresiva y tóxica que provoca aquellos síntomas. Después de haber vuelto no tóxicas a las neurotoxinas, las sales de clúster se unen a ellas y las sacan del cuerpo; aparte del hecho de que las sales de clúster también ayudan a matar al virus mismo.

TINITUS

Acúfenos, vibraciones o zumbidos en los oídos; pérdida de audición inexplicada

El consumo a largo plazo del zumo de apio es muy beneficioso para el tinitus, las vibraciones o zumbidos en los oídos y las pérdidas de audición inexplicadas. Cuando se producen estos problemas sin explicación evidente (como podría ser que la persona haya sufrido daños auditivos por haber trabajado con maquinaria ruidosa toda la vida, o por tocar música a todo volumen o por alguna otra actividad que fuerce los tímpanos), y el problema es un misterio para los médicos, eso quiere decir que está presente un virus, un virus del que he hablado con detalle en mis libros *Médico médium* y *La sanación del tiroides*: el virus de Epstein-Barr. Cuando el VEB libera neurotoxinas al torrente sanguíneo, estas pueden llegar hasta el laberinto del oído interno. Allí causan destrozos en los nervios, provocando una inflamación que nos parece misteriosa. El virus mismo puede llegar a entrar en el laberinto, produciendo también una inflamación directa.

También en este caso podemos agradecer las virtudes antivíricas de las sales de clúster de sodio del zumo de apio. El zumo de apio hace salir del cuerpo a las neurotoxinas víricas, uniéndose a ellas y neutralizándolas, mientras sus sales de clúster dañan al VEB y retrasan su reproducción. Estas sales de clúster entran también en el laberinto del oído interno y ayudan a restaurar sus neuronas; el tejido nervioso recibe oligoelementos que le sirven de combustible protector y de alimento para recuperarse. Aunque el zumo de apio puede aliviar rápidamente el tinitus y otros síntomas similares, la destrucción del VEB es un proceso a largo plazo, y por ello lo mejor que puedes hacer en este caso es beber zumo de apio a largo plazo. Para brindar más apoyo a la curación profunda que debe producirse puedes tomar las medidas complementarias que verás en el capítulo 8 y en el resto de los libros de la serie Médico Médium.

TRASTORNO OBSESIVO-COMPULSIVO (TOC)

Una de las causas del TOC son las lesiones emocionales. Las enfermedades crónicas, por ejemplo, pueden provocar síntomas confusos; la persona tiene que luchar mucho tiempo para hacerse comprender, y eso puede provocarle lesiones emocionales. Hay otras muchas vivencias difíciles que pueden afectar a los centros emocionales del cerebro.

El TOC también puede estar causado por metales pesados tóxicos como el mercurio y el aluminio. Los depósitos de estos metales dentro del cerebro pueden bloquear los impulsos eléctricos que deben viajar por las neuronas hasta los tejidos. Cuando los impulsos eléctricos se encuentran por el camino con depósitos de metales pesados o residuos de lixiviación oxidativa de metales pesados, entonces la electricidad se desvía, o incluso invierte su sentido y vuelve atrás por la neurona. La consecuencia puede ser una reacción obsesiva-compulsiva. Como los metales pueden situarse en diversos puntos del cerebro y en cantidades diferentes, pueden conducir a centenares de variedades diferentes del TOC. Este es un verdadero trastorno fisiológico, y corren tantas informaciones erróneas sobre él que las personas que lo sufren se sienten incomprendidas.

El zumo de apio ayuda a sanar el aspecto emocional del TOC reforzando las neuronas de los centros emocionales del cerebro. El zumo de apio contiene también unos antioxidantes especiales que ejercen efectos mayores que los antioxidantes de otros alimentos, que contribuyen a frenar la oxidación y la muerte de nuestras células. Los antioxidantes del zumo de apio impiden, de entrada, que los metales pesados tóxicos se oxiden y se corroan. Lo consiguen eliminando los depósitos grasos que vamos desarrollando cuando hacemos dietas altas en grasas, pues, al apartar de los metales esos depósitos grasos, se impide que dichos metales se oxiden más. Al producirse menos oxidación de metales pesados se reducen los síntomas del TOC. Para llevar adelante el proceso de curación, prueba el Batido para depurar metales pesados, cuya receta encontrarás en el capítulo 8.

TRASTORNOS ALIMENTARIOS

Existen distintas variedades de trastornos alimentarios, y sus causas son diversas. Los trastornos alimentarios más reconocibles suelen encuadrarse en la anorexia, en la bulimia y en el comer en exceso. Pueden estar causados por el sufrimiento emocional, las tribulaciones o el estrés agudo; por la exposición a los metales pesados; por las expectativas de la sociedad sobre el aspecto que debemos tener, o bien por una combinación de estas causas. Las enfermedades crónicas también pueden provocar problemas digestivos y dudas sobre lo que debemos comer y cuándo debemos comer, y esto puede conducir también a trastornos alimentarios. Y también existen trastornos alimentarios que pasan desapercibidos; porque lo cierto es que todos y cada uno de los habitantes del planeta tienen un trastorno alimentario de un tipo u otro. Puede que no sea un trastorno extremo. Puede que no salte a la vista. Pero no deja de estar allí, ya provenga de la exposición a sustancias tóxicas durante la infancia o de otras dificultades sufridas que hayan provocado complejos o pautas improductivas respecto de los alimentos.

El zumo de apio puede servir de ayuda en todos estos casos. Para empezar, contribuye a restaurar los compuestos químicos neurotransmisores. Sus sales de clúster de sodio y los oligoelementos asociados a estas proporcionan los compuestos químicos neurotransmisores definitivos para el cerebro. En segundo lugar, el zumo de apio vuelve más fuertes a las neuronas y hace que la circulación eléctrica del cerebro sea más dinámica y más libre, lo que permite que se sanen con mayor rapidez las heridas emocionales. Cuando los impulsos eléctricos no quedan obstaculizados ni interceptados por los depósitos de metales pesados tóxicos como el mercurio y el aluminio (que son la causa de tantos trastornos alimentarios), entonces pueden establecerse unas pautas de pensamiento sanas. El zumo de apio, como fuente definitiva que es de electrolitos para el cerebro, también puede fomentar la curación de otras muchas causas de los trastornos alimentarios.

Y no olvidemos que las hormonas vegetales del zumo de apio contribuyen a restaurar todo el sistema endocrino. Las personas que sufren trastornos alimentarios tienden a tener comprometidas las glándulas endocrinas (sobre todo las suprarrenales), y las hormonas vegetales aportan unos compuestos químicos vitales que ayudan a su restauración. Las hormonas vegetales también ayudan a las neuronas cerebrales a comunicarse entre sí, contribuyendo así más aún a que la persona supere los aspectos emocionales de los trastornos alimentarios.

El zumo de apio también repone el ácido clorhídrico del estómago, lo cual ayuda a recuperarse a los que padecen bulimia. Ayuda también a reducir la inflamación del tracto intestinal, matando a los patógenos que residen en él, tales como las bacterias. Esto permite al paciente recuperar la salud después de haber resuelto los problemas digestivos que le complicaban la alimentación, liberándolo de los miedos y de la confusión que sufría respecto de los alimentos.

TRASTORNOS ASOCIADOS A LOS ESTREPTOCOCOS

La mayoría de las personas relacionan las bacterias del género *Streptococcus* con la faringitis. Pero esta no es la única enfermedad provocada por los estreptococos. Las personas padecen en sus vidas, a edades tempranas o más avanzadas, multitud de trastornos que se deben a la presencia crónica de baja intensidad de estreptococos en el organismo. Los estreptococos son un tipo de bacterias que se han ido abriendo terreno y han cobrado fuerza en nuestro entorno y en el mundo por el abuso de los antibióticos. Así es: los antibióticos han labrado y dado forma a lo que son los estreptococos hoy día. Existen tantos grupos, cepas y mutaciones distintas de estreptococos que los investigadores y la ciencia médica no son capaces de estar al día de todos.

La faringitis no es más que uno de los indicios de la presencia de estreptococos. Si tomaste antibióticos a una edad temprana cuando tenías tos, gripe o una otitis infantil, aquello pudo preparar el terreno para futuros episodios de enfermedades relacionadas con los estreptococos. ¿Y qué pasa si no has tomado antibióticos nunca en tu vida? ¿Quiere eso decir que no has estado expuesto a ellos? Pues lamento decirte que no. Los antibióticos se encuentran en nuestra agua potable, en nuestros alimentos, y se nos han transmitido de generación en generación a lo largo de nuestra estirpe familiar. A consecuencia de ello, casi todo el mundo vive con una o más variedades de estreptococos en su organismo. Es un microorganismo común con el que convivimos todos. Pero cuando incluyes el zumo de apio en tu régimen cotidiano no estás obligado a ser rehén de los estreptococos.

El zumo de apio es el combatiente definitivo contra los estreptococos. Sus sales de clúster de sodio destruyen a los estreptococos en todo el cuerpo en cuanto entran en contacto con ellos, y por eso es maravilloso para los muchos trastornos que vamos a ver. La vitamina C del zumo de apio ayuda a potenciar el sistema inmunitario contra las enfermedades asociadas a los estreptococos. Sus múltiples oligoelementos ayudan a reforzar los tejidos y los órganos contra los daños que pueden provocarles las colonas de bacterias estreptocócicas.

Uno de los motivos por los que hay tantas personas que se están curando de numerosos trastornos es que se curan de los estreptococos, que están asociados a muchas cosas. Si eres joven, puede que solo hayas tenido acné, faringitis o una otitis, aunque seguramente te parezca que el «solo» está de más, pues cada uno de estos trastornos resulta a veces muy perturbador. Cuando las personas llegan a la veintena y a la treintena pueden empezar a desarrollar otros problemas asociados a los estreptococos: sinusitis, más faringitis, una infección del tracto urinario o una infección por levaduras. Con el transcurso del tiempo es posible que diagnostiquen a la persona un sobrecrecimiento bacteriano del intestino delgado o una candidiasis. Lo que nadie les dice nunca (porque nadie se da cuenta de ello) es que todos estos diagnósticos que aparentemente no tienen ninguna relación entre sí, y que se presentan con años de distancia, pueden atribuirse a los estreptococos, algunos de los cuales llevan mucho tiempo en el organismo. Las bacterias tienden a refugiarse a largo plazo en el hígado, donde forman colonias y causan cada vez más problemas a medida que el hígado se vuelve más debilitado, lento y estancado. El zumo de apio te permite controlar a este microorganismo mejor que nunca.

Acné

Como ya expuse en *El rescate del hígado*, el acné es señal de unas guerras que se libran en una edad temprana de la vida y que no se registran. Estas guerras tempranas suelen comenzar cuando los estreptococos provocan alguno de los trastornos de esta lista. A consecuencia de ello, entraron antibióticos en el cuerpo (recetados, por ejemplo, para tratar una otitis) y, al contrario de lo que se pretendía, esos antibióticos reforzaron a los estreptococos. En algunos casos, los antibióticos ni siquiera entraron en el cuerpo con los fármacos; algunas personas los consumieron en los alimentos o en el agua, o los heredaron de su estirpe familiar. Fuera cual fuera la forma en que llegaron los antibióticos, el caso fue que brindaron a los estreptococos la posibilidad de medrar.

Los investigadores y la ciencia médica creen que el acné es un trastorno de base hormonal. Se equivocan. El acné tiende a acompañar a los cambios hormonales, como los que se producen en la pubertad y en la menstruación, porque el sistema inmunitario se reduce espectacularmente en esas ocasiones, lo que aprovechan los estreptococos para provocar un trastorno como el acné. El acné tampoco se debe a la oclusión de los poros. Si bien es cierto que algunos poros obstruidos pueden provocar espinillas aquí y allá, una serie de quistes agresivos es indicio de que se encuentra en el hígado una infección estreptocócica que se va desplazando por el sistema linfático hasta la dermis en busca de alimentos. Todos hemos oído hablar de la piel grasa que suele acompañar al acné. El organismo produce esa grasa sebácea en un intento de evitar que las bacterias estreptocócicas provoquen daños.

Las sales de clúster de sodio del zumo de apio ayudan a dispersar la grasa sebácea, dejando expuestos a los estreptococos y destruyéndolos, al mismo tiempo que permiten a tu sistema inmunitario que destruya también a los estreptococos. Los linfocitos, que son un tipo de glóbulos blancos de la sangre, se alimentan de los oligoelementos del zumo de apio, y la vitamina C los potencia, facilitándoles la llegada hasta la dermis para defenderte de los estreptococos e impedir que produzcan allí acné cístico. El acné también se reduce suprimiendo de la dieta alimentos tales como los lácteos, el gluten y los huevos, pues estos son alimentos preferidos de los estreptococos, y al no introducirlos en el organismo se contribuye a que los estreptococos se mueran de hambre. Mientras el zumo de apio está destruyendo los estreptococos de tu hígado y de tu sistema linfático y está reforzando a los linfocitos, también ayuda a expulsar los restos de los alimentos que hayas estado consumiendo y que pudieran servir de combustible a los estreptococos. Esto también contribuye a limpiarte la piel.

Apendicitis

La apendicitis suele deberse a intoxicaciones alimentarias. Para que suceda tal cosa, el apéndice tiene que estar debilitado previamente. También es posible desarrollar una apendicitis sin intoxicación alimentaria. De una manera o de otra, la zona del apéndice está albergando a colonias de estreptococos. ¿Por qué allí? El sistema inmunitario es muy activo en la zona del apéndice. El apéndice ejerce de señuelo que atrae a bacterias tales como los estreptococos para que las pueda destruir el sistema inmunitario. Pero si hay demasiados estreptococos presentes en el cuerpo pueden desgastar al apéndice y dejarlo agotado. Esto puede conducir con el tiempo a una ruptura aguda o a un trastorno inflamatorio.

El zumo de apio tiene propiedades maravillosas para el apéndice. Los estreptococos tienden a huir del apéndice cuando está cerca el zumo de apio. Este entra en el apéndice por el colon, y también por el exterior del colon, a través de los vasos linfáticos, y ayuda a calmar y a sanar el apéndice irritado. También contribuye a destruir las bacterias estreptocócicas, liberando de ellas la zona e incluso repeliéndolas.

Diverticulitis

La diverticulitis puede estar provocada por dos tipos distintos de bacterias, la *E. coli* o el *Streptococcus*. Su causa más habitual son los estreptococos, que producen más inflamación a largo plazo, que conduce a su vez a la diverticulitis. La diverticulitis asociada a los estreptococos se suele dar a edades más avanzadas, pues estas bacterias pueden tardar muchos años en proliferar hasta llegar más allá del intestino delgado y empezar a constituir bolsas en el colon. Es frecuente que los estreptococos que se encuentran en el organismo hayan causado, además, al menos otro más de los trastornos de esta lista, lo que ha llevado a administrar antibióticos incluso desde la infancia, y esto ha permitido que los estreptococos crezcan y se refuercen con el tiempo.

Lo normal es que los causantes de la diverticulitis no sean estreptococos de una variedad agresiva. Suele tratarse de una de las variedades más apacibles, que lleva décadas colonizando esa zona. Sucede a veces que los estreptococos y la *E. coli* trabajan juntos, de manera semejante a dos variedades distintas de insectos que perforan juntas un árbol; cada uno de ellos encuentra los alimentos respectivos que más les gusta, y trabajan juntos produciendo esas bolsitas que se llaman divertículos.

El zumo de apio es milagroso para la diverticulitis, pues sus sales de clúster de sodio tienden a entrar en los divertículos, que son las pequeñas bolsas, hoyos y ranuras que se han formado dentro del colon. El zumo de apio limpia y expulsa las bolsas llenas de estreptococos y de *E. coli* y elimina esas llagas, permitiendo que el revestimiento del colon empiece a repararse y a curarse.

Infecciones de garganta y faringitis

Las personas con faringitis pueden tener bacterias estreptocócicas en el sistema linfático y en la superficie misma de la faringe. Si el zumo de apio es tan vital como mecanismo de defensa y ofensivo contra la faringitis es porque, como ya hemos visto, cada persona suele tener múltiples variedades de estreptococos, muchas de las cuales son inmunes a los antibióticos. Los estreptococos no pueden desarrollar inmunidad al zumo de apio.

¿Has oído hablar de las gárgaras con agua y sal para tratar la faringitis? Pues su efecto es mucho menor que el que aportan las sales de clúster de sodio del zumo de apio cuando baja por la garganta un trago de dicho zumo. Cuando se consume el zumo de apio, ayuda a pulverizar rápidamente las bacterias estreptocócicas en la superficie de las membranas irritadas de la garganta. A continuación, las sales de clúster se unen a los estreptococos y hacen salir del cuerpo a estas células bacterianas por las vías de eliminación. Pocas horas más tarde, la vitamina C del zumo de apio y una parte de sus sales de clúster de sodio restantes pasan al sistema linfático, desde donde atacan a los estreptococos por la retaguardia. Los linfocitos, glóbulos blancos de la sangre, aprovechan las sales de clúster para localizar y destruir a las bacterias estreptocócicas.

Aunque algunas infecciones de garganta son víricas, como en el caso de la mononucleosis, la mayoría de las infecciones de garganta están provocadas por las bacterias estreptocócicas. La irritación de garganta puede estar provocada por estreptococos incluso en el caso en que el paciente tenga también un virus, ya que los estreptococos son un cofactor común de los virus. Es frecuente que el médico tome una muestra de la garganta para hacer un cultivo y, si este no indica la presencia de estreptococos, llegue a la conclusión de que la infección no está provocada por los mismos. Pero no se da cuenta de que el hecho de que no haya estreptococos presentes en la superficie de la garganta no significa que no estén ocultos en las profundidades del sistema linfático, provocando el síntoma desde el otro lado. Con independencia de que la infección de garganta esté causada por estreptococos en la superficie, o por debajo de la superficie e indetectables, o por un virus, el zumo de apio es siempre un aliado de primera importancia. En el capítulo siguiente encontrarás una terapia oral que sirve para tratar concretamente este síntoma.

Infecciones del tracto urinario (ITU), infecciones de vejiga, vaginosis bacteriana e infecciones por levaduras

Todos estos trastornos están causados por un mismo problema: los estreptococos. Dentro del concepto muy general de las ITU, los estreptococos pueden residir en la vejiga propiamente dicha, provocando una infección de vejiga, o pueden residir en los uréteres o en la uretra (o, como hemos visto antes, en los riñones). En el caso de la vaginosis bacteriana, la secreción, ya sea incolora o coloreada, procede de una infección crónica por estreptococos. Y en el caso de las infecciones por levaduras, si bien hay presencia de levaduras, estas no son la causa de la infección. Si hay sobrecrecimiento de las levaduras, este se debe únicamente a la presencia de bacterias. Aunque las subidas de levaduras pueden volverse engorrosas, no son la causa del dolor ni de las molestias. La causa son los estreptococos. Esto suele entenderse mal en la consulta del urólogo (y en la del ginecólogo). Lo habitual es achacar el problema a las levaduras, erróneamente.

El zumo de apio llega a los riñones y baja por el resto del sistema urinario, y sus potentes sales de clúster de sodio van haciendo por el camino de detergente, se unen a los estreptococos y los hacen a salir del cuerpo por la orina. Para llegar hasta el sistema reproductor con el fin de ocuparse de la vaginosis bacteriana y de las infecciones por levaduras, el viaje es

algo más difícil. Como al zumo de apio no le es tan fácil llegar al sistema reproductor por la sangre, si bien una parte sí llega de este modo, otra parte alcanza también el sistema reproductor por el sistema linfático de las ingles. Una vez allí, el zumo de apio ayuda a dejar fuera de combate a los estreptococos.

Otitis

Casi todas las infecciones de oídos están causadas por los estreptococos. Por eso los antibióticos no siempre son eficaces cuando se recetan para las otitis, sobre todo si a la persona ya se le han administrado antes antibióticos, porque los estreptococos tienden a adquirir inmunidad a los antibióticos, sobre todo cuando estos se emplean de manera constante. La mayoría de las otitis comienzan en la infancia. Si se tratan con antibióticos, lo más probable es que los estreptococos adquieran resistencia en etapas tempranas de la vida, y esto puede conducir a que la persona sufra más adelante problemas mayores con el resto de los trastornos asociados a los estreptococos que citamos en esta lista.

Cuando los estreptococos están dentro del oído de un modo u otro, eso significa que están en el sistema linfático. Las sales de clúster de sodio del zumo de apio son capaces de entrar en el sistema linfático con rapidez, facilidad y eficiencia, a las pocas horas de haberse consumido. Estas sales de clúster buscan y destruyen a los estreptococos que encuentran allí, para reducir el riesgo de sufrir otitis posteriores.

Problemas de la vesícula biliar

Las infecciones de la vesícula biliar que no están provocadas por cálculos biliares son infecciones asociadas a los estreptococos. Los estreptococos tienden a refugiarse y a establecerse en el hígado. También les gusta estar en el duodeno y en el resto del intestino delgado. Todo esto significa que los estreptococos son capaces de llegar hasta la vesícula por el sistema de los conductos biliares. Una vez allí, los estreptococos tienden a alimentarse de los lodos y el pringue presentes en la vesícula biliar, que son sustancias tóxicas e incluso restos pulverizados de los alimentos tóxicos. El zumo de apio ayuda a disgregar esos lodos y a expulsarlos. Cuando el zumo de apio entra en el hígado, envía las sales de clúster de sodio por los conductos hepáticos hasta la vesícula, y desde allí el zumo de apio puede disolver la acumulación de pringue mientras mata a los estreptococos que se encuentran tanto en el conducto biliar como en la vesícula.

Hay personas a las que se les ha extirpado la vesícula y que, cuando se enteran de que el zumo de apio les puede hacer aumentar la producción de bilis y la fuerza de esta, se preocupan y piensan que esto quiere decir que deben evitar el zumo de apio. Muy al contrario. Aunque te falte la vesícula, todavía te sigue interesando tener el hígado fuerte y producir bilis. Si tienes débil el hígado, esto afecta a todo lo demás de tu organismo; si el hígado se te enferma porque tiene dentro determinadas toxinas, puedes enfermar tú más adelante.

El único motivo por el que un hígado empieza a incrementar la producción de bilis es que el hígado está expulsando esas toxinas y, con ello, se está volviendo más sano y más fuerte. Si tienes el hígado más sano y más fuerte, eso significa que no tendrás carencias nutricionales. Significa que tu hígado puede aportar a otras partes de tu organismo los nutrientes que te sustentarán la vida más tiempo. Significa que no envejecerás tan deprisa. Significa que podrás evitar mejor los problemas de colesterol,

de hipertensión arterial y de enfermedades cardíacas. Si el zumo de apio refuerza la bilis, esto no supone un efecto secundario preocupante; es algo que forma parte del proceso total de reconstrucción del hígado. Así pues, evitar el zumo de apio porque no se quiere tener más bilis y bilis más fuerte equivale a evitarlo porque se quiere que el hígado siga débil y enfermo. Y eso no le interesa a nadie.

Lo cierto es que el zumo de apio es esencial para las personas que se han operado de vesícula. Las personas que carecen de vesícula necesitan, como cualquier otra, tener el hígado limpio y fuerte. A esas personas les suele costar trabajo disgregar las grasas y digerirlas, y el zumo de apio no solo contribuye a ello de manera indirecta, ayudando al hígado, sino que contribuye a disgregar y a dispersar las grasas de manera directa, brindando alivio a quien está viviendo sin vesícula biliar.

Sinusitis

Muchos casos de sinusitis son agudos y acompañan a una enfermedad como la gripe. Cuando te estás recuperando de la gripe puedes producir una cantidad tremenda de mucosidad, y quizá te resulte difícil expulsar esa mucosidad mientras el cuerpo sigue produciéndola en grandes cantidades para protegerte del virus de la gripe, evitando que te provoque daños en los senos paranasales.

La sinusitis crónica es un poco distinta. En este caso, las bacterias estreptocócicas se han establecido en las cavidades paranasales, a veces durante toda una vida. Los otorrinolaringólogos suelen ofrecer, como medio de obtener alivio, una intervención quirúrgica de los senos paranasales en la que raspan los tejidos cicatrizados de su interior. Es frecuente que los pacientes sigan sufriendo sinusitis crónica después de la operación. Esto se debe a que no se sabe que lo que está provocando en realidad las migrañas, las mucosidades, las descargas y los dolores asociados a los senos paranasales son unos niveles elevados de bacterias estreptocócicas, y estas no se quitan con una intervención quirúrgica. Es frecuente que los pacientes con sinusitis hayan tomado antibióticos con frecuencia, y que estos hayan contribuido a reforzar a los estreptococos de su organismo.

El consumo de zumo de apio a largo plazo es muy beneficioso para la sinusitis. Como los senos paranasales están muy vinculados a los vasos linfáticos, y el sistema linfático es uno de los sistemas de distribución más importantes para los compuestos químicos del zumo de apio, las virtudes curativas del zumo pueden llegar con facilidad a los senos paranasales. Los compuestos químicos del zumo de apio también llegan a las cavidades paranasales por la sangre, y así brindan apoyo desde otro ángulo. También en este caso, las sales de clúster de sodio y la vitamina C del zumo de apio ofrecen al sistema inmunitario las herramientas que necesita para ayudarle a combatir a los estreptococos.

Sobrecrecimiento bacteriano del intestino delgado (SBID), candidiasis y retortijones intestinales

La candidiasis o infección por el hongo *Candida* se popularizó hace años como diagnóstico. Lo cierto es que este tipo de hongo no es el problema, como cree todo el mundo. El hongo *Candida* no es dañino; de hecho, es beneficioso. Se acumula, medra y crece allí donde hay bacterias; y las problemáticas son las bacterias. Las subidas de *Candida* son señales de alarma de la presencia de un invasor, de que se están produciendo subidas de estreptococos,

ya sea en el tracto intestinal o en otra parte del organismo.

El SBID es como una nueva candidiasis, en el sentido de que es un diagnóstico que se emite frecuentemente para explicar síntomas de todo tipo, pero que en realidad no se entiende bien. El sobrecrecimiento bacteriano del SBID es siempre de estreptococos, aunque los investigadores y la ciencia médica no son conscientes de ello. Por desgracia, los médicos recetan frecuentemente antibióticos para tratar el SBID. Si bien estos pueden servir para que los síntomas se mitiguen en un momento dado, en muchos casos conduce a agravamientos posteriores, pues lo que sucede es que los estreptococos se vuelven inmunes a los antibióticos y se hacen más fuertes.

Si un facultativo te ha dicho que tienes candidiasis o SBID, el zumo de apio es un remedio excelente en cualquiera de los dos casos. Cuando consumes el zumo, este entra directamente en el tubo digestivo, se desplaza poco a poco por el intestino delgado y aniquila las células estreptocócicas que encuentra allí. Y el zumo de apio tiene otro efecto positivo inesperado: no hace daño ni estorba a la *Candida* por el camino. Esto es justamente lo que te interesa, ya que la *Candida* es un hongo beneficioso. El zumo de apio es, en cierto sentido, más listo todavía que la sabiduría convencional, pues sabe que no debe destruir los microorganismos beneficiosos del intestino como sí los destruyen los antibióticos: el zumo de apio sabe que debe dejar en paz a la *Candida* y atacar, en cambio, a los estreptococos. La tarea de la *Candida* es devorar las sustancias dañinas de tu tracto intestinal para que no puedan servir de alimento a los estreptococos. Cuando, al beber zumo de apio, te hayas puesto a destruir a los estreptococos (que son la causa del SBID) y a limpiarte de esas sustancias dañinas que lo alimentan, la *Candida* bajará hasta niveles sanos de manera natural. Es decir, el sobrecrecimiento de la *Candida* ya no es necesario cuando está entrando en el organismo el zumo de apio.

Cuando una persona tiene SBID, diagnosticado o no, lo habitual es que se produzca hinchazón abdominal y retortijones. Esto se debe a que las bacterias estreptocócicas se mueven por el tracto intestinal y crean pequeñas bolsas de gas que pueden producir molestias. El zumo de apio lo resuelve barriendo a los estreptococos del cerebro y colaborando en la digestión gracias a sus enzimas digestivas. (En la página 47 hemos visto algo más sobre la hinchazón abdominal).

TRASTORNOS AUTOINMUNES

Si padeces un problema de salud que se ha calificado de autoinmune, debes saber que este no se debe a que tu cuerpo se esté atacando a sí mismo. Lo que pasa es que tu cuerpo persigue a los patógenos. La teoría autoinmunitaria se puso en marcha en la década de 1950 sin ninguna base científica, y sigue sin estar apoyada por la ciencia. Sí, los trastornos autoinmunes son graves. Todo lo que lleva la etiqueta de autoinmune es grave. Estos síntomas son reales, son enfermedades reales, y la gente sufre de verdad. Pero lo que conduce a error es el término *autoinmune*. Si los investigadores y la ciencia médica hubieran estado lo bastante avanzados cuando estas enfermedades empezaron a proliferar entre la población hace años, las habrían llamado más bien *inmunovíricas*, porque el organismo está persiguiendo a unos invasores que en la mayoría de los casos son virus.

Los médicos no tienen la culpa de estar diciendo a los pacientes que sus cuerpos se están atacando a sí mismos. Han caído en la trampa de la autoinmunidad. En las facultades de Medicina no se enseña a los médicos la verdadera causa de centenares de enfermedades, porque estas siguen siendo misterios para la ciencia. Como los investigadores no son capaces de detectar qué es lo que está mal, llegan a la conclusión de que debe de tratarse de que el propio sistema inmunitario de la persona está destruyendo sus órganos, sus glándulas o sus tejidos. Parece que la explicación más razonable es que la culpa ha de tenerla el cuerpo de la persona. Si esto fuera cierto, sería importante hacérselo saber al paciente. Pero lo que pasa en realidad no es eso, y el hecho de que te digan que tu cuerpo se ha vuelto contra ti resulta dañino para el proceso de curación.

Esto es cierto, sobre todo, en el caso de las personas más jóvenes que reciben actualmente diagnósticos de enfermedades autoinmunes. Cuanto más joven eres, más se te queda grabado en tu sentido del yo ese mensaje de que tu cuerpo es defectuoso, o de que se está destruyendo a sí mismo. También resulta difícil la circunstancia de que te digan que tu trastorno autoinmune es genético, lo cual tampoco es cierto. Cuando una joven sale de la consulta del médico con un diagnóstico de tiroiditis de Hashimoto y con el mensaje de que su sistema inmunitario le está destruyendo el tiroides, y de que tiene esta disfunción programada en las fibras mismas de su ser, necesitará un nuevo nivel de curación para recuperarse del golpe emocional de esta imagen mental, además del necesario para superar el trastorno en sí.

Un diagnóstico de enfermedad autoinmune no tiene nada de consolador. El único consuelo es el de que hayan visto tu sufrimiento, que lo hayan reconocido y le hayan puesto nombre. Ojalá los investigadores y la ciencia médica no estuvieran tan desconcertados por las enfermedades crónicas y fueran capaces de decirte: «Sí, tu sufrimiento es real». Lo que está pasando de verdad es que tu cuerpo está creando anticuerpos para que persigan y destruyan a los patógenos. Es decir, que tu sistema inmunitario está persiguiendo a un microbio. Estos microbios son muy escurridizos. Existen centenares de variedades de virus corrientes y cotidianos, y aparecen mutaciones nuevas todos los años. Provocan el caos en los órganos de la gente y en el resto de su organismo, dando pie a diversos diagnósticos de enfermedades autoinmunes, porque los médicos detectan una inflamación que no son capaces de explicar.

En los casos en que los investigadores creen haber detectado anticuerpos, en el sentido de anticuerpos creados por tu propio sistema inmunitario para que persigan a tu propio cuerpo, esos investigadores se equivocan. Se trata de anticuerpos reales producidos por tu sistema inmunitario, en efecto. Pero no se han producido para que te ataquen a ti mismo. Se han producido para que ataquen a un virus. Lo habitual es que se trate de un virus que está enterrado tan hondo en tu organismo que las pruebas médicas actuales no son capaces de detectarlo.

Lo cierto es que son esos patógenos no detectados los que están produciendo inflamación. No se trata de una activación errónea del sistema inmunitario. Y la inflamación tampoco está provocada por alimentos que se consideran inflamatorios. El motivo por el que determinados alimentos llevan a la inflamación es que alimentan a los patógenos, y son los propios patógenos que prosperan los que producen la inflamación. La tarea de nuestro sistema inmunitario es buscar a los virus y a las bacterias y destruirlas. Esta tarea resulta difícil cuando tenemos debilitado el sistema inmunitario. Pero ni siquiera un sistema inmunitario debilitado tiene por qué volverse contra su propio cuerpo ni ponerse a atacarse a sí mismo. Siempre existe un patógeno oculto.

Toda persona que padezca cualquier tipo de trastorno de los calificados de autoinmunes tiene, como consecuencia, problemas con su sistema endocrino. Las hormonas vegetales que solo posee el zumo de apio son esenciales para contribuir a remediarlo. Estas hormonas vegetales llegan a todas las glándulas endocrinas para contribuir a apoyarlas, a reforzarlas y a equilibrarlas con el fin de que puedan salir de un estado de hipo o de hiperactividad. Esta regularización de las glándulas endocrinas, desde las suprarrenales hasta el páncreas, les permite producir los niveles adecuados de hormonas.

Como ya hemos dejado sentado, toda persona que sufre un trastorno autoinmune padece también una infección vírica. Algunas de estas infecciones son crónicas y de bajo nivel, provocadas por un virus como el de Epstein-Barr, y otras son infecciones más graves de un virus como el HHV-6. Algunas personas padecen neuralgia del trigémino provocada por el virus del herpes zóster. Otras sufren esclerosis múltiple causada por el virus de Epstein-Barr (VEB). (Antes eran muy pocas las enfermedades que se calificaban de autoinmunes. Ahora la lista es de varias docenas. Esta tendencia va a proseguir hasta que llegue el punto en que se asignará, sin ninguna prueba que lo justifique, la etiqueta de autoinmune y de genética a casi todas las enfermedades que no entienden los investigadores y la ciencia médica). En todas estas situaciones, y en otras más, las sales de clúster del zumo de apio son las destructoras definitivas de los virus.

A esto se debe que las personas vean que se les reduce la inflamación cuando están tomando zumo de apio. Como la inflamación está provocada por virus, cuando las sales de clúster destruyen las membranas exteriores de las células víricas, debilitando estas células y reduciendo su número, también baja la inflamación misteriosa. Además de esto, las sales de clúster se unen a los materiales de desecho, como las neurotoxinas que producen los virus cuando se alimentan de toxinas tales como los metales pesados tóxicos. Las neurotoxinas víricas son otro aspecto de las enfermedades autoinmunes del que no son conscientes los investigadores y la ciencia. En realidad, inflaman el sistema nervioso de toda persona que tiene síntomas autoinmunes. Las sales de clúster del zumo de apio matan a sus causantes (una carga vírica), y la desactivación de los desechos de neurotoxinas libera al sistema nervioso para que la persona pueda recuperar.

Es a esta combinación potente de hormonas vegetales y de sales de clúster de sodio del zumo de apio a la que tenemos que agradecer que ayude a las personas a recuperarse de esos síntomas que la medicina llama enfermedades autoinmunes. Ahora vamos a estudiar con mayor detalle las causas reales, no entendidas por los investigadores y la ciencia médica, de algunos de los problemas autoinmunes más comunes, viendo al mismo tiempo cómo puede resultar útil el zumo de apio. Ten en cuenta que, en función del grado de tu situación, quizá tengas que aplicar, además del zumo de apio, otras informaciones curativas de la serie Médico Médium.

Artritis reumatoide (AR), artritis psoriásica (AP) y esclerodermia

Estos tipos de dolores de articulaciones son inflamaciones víricas provocadas por el VEB. Si la AR y la AP se interpretan erróneamente como provocadas porque el sistema inmunitario ataca a las articulaciones, es porque las investigaciones médicas han identificado la presencia de unos anticuerpos que consideran que deben de ser autoanticuerpos. Pero lo cierto es que estos anticuerpos no son una activación errónea del sistema inmunitario. Lo que

está provocando la inflamación de las articulaciones y de los nervios es el VEB. Los anticuerpos los crea tu sistema inmunitario para que persigan al virus, no para que ataquen a tu cuerpo. El zumo de apio interviene para ayudarte, pues es extremadamente antivírico y contribuye a liberar de VEB el organismo y a aliviar los síntomas de la AR y de la AP.

Por cierto, la AP no está provocada por cálculos de calcio. La provoca el VEB que está dentro del hígado, alimentándose de cobre y de mercurio y liberando al torrente sanguíneo unas neurotoxinas que después se asientan en las zonas de las articulaciones. En este caso, el VEB también está liberando dermotoxinas, que salen a la superficie en la piel, alrededor de las articulaciones, provocando erupciones. La AP puede adoptar muchas formas en función de lo tóxico que tenga el hígado la persona y de lo vírica que esté. El zumo de apio ayuda a eliminar del hígado el cobre y el mercurio culpables. Esto ya reduce de por sí la carga vírica, pues dichos metales pesados tóxicos son alimentos favoritos del virus. Al mismo tiempo, las sales de clúster de sodio del zumo de apio ayudan a eliminar bolsas de VEB por todo el organismo, para que la persona pueda avanzar por fin en su curación.

Con la esclerodermia, están presentes dermotoxinas y neurotoxinas procedentes de una cepa de VEB que se alimenta de mercurio y de cobre. Más especialmente, en este caso están proporcionando alimentos al virus los insecticidas, otros pesticidas y los fungicidas. Las dermotoxinas resultantes producen calor y dolor en los tejidos profundos. La acción limpiadora del zumo de apio dentro del hígado ayuda a neutralizar los pesticidas, los fungicidas y los herbicidas y a expulsarlos del cuerpo. El zumo de apio también ayuda a limpiar el hígado de dermotoxinas, con lo que la persona con esclerodermia puede llegar a encontrar alivio para sus síntomas.

Encefalomielitis miálgica/síndrome de fatiga crónica (EM/SFC), síndrome de fatiga crónica y disfunción inmune (SFCDI), enfermedad sistémica de intolerancia al esfuerzo (ESIE)

Algunos de los nuevos términos que se emplean para designar el síndrome de fatiga crónica han recibido sus nombres gracias a que los investigadores y la ciencia médica han llegado a reconocer, por fin, la realidad de las quejas de muchas personas que afirman que se encuentran cansadas de manera crónica, que sienten las piernas como si fueran sacos de cemento, que no son capaces de mantener los ojos abiertos pero tampoco de dormir, y que sufren otros síntomas diversos por los que funcionar día a día les representa una lucha. Cuando las comunidades médicas empezaron a tomarse en serio estas quejas, se dieron cuenta de que la inflamación cerebral podría ser un factor relevante, y de ahí que se empezara a hablar de *encefalomielitis* (inflamación del cerebro y de la médula espinal).

Mucho antes de que la medicina oficial reconociera la realidad del SFC, yo ya lo entendía como una enfermedad auténtica y lo llamaba *fatiga neurológica*. Como he dicho siempre, su causa es el virus de Epstein-Barr. Esto es así para los millones de personas que lo sufren en todo el mundo. Los casos más pronunciados de EM/SFC están provocados por determinadas cepas del VEB que son un poco más agresivas y que producen unas neurotoxinas más potentes que inflaman todo el sistema nervioso. Resultan afectadas hasta las neuronas del cerebro, con lo que se produce niebla mental, confusión y dificultad para caminar de manera vigorosa.

Como en el caso de cualquier otra infección vírica, nuestra arma mejor es el zumo de apio. El VEB no puede volverse inmune a las sales de clúster del zumo de apio. Además, las personas que padecen EM/SFC tienen comprometido el sistema inmunitario, y los oligoelementos que aporta el zumo de apio brindan paz y alivio a los leucocitos de la sangre. Su vitamina C también alimenta al sistema inmunitario, permitiéndole buscar y destruir el VEB que provoca la EM/SFC.

Descubrirás que a casi todos los que tienen EM/SFC en estos tiempos se les diagnostica también la enfermedad de Lyme. ¿Adviertes la relación? El VEB está detrás de ambas enfermedades, y lo ha estado siempre. Se diagnostican, erróneamente, como si fueran dos problemas distintos, aunque tú ya sabes que tienen un mismo origen. El zumo de apio ejerce un efecto profundo sobre la recuperación de un sistema nervioso que ha quedado comprometido e inflamado por el VEB, y esto marca una diferencia enorme cuando una persona intenta curarse de la EM/SFC, del Lyme o de ambas cosas.

Enfermedad de Lyme

El zumo de apio destruye bacterias tales como las *Borrelia*, *Bartonella* y *Babesia*. Si crees que tienes una infección bacteriana, el zumo de apio es la herramienta adecuada.

Dicho esto, quizá te interese saber que la enfermedad de Lyme es una enfermedad *vírica* crónica. Aunque te hayan diagnosticado una infección bacteriana, los síntomas del Lyme son víricos. Incluso cuando están presentes bacterias como la *Borrelia*, no son ellas las causantes de los padecimientos de los pacientes con Lyme. Los síntomas del Lyme son neurológicos, y las bacterias no producen síntomas neurológicos porque no producen neurotoxinas. Solo los virus que se alimentan de metales pesados tóxicos como el mercurio, el aluminio y el cobre (así como de gluten, huevos, lácteos, pesticidas, herbicidas y fungicidas que están dentro de nuestro hígado y de otras partes de nuestro organismo) producen las neurotoxinas que provocan la enfermedad de Lyme.

Aquí solo intervienen, más concretamente, virus de la familia del herpes: el VEB y sus más de sesenta mutaciones y cepas pendientes de descubrir; todas las variedades del herpes, entre ellas cepas desconocidas que no provocan erupciones cutáneas ni pústulas visibles, y múltiples mutaciones del HHV-6 y el HHV-7, así como los no descubiertos todavía HHV-10 al HHV-16. Estos virus liberan unas neurotoxinas que inflaman todo el sistema nervioso, provocando los síntomas neurológicos de la enfermedad de Lyme. A esto se debe que muchas personas con Lyme terminen recibiendo también diagnósticos de otros trastornos crónicos como la esclerosis múltiple, la artritis reumatoide, la tiroiditis de Hashimoto, la fibromialgia y la encefalomielitis miálgica/síndrome de fatiga crónica. Estos trastornos, y otros más, están provocados por el VEB. Lo mismo sucede con el Lyme. Todos vienen de la misma fuente.

Los médicos no son conscientes de esto. Se les enseña que, como mucho, algunos de los trastornos están *relacionados* con el VEB. No saben que este virus es la causa de todos ellos. Por ello, a la hora de hacer diagnósticos, los límites no están claros y se cometen errores. Lo que tienes que saber tú es la verdad: que los incontables síntomas neurológicos que sufren los afectados por el Lyme están causados por infecciones víricas crónicas de baja intensidad, en las que los virus se nutren de los alimentos que les gustan y liberan neurotoxinas.

Si sigues apegado al pasado y a las ideas antiguas acerca de la enfermedad de Lyme, el zumo de apio no deja de ser tu primera opción en cualquier caso, como ya te he dicho, porque erradica las *Borrelia*, *Bartonella*, *Babesia* y otras bacterias nuevas que los investigadores y la ciencia médica, confundidos, intentan relacio-

nar con la enfermedad de Lyme. No desconfíes del zumo de apio porque tu médico o tú no creáis que el Lyme sea vírico. El zumo de apio es un potente antibacteriano. Te vendrá bien en cualquier caso. Por cierto, como ya he dicho, a partir de la publicación de los libros de la serie Médico Médium, los médicos han empezado a emplearlos en sus consultas. Les han resultado especialmente interesantes las orientaciones sobre la enfermedad de Lyme. Que esta enfermedad sea vírica les parece más lógico que las teorías bacterianas. Ya son miles los médicos que son partidarios de esta información. Si tú aceptas esta información avanzada y de futuro sobre la enfermedad de Lyme, también te sentará bien el zumo de apio. Como has leído en la introducción a las enfermedades autoinmunes, el zumo de apio es un potente antivírico.

Esclerosis múltiple (EM)

El zumo de apio puede ser una gran fuente de curación cuando tienes que afrontar una esclerosis múltiple. Es capaz de aportarte unos beneficios curativos potentes, por una serie de motivos. La causa verdadera de la EM es el virus de Epstein-Barr (VEB), que libera neurotoxinas e inflama el sistema nervioso central. Las sales de clúster de sodio que contiene el zumo de apio obstaculizan al virus, debilitándolo y disgregándolo al disolver las membranas exteriores de las células víricas. Cuando a los pacientes de EM se les ha reducido la carga vírica, pueden encontrar alivio y mejoría al empezar a desaparecerles los síntomas.

El zumo de apio también elimina las toxinas que alberga la persona con EM. Las personas que padecen EM tienen el hígado estancado, lento, lleno de toxinas y residuos víricos, así como de metales pesados tóxicos y de otros alborotadores del hígado. El zumo de apio ayuda a limpiar el hígado, neutralizando estas toxinas y neurotoxinas y uniéndose a ellas para acompañarlas hasta el exterior del organismo.

Toda esta limpieza de virus y de toxinas reduce la inflamación, que es uno de los síntomas principales que se presentan en las personas con EM. Puede tratarse de una inflamación a corto plazo o a largo plazo de las vainas de mielina de los nervios o de las articulaciones. El zumo de apio aporta alivio en ambos casos.

Las personas con EM también tienen desequilibrado el sistema endocrino, y el zumo de apio proporciona unas hormonas vegetales que son valiosísimas, pues ayudan a reforzar las glándulas endocrinas. Además, el cuerpo puede aprovechar al instante la variedad singular de vitamina C biodisponible y asimilable que contiene el zumo de apio. El hígado debe convertir casi todos los nutrientes, pero la vitamina C del zumo de apio no tiene que pasar por ninguna conversión. Ya está preparada para dar un empujón al sistema inmunitario. Esto tiene un gran valor para una persona que ha de vivir con esclerosis múltiple, que se está enfrentando al virus de Epstein-Barr y necesita este apoyo inmunitario poderoso.

El zumo de apio es, por sí solo, una de las herramientas más poderosas para afrontar la EM. Cuando las personas que la padecen lo combinan con otras verdades acerca de la enfermedad y de cómo trabajar para curarla, verdades que se encuentran en los libros de la serie Médico Médium, pueden avanzar en serio por el camino que las conduce a la liberación de los diversos síntomas asociados a la esclerosis múltiple.

Fibromialgia

El zumo de apio resulta muy beneficioso para la fibromialgia porque desactiva las toxinas responsables del trastorno, que son las neurotoxinas víricas del virus de Epstein-Barr. Estas neurotoxinas que llegan a los nervios son responsables de la inflamación de los nervios centrales y periféricos que sufren los pacientes con fibromialgia. Cuando entra en el organismo el zumo de apio, sus sales de clúster de sodio se unen a las neurotoxinas y las extraen del cuerpo de manera segura, de modo que los nervios quedan menos expuestos a las neurotoxinas del VEB. Pero la cosa va más allá. Es frecuente que las personas con fibromialgia tengan el hígado muy tóxico, y no diagnosticado. El zumo de apio limpia y purifica el hígado, eliminando muchos de los venenos de las neurotoxinas que produce el virus en este órgano, antes de que hayan tenido siquiera la posibilidad de llegar a los nervios de todo el cuerpo. Tomando zumo de apio a lo largo del tiempo, es posible reducir el dolor corporal general, y pueden mejorar notablemente los «puntos calientes» particulares que sufren las personas con fibromialgia.

TRASTORNOS AUTOINMUNES DE LA PIEL

Dermatitis

Existe una variedad de dermatitis que yo llamo *dermatitis clásica*, en la que una variedad común del VEB se alimenta de depósitos de aluminio, cobre y pesticidas que están dentro del hígado y provoca sequedad de la piel, caspa o piel en parches e irritada. El zumo de apio ayuda a destruir la infección vírica de baja intensidad del VEB, y contribuye también a extraer y a retirar pesticidas viejos como el DDT, a la vez que neutraliza los residuos de aluminio y de cobre.

La dermatitis seborreica se debe, más bien, a que la persona tiene el hígado pregraso o graso, con lo que se le espesa y se le ensucia la sangre. En este caso no interviene ningún virus. Es un hígado saturado con un poco de todo; las toxinas se le escapan y llegan hasta la piel en vez de volver a guardarse en el hígado o de expulsarse del cuerpo. El zumo de apio revitaliza el hígado, expulsando la sobrecarga de toxinas y vigorizando las células hepáticas para que este órgano pueda llevar a cabo todas sus funciones químicas, que son más de dos mil, muchas de las cuales no han descubierto todavía los investigadores y la ciencia médica. Una función importante del hígado es la de servir nutrientes a otros órganos, como la piel. Esta labor contribuye, ya de por sí, a reducir la dermatitis seborreica.

Eccema, psoriasis, rosácea y queratosis actínica

El eccema y la psoriasis están provocados por la infección de baja intensidad de un virus herpético dentro del hígado. Lo más común es que este virus sea el VEB. Cuando el virus se alimenta del cobre y del mercurio tóxicos que se encuentran también en el hígado, y después los excreta, ese cobre se convierte en una dermotoxina. Estas dermotoxinas se acumulan y salen del hígado, y acaban por llegar a los niveles inferiores de la dermis. Cuando están allí, el cuerpo intenta eliminarlas, empujando a las dermotoxinas hacia los niveles superiores de la piel. Esto puede producir casi cien variedades distintas de erupciones que se califican de eccema o de psoriasis, o se les dan otros nombres. El sistema inmunitario no está atacando a la piel en ninguno de estos casos. Esta explicación es inexacta, y se debe a un mal entendimiento del verdadero mecanismo del eccema y de la psoriasis.

Como el zumo de apio alimenta la piel, las personas que lo beben obtienen unos benefi-

cios maravillosos para su salud cutánea. Entre otros, ven desaparecer con el tiempo el eccema y la psoriasis. Las cumarinas que contiene el zumo de apio salen a la superficie a través de la piel, vigorizando las células cutáneas desde muy hondo. (Hablaremos más de las cumarinas en el capítulo 7). Con esto se reduce la muerte y el deterioro de las células cutáneas y se apoya a los nervios, a los vasos sanguíneos y el flujo de la sangre por la piel. La variedad especial de vitamina C que contiene el zumo de apio ayuda a restaurar el sistema inmunitario personalizado del hígado, contribuyendo a combatir cualquier carga vírica que esté presente.

La rosácea es una forma particular de eccema que aparece bajo muchas formas en la cara y en el cuello. El zumo de apio resulta útil, pues expulsa las toxinas con base de mercurio que residen en el intestino delgado y que alimentan al VEB, que también está presente allí. Cuando las sales de clúster de sodio que contiene el zumo de apio han reducido al mínimo la carga vírica de los intestinos y han ayudado a desarmar y a neutralizar las toxinas y los subproductos de mercurio presentes, la rosácea puede empezar a despejarse. El proceso se puede acelerar eliminando alimentos tales como los huevos, los lácteos y el gluten, que nutren al VEB.

La queratosis actínica es otra forma de eccema. En este caso se trata de una infección vírica de baja intensidad que se alimenta del mercurio, y un poco del cobre. El zumo de apio resulta útil del mismo modo que con la rosácea y el eccema, ayudándonos a librarnos de los metales y destruyendo el virus oculto.

Las personas que padecen casos más avanzados y agresivos de eccema y de psoriasis suelen tener en el hígado una carga tóxica mayor de metales pesados y una mayor carga vírica. Cuando empiezan a beber zumo de apio y este se pone a limpiar el hígado, comienza también a mover los metales pesados tóxicos y a combatir el virus, y puede producirse un efecto importante de *die-off* (muerte) de virus. Esta muerte de virus puede liberar al organismo más dermotoxinas de lo normal, produciendo lo que parece ser un brote agudo de eccema y de psoriasis. Si te pasa esto, ten presente que se trata de una reacción de curación temporal. Reduce la cantidad de zumo de apio que tomas y dale algo de tiempo. El zumo de apio es tu mejor amigo para aliviar tu trastorno de la piel con el tiempo. Mientras tanto, consulta el capítulo 8, «Más orientaciones curativas», y documéntate en el resto de la serie de Médico Médium para saber qué más cosas puedes hacer para el bien de tu piel.

La gente suele buscar consejos de salud por todas partes, y prueban algunas cosas que quizá no les sienten tan bien. Es muy frecuente que cuando alguien empieza con una iniciativa nueva, como el zumo de apio, empiece también con otras. Por ejemplo, la persona puede emprender al mismo tiempo una dieta nueva, una dieta que en realidad no se ciñe a lo que necesita de verdad. Como ha empezado a tomar zumo de apio al mismo tiempo, suele pasar que es este el que carga con las culpas. Si tienes una aparente reacción al zumo de apio, ten esto presente. ¿Has empezado a seguir otros consejos de salud, de otras fuentes, hacia la misma fecha en que empezaste con el zumo de apio? Puede que estés consumiendo unos alimentos que nutren al virus, y que esta sea la verdadera causa de tu brote, en vez de una muerte vírica importante o de la eliminación de toxinas de tu hígado. Contribuirás a tu curación si empiezas a evitar también los alimentos no productivos (véase el capítulo 8).

Erupciones del tipo del lupus

Las erupciones de este tipo se deben a que el VEB se alimenta de mercurio y de aluminio, produciendo una dermotoxina que sale a la superficie de la piel en las zonas donde residen vías linfáticas importantes. Por eso es posible que aparezcan en la cara erupciones en forma de mariposa, además de otros tipos de erupciones que pueden llevar a que a la persona le diagnostiquen un lupus. Tampoco en este caso se trata de que el cuerpo se esté atacando a sí mismo. Es una infección vírica de baja intensidad. A muchas personas que tienen lupus se les diagnostica, además, el VEB, porque el médico advierte la presencia del VEB en el análisis de sangre. Lo habitual es que ni aun así relacionen el virus con las erupciones del tipo del lupus. Si un paciente con lupus visita a un médico que se dedica a la enfermedad de Lyme, puede que le diagnostiquen también el Lyme, sin que se den cuenta aún de que todo se remonta a un mismo origen, el virus de Epstein-Barr. El zumo de apio es útil para todo ello. Las sales de clúster de sodio reducen la infección vírica subyacente y ayudan a desactivar y a neutralizar las toxinas que son responsables de la erupción en sí.

Liquen escleroso

Este trastorno de la piel se debe a una combinación de cobre, mercurio y DDT antiguo, heredado, junto con una infección vírica de baja intensidad. El zumo de apio puede ayudar a soltar, a quitar y a expulsar los depósitos antiguos de DDT y de metales pesados tóxicos del interior del hígado, al mismo tiempo que reduce la carga vírica, y así las personas que padecen liquen escleroso pueden encontrar alivio tomando zumo de apio a largo plazo.

Vitíligo

El zumo de apio puede ayudar a las personas que padecen vitíligo porque desarma el subproducto del aluminio que les flota por el torrente sanguíneo y que les provoca este trastorno. Los investigadores y la ciencia médica no son conscientes de que el vitíligo está provocado por un virus como el HHV-6 o el VEB, que se alimenta del aluminio y de los restos de formaldehído que encuentra en el hígado y en otras partes del organismo, liberando una dermotoxina basada en el aluminio que, cuando entra en la piel, destruye los pigmentos de melanina que están dentro de las células cutáneas. Esto es lo que provoca las manchas blancas y otras decoloraciones que sufren las personas que tienen vitíligo. No se trata de que el sistema inmunitario de la piel ataque al pigmento cutáneo. Es una enfermedad real con una causa real. El zumo de apio ayuda persiguiendo al virus responsable, así como colaborando a expulsar el aluminio y los restos de formaldehído que se han acumulado en el hígado y en otras partes del cuerpo.

TRASTORNOS DEL SISTEMA REPRODUCTOR

Si te estás preguntando si el zumo de apio es bueno para tu sistema reproductor, la respuesta es un «sí» tajante. El sistema reproductor necesita desesperadamente lo que tiene el zumo de apio. El zumo de apio detiene a los patógenos que son responsables de la mayor parte de los síntomas, trastornos y enfermedades del sistema reproductor; elimina las toxinas que también son responsables en parte; con su poder limpiador, se une a las hormonas tóxicas (como el estrógeno intruso procedente de los alimentos, de los plásticos, de otros petroquímicos y de los fármacos) que se acumulan en el sistema reproductor y confunden al organismo, las neutraliza y las acompaña hasta la salida; y nutre y alimenta al sistema reproductor a todos los niveles, restaurando las células hasta equilibrar las hormonas sanas, o bien aportando nutrientes y oligoelementos a los órganos y glándulas de la reproducción. El zumo de apio tiene también el efecto trascendental de hidratar el sistema reproductor, lo cual es un factor importante para los problemas que pueden surgir. El sistema reproductor envejece más deprisa que otras muchas partes del cuerpo humano, y uno de los motivos es la deshidratación crónica de sus células. El zumo de apio ayuda a prevenirla y a revertirla.

Si no encuentras tu síntoma, tu trastorno o tu enfermedad en la lista siguiente, no te sientas frustrado. Todo problema con el sistema reproductor es candidato para tratarse con el zumo de apio.

Densidad mamaria

La densidad mamaria se produce cuando el hígado se ha ido volviendo tóxico a lo largo de las décadas. Un hígado sobrecargado, lento, estancado, lleno de un volumen importante de los alborotadores de los que hablamos en *El rescate del hígado,* se queda empantanado hasta tal punto que ya no es capaz de ejercer como es debido su labor de filtro. El sistema linfático se convierte en un filtro secundario, lo que quiere decir, en esencia, que las mamas se convierten en filtros secundarios y se acumulan en ellas muchas toxinas, por la presencia de muchos vasos linfáticos. Al cabo de los años de alimentación con malos componentes y de exposición cotidiana a las sustancias tóxicas, estas llegan hasta el interior del tejido mamario y producen calcificaciones y tejido cicatrizado. No estamos hablando del tejido cicatrizado que queda después de una operación de pecho. Es el tejido cicatrizado de unas células que no obtienen el suficiente oxígeno y los nutrientes vitales.

Uno de los factores que más contribuyen a la densidad mamaria es el calcio de los productos lácteos, porque el calcio se asienta en el tejido mamario. No se trata de un calcio sano; es un calcio agresivo, antagonista de la salud de la mujer y que pasa a ser alimento para los patógenos. También se asientan en el tejido mamario los metales pesados tóxicos tales como el mercurio y el aluminio. Si la mujer no hace una dieta que sea lo bastante hidratante, también se puede producir a lo largo del tiempo la deshidratación del tejido mamario, que impide que las células se revitalicen con el agua viva que es esencial. El virus de Epstein-Barr es responsable de otros trastornos y problemas más avanzados de las mamas.

El zumo de apio no solo limpia y libera el hígado a lo largo del tiempo, sino que contribuye a limpiar también el sistema linfático, aportando nuevas entregas de agua viva llena de sales de clúster de sodio, de oligoelementos y de fitoquímicos para expulsar a los alborotadores. El rejuvenecimiento del sistema linfático es trascendental para limpiar el tejido mamario. La velocidad de desplazamiento singular del zumo de apio y su tasa de saturación suponen también que este tiene la capacidad de abrirse camino a través del tejido mamario denso, endurecido y fibroso hasta llegar a la piel. El zumo de apio aporta propiedades antitumorales y antiadhesiones.

Endometriosis

El zumo de apio aporta unos compuestos fitoquímicos, no descubiertos todavía, que ejercen de inhibidores del crecimiento anormal y excesivo de los tejidos. Estos inhibidores contienen al tejido endométrico que intenta desarrollarse en el exterior del útero, del colon y de la vejiga. El crecimiento anormal de los tejidos es anormal debido a la presencia de toxinas. Las células malsanas se desarrollan y se expanden donde no deben a causa de una combinación de hormonas tóxicas y malsanas que son unas extrañas en el cuerpo, junto con alborotadores tales como los pesticidas, herbicidas, fungicidas, metales pesados tóxicos (como el mercurio y el aluminio) y subproductos y residuos de los virus y bacterias. El zumo de apio disgrega todas estas toxinas y las dispersa, de modo que no pueden alimentar el crecimiento anormal de los tejidos. Gracias a esto, sumado a sus compuestos fitoquímicos inhibidores, el zumo de apio es un tónico potente para las pacientes con endometriosis.

Enfermedad inflamatoria pélvica (EIP)

La EIP se debe a la presencia de las bacterias *Streptococcus* en el sistema reproductor. El apio ayuda con el tiempo, pues sus sales de clúster de sodio entran en el sistema reproductor por la sangre y por los vasos linfáticos y ayudan a destruir a los estreptococos cuando llegan. Las sales de clúster de sodio también proporcionan la vitamina C especial del zumo de apio para potenciar el sistema inmunitario reproductor.

Fibroides

Los fibroides en el útero adoptan varias formas, y su causa es desconocida para los investigadores y la ciencia médica. Lo cierto es que los fibroides son provocados unas veces por virus como el de Epstein-Barr, y otras veces por bacterias como los estreptococos. Cuando los fibroides son víricos, se trata de variedades más císticas, de forma redondeada. Cuando son bacterianos, tienen más bien el aspecto de tejido cicatrizado o de una adherencia dentro del sistema reproductor. Las sales de clúster de sodio del zumo de apio localizan a las bacterias y a los virus y los destruyen, minimizando las cargas patógenas que son responsables de los fibroides, al mismo tiempo que contribuyen a reducir los fibroides ya existentes.

Infertilidad

La infertilidad es un misterio médico para la mayoría de las mujeres que la padecen. En la consulta del médico todo sale positivo, pero nadie es capaz de explicar por qué les cuesta tanto concebir un hijo o llevar a buen término el embarazo. Yo llamo a esto *tener baja la batería*. Son muchos los factores del pasado que pueden dejar baja la batería del sistema reproductor. Uno de ellos es el empleo de anticonceptivos, que van acostumbrando al sistema reproductor a funcionar en estado de apagado. El zumo de apio es capaz de revitalizar un sistema reproductor al que se ha acostumbrado durante años a no producir, pues revitaliza las células y los órganos y elimina las toxinas que han dejado los anticonceptivos, con lo que el sistema puede volver a empezar de cero. El zumo de apio también aporta unas hormonas vegetales que el cuerpo humano puede adaptar para recargar las glándulas y los órganos que producen hormonas sanas, entre ellas las suprarrenales y otras glándulas endocrinas, así como el hígado, que es un productor de hormonas más. Esto puede animar al sistema reproductor a normalizarse y a equilibrarse, dejándolo en buen estado de funcionamiento para recordarle que es capaz de dar frutos.

Para la infertilidad masculina, el zumo de apio proporciona una forma muy asimilable del oligoelemento zinc, así como de otros oligoelementos esenciales que pueden emplearse para reducir al instante la inflamación de la próstata. La próstata es proclive a sufrir infecciones crónicas de baja intensidad por estreptococos, otras bacterias y el VEB, ya sean procedentes de la actividad sexual o no sexual. Este zinc potente les impide que causen destrozos en la próstata y que provoquen prostatitis.

Muchos hombres tienen debilitados los riñones, y esto pasa desapercibido fácilmente en la consulta del médico. No estamos hablando de enfermedades de los riñones sino de una simple debilidad de los mismos. La debilidad de los riñones conduce a un debilitamiento del sistema reproductor en los hombres. En función del grado de la debilidad de los riñones, esta puede conducir a dolores de espalda, que parecen simples dolores musculares, o a problemas con el sueño, irritabilidad y mal humor, o provocar mal olor corporal. Cuando los riñones padecen, el sistema reproductor se deteriora y pierde la vitalidad más deprisa, llegando incluso a enfermar a veces. El zumo de apio proporciona a los riñones los cuidados y la atención que necesitan, y cuando el zumo de apio refuerza los riñones, el sistema reproductor del hombre está más protegido y es capaz de recuperarse con mayor rapidez.

(Para saber algo más acerca de la infertilidad, consulta el capítulo titulado «La fertilidad y el futuro» en mi libro *Alimentos que cambian tu vida*).

Quistes

Los quistes se pueden desarrollar a partir de diversas toxinas (como son los metales pesados tóxicos, los pesticidas, los herbicidas y los fungicidas) y de virus como el de Epstein-Barr. Estos quistes pueden ser benignos o cancerosos. Muchos quistes son tejido cicatrizado de los vasos linfáticos que rodea el sistema reproductor y que se ha inflamado y endurecido, e incluso se ha calcificado quizá, debido a una infección vírica. El zumo de apio ayuda a disgregar estas calcificaciones y los quistes crónicos y endurecidos. También ayuda a soltar, a romper y a dispersar el tejido cicatrizado que, de otra manera, puede convertirse en queloides o en variedades adherentes de los quistes. El zumo de apio alimenta, además, a las células sanas que rodean a los quistes, volviéndolas más fuertes, lo que contribuye a frenar el desarrollo de los quistes próximos. Los quistes tienden a medrar con energía en las proximidades de las células tóxicas y malsanas. Cuando están rodeados de células sanas, esto impide que crezcan y que se expandan.

Síndrome de ovario poliquístico (SOP)

El SOP está causado por el virus de Epstein-Barr, que produce quistes llenos de líquido y otras lesiones de los ovarios. El zumo de apio ayuda a detener este proceso. Sus sales de clúster de sodio disgregan y destruyen el VEB, y después contribuyen a limpiar los ovarios, librándolos de las toxinas y de los residuos víricos.

Síntomas de la menopausia

Los síntomas de la perimenopausia, de la menopausia y de la postmenopausia no se deben al envejecimiento del sistema reproductor. Se deben al envejecimiento del hígado. Cuando el hígado se vuelve lento, estancado y tóxico (cosa que, casualmente, sucede a la mayoría de las mujeres desde el final de la treintena hasta el final de la cuarentena), pueden empezar a aparecer síntomas tales como los sofocos, los sudores nocturnos, la irritabilidad, la fatiga, la depresión, la ansiedad y la pérdida de la libido. Cuando el hígado está lleno de subproductos víricos, de neurotoxinas víricas y de virus propiamente dichos, como el de Epstein-Barr, también es posible que empiecen a producirse palpitaciones cardíacas, consecuencia de la liberación de residuos víricos al torrente sanguíneo. Muchas mujeres pueden frenar los síntomas asociados a la menopausia solo a base de zumo de apio. Este ayuda a recuperar y a revitalizar el hígado, a reducir las cargas víricas y las toxinas víricas y a retirar otros venenos que han hecho que el hígado se haya ido volviendo lento y estancado a lo largo de las décadas. Un hígado más limpio y más sano proporciona alivio de los síntomas a los que se pone la etiqueta de menopausia.

Para saber mucho más acerca de la menopausia, consulta mis libros *Médico médium* y *La sanación del tiroides*.

Virus del papiloma humano (VPH)

El VPH no tiene inmunidad contra el zumo de apio. Este virus es semejante en muchos sentidos a los virus de la familia del herpes, como el VEB y el virus del herpes zóster, en el sentido de que su sensibilidad se encuentra en las membranas externas de las células del virus, donde se pueden fijar las sales de clúster de sodio para ir desmontando poco a poco los mecanismos de defensa del virus. Con el consumo regular de zumo de apio se puede minimizar el crecimiento del VPH y proteger el cuello uterino del desarrollo de tejidos cicatrizados y de lo que los médicos suelen creer que son células comprometidas por la exposición al VPH y que podrían llegar a desembocar en un cáncer. Cuando dispones de las armas para combatirlo (como el zumo de apio) y estás evitando los alimentos que pueden alimentar al virus (hablaremos más de esto en el capítulo 8), habrás preparado el terreno para protegerte del VPH, e incluso para eliminarlo con el tiempo.

TRASTORNOS DEL TIROIDES

Hipotiroidismo; hipertiroidismo; enfermedad de Graves; tiroiditis de Hashimoto; nódulos, quistes y tumores del tiroides; bocio

Estos trastornos inflamatorios del tiroides, que pueden variar desde una inflamación leve hasta las más extremas, están provocados por el virus de Epstein-Barr (VEB). El virus entra en el tiroides y causa daños en sus tejidos, y también se instala en otras partes del cuerpo, y este es el verdadero origen de los síntomas que acompañan a los problemas de tiroides. (He hablado más de todo esto en mi libro *La sanación del tiroides*).

Las sales de clúster de sodio del zumo de apio se absorben en el tiroides y sirven de agente antivírico que arranca las membranas externas de las células víricas, lo que debilita al virus hasta el punto de que actúa con menor vigor o termina por morirse. Las sales de clúster de sodio son extremadamente absorbibles; entran con facilidad en el tejido del tiroides y lo impregnan a fondo, de tal modo que el tiroides puede hacer uso de estas sales minerales para rejuvenecerse y para el desarrollo hormonal.

Ya sabes que comer tallos de apio no puede tener, por sí solo, los mismos efectos sobre la salud que beber zumo de apio. Y esto resulta especialmente cierto cuando se trata de la curación del tiroides. Sería fácil creer que el tiroides absorbe, quizá, los compuestos del zumo de apio cuando este pasa por la garganta. Pero lo cierto es que para que las sales de clúster de sodio antivíricas del zumo de apio se absorban

en el tiroides, deben ser absorbidas antes por el revestimiento intestinal y llegar al torrente sanguíneo. Así es como se desplazan hasta el tiroides.

Cuando el tiroides está enfermo, eso suele querer decir que también contiene muchos residuos víricos, tales como los envoltorios víricos y las neurotoxinas y los subproductos liberados por los virus. Si esta acumulación se produce a largo plazo, llega a obstruir prácticamente los tejidos del tiroides. El zumo de apio tiene un efecto limpiador y depurador cuando llega por fin al tiroides. Sus sales minerales se unen a los residuos y ayudan a retirarlos del tiroides para mejorar el estado del mismo. El zumo de apio también es útil cuando hay presentes nódulos en el tiroides. Los nódulos son unas cárceles de calcio para el VEB, y las sales de clúster de sodio del zumo de apio ayudan a disgregar y a disolver estas calcificaciones con el tiempo, a la vez que persiguen a los virus que produjeron los nódulos en un principio.

UÑAS QUEBRADIZAS Y CON ESTRÍAS Y HONGOS EN LAS UÑAS

El zumo de apio refuerza las uñas deterioradas, débiles, quebradizas o con estrías porque restaura el hígado. En efecto, al expulsar los venenos y las toxinas del hígado mejora el estado de nuestras uñas. La causa de ello es que el zinc es un mineral muy valioso para el cuerpo. El hígado toma todo el zinc que encuentra en los alimentos consumidos y lo convierte en una fuente mineral aprovechable de curación. Cuando el hígado se encuentra en buen estado de funcionamiento y no está lento ni estancado, puede liberar al torrente sanguíneo todo este zinc renovado para contribuir a aliviar los trastornos de las uñas. Cuando las uñas tienen problemas, eso indica que el hígado también tiene problemas y está bajo de zinc. El zumo de apio contiene el zinc mineral en forma biodisponible, lo que puede servir para mejorar mucho el estado de las uñas.

Cuando el problema consiste en un hongo en las uñas (onicomicosis), el zumo de apio también puede resultar beneficioso con el tiempo. Las sales de clúster de sodio disgregan y destruyen los hongos que no son útiles para el organismo. En los casos agudos tendrás que tomar medidas adicionales. Si combinas el zumo de apio con otras herramientas curativas dispondrás de un poder curador verdaderamente espectacular. Para orientarte, consulta el capítulo 8, «Más orientaciones curativas».

VEJIGA HIPERACTIVA (VHA)

La causa de la VHA es la inflamación crónica del revestimiento interior de la vejiga, o de los nervios asociados a la misma. Lo habitual es que colonicen la vejiga bacterias como los estreptococos, que acaban por producir tejidos cicatrizados y pequeños grumos y surcos en el revestimiento de la vejiga. Esto conduce a una irritación crónica y constante y a la VHA. Los virus como el de Epstein-Barr también pueden inflamar los nervios que entran en la vejiga y que la rodean. Hasta los nervios pudendo y ciático pueden afectar a los niveles de sensibilidad de la vejiga. El virus del herpes zóster también es capaz de inflamar los nervios del interior y de los alrededores de la vejiga. El zumo de apio disgrega y destruye los patógenos causantes de la VHA, ya sean bacterianos o víricos. Las sales de clúster de sodio entran en la vejiga y disgregan las colonias bacterianas; disuelven los residuos de las bacterias y de los virus; protegen el revestimiento de la vejiga, permitiendo que esta se cure y se repare, y, en esencia, lavan el revestimiento de la vejiga de todos los productos residuales patógenos. El zumo de apio también ayuda a curar los nervios del interior y de los alrededores de la vejiga.

MÁS PERLAS CURATIVAS

Recuerda que si no has encontrado en este capítulo tu síntoma o tu trastorno no debes pensar por ello que el zumo de apio no puede ser beneficioso para ti. Y si has encontrado aquí tu síntoma o tu trastorno, debes saber que hay más cosas por descubrir. Consulta otros libros de la serie Médico Médium para encontrar soluciones para tu problema de salud concreto. Los libros de esta serie están cargados de información adicional sobre las causas de los problemas de salud crónicos, y describen protocolos de los que forma parte el zumo de apio y con los que puedes avanzar en tu sanación. Como aquí no tenemos espacio para presentarte los detalles sobre todos los diagnósticos posibles, siempre será una gran idea que consultes los libros de la serie para encontrar otras perlas curativas que te puedan resultar útiles en tu situación personal de salud.

Después de haber leído acerca de estos problemas de salud y cómo puede ayudarte con ellos el zumo de apio, lo más probable es que estés más motivado que nunca para probar el zumo de apio o, si ya lo habías probado, para volver a dedicarte a él. Si quieres que el zumo de apio te brinde los mejores resultados deberás seguir con atención algunos pasos importantes; y de esto es de lo que vamos a hablar a continuación.

CAPÍTULO 4

Cómo hacer que el zumo de apio te dé resultado

Cuando hablamos de los beneficios que aporta el zumo de apio, debemos dejar claro que estamos hablando del zumo de apio puro, solo y no adulterado, y no de ninguna otra variante del mismo. No estamos hablando de una mezcla verde de zumos de batidora en la que entra el apio. No estamos hablando de que añadas tallos de apio a tu smoothie. No estamos hablando de que comas tallos de apio. No estamos hablando de que te hagas un caldo de apio. No estamos hablando de batir el apio hasta reducirlo a líquido y consumirlo después sin filtrarlo.

Si bien es cierto que el apio es sano de por sí cuando se prepara de estas otras maneras (no dejes de comerlo como aperitivo, ni de guisar con él, ni de batirlo), lo cierto es que así no brinda las ventajas incomparables para la salud que sí aporta el beber zumo de apio puro. Ni de lejos.

Comprenderás las causas sorprendentes de ello cuando leas este capítulo y los siguientes. De momento, quédate con este dato clave: no hay nada que iguale el poder sencillo del zumo de apio puro y fresco. Debes saberlo desde el primer momento para no dejarte arrastrar si te dicen que hay otro preparado de apio que te puede sentar mejor.

(Tampoco debes asustarte si no tienes acceso al apio o si no puedes beber zumo de apio por algún otro motivo. Dispones de otras alternativas que veremos en el capítulo 9).

No quiero que te pierdas en el laberinto de teorías opuestas y enfrentadas sobre la salud. Si te dedicas a seguir teorías engañosas que intentan complicar lo que nunca debió ser complicado, llegarás a encontrarte en un callejón sin salida con tu salud. Los datos que te expongo en este libro te dejarán bien asentado en la verdad.

RECETA DEL ZUMO DE APIO

VERSIÓN PARA LICUADORA

Para preparar una ración para adulto

Vamos a empezar por ver cómo se prepara el zumo de apio como es debido. La preparación del zumo de apio es de una sencillez absoluta. He aquí lo que tienes que hacer si dispones de una licuadora.

1 manojo de apio

1. Recorta unos seis milímetros de la base del manojo de apio, si lo deseas, para separar los tallos.

2. Lava el apio.

3. Pasa el apio por tu licuadora preferida.

4. Si quieres, filtra el jugo pasándolo por un colador para retirarle la arenilla o los fragmentos sueltos de pulpa que pueda contener.

5. Para obtener los mejores resultados posibles, bébelo inmediatamente, con el estómago vacío.

6. Espera de 15 a 30 minutos antes de consumir cualquier otra cosa.

(Consulta las fotos de las páginas 90 y 91. Encontrarás más consejos de preparación a partir de la página 92).

RECETA DEL ZUMO DE APIO
VERSIÓN PARA BATIDORA

Para preparar una ración para adulto

Si no tienes acceso a una licuadora, he aquí el modo de prepararlo con batidora.

1 manojo de apio

1. Recorta unos seis milímetros de la base del manojo de apio, si lo deseas, para separar los tallos.

2. Lava el apio.

3. Pon el apio sobre una tabla de cortar limpia y córtalo en trozos de unos dos centímetros y medio.

4. Pon el apio troceado en una batidora de alta velocidad y bátelo hasta que esté bien líquido. (No le añadas agua). Si es preciso, aprieta los trozos hacia abajo en el vaso de la batidora con el accesorio adecuado.

5. Filtra bien el apio líquido. Para ello resulta útil una bolsa de gasa de filtrar leche de frutos secos.

6. Para obtener los mejores resultados posibles, bébelo inmediatamente, con el estómago vacío. Espera de 15 a 30 minutos antes de consumir cualquier otra cosa

VERSIÓN PARA LICUADORA

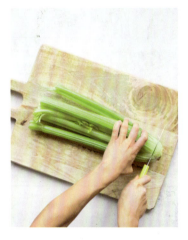

1. Recorta unos seis milímetros de la base del manojo de apio, si lo deseas, para separar los tallos.

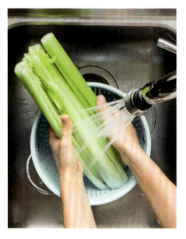

2. Lava el apio.

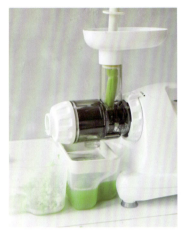

3. Pasa el apio por tu licuadora preferida.

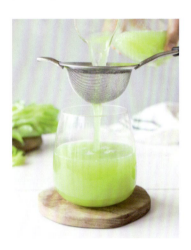

4. Si quieres, filtra el jugo pasándolo por un colador para retirarle la arenilla o los fragmentos sueltos de pulpa que pueda contener.

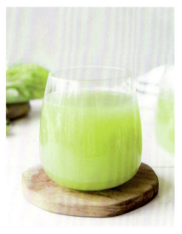

5. Para obtener los mejores resultados posibles, bébelo inmediatamente, con el estómago vacío.

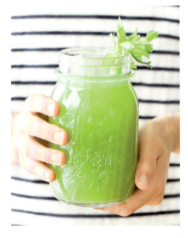

6. Espera de 15 a 30 minutos antes de consumir cualquier otra cosa.

VERSIÓN PARA BATIDORA

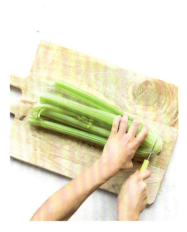

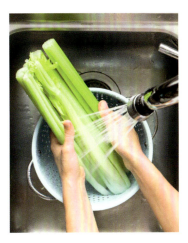

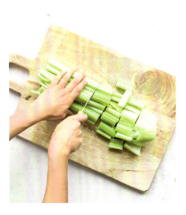

1. Recorta unos seis milímetros de la base del manojo de apio, si lo deseas, para separar los tallos.

2. Lava el apio.

3. Pon el apio sobre una tabla de cortar limpia y córtalo en trozos de unos dos centímetros y medio.

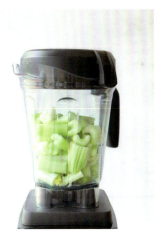

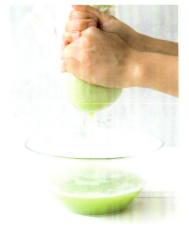

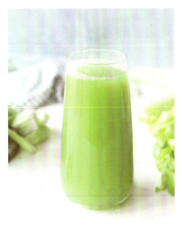

4. Pon el apio troceado en una batidora de alta velocidad y bátelo hasta que esté bien líquido. (No le añadas agua). Si es preciso, aprieta los trozos hacia abajo en el vaso de la batidora con el accesorio adecuado.

5. Filtra bien el apio líquido. Para ello resulta útil una bolsa de gasa de filtrar leche de frutos secos.

6. Para obtener los mejores resultados posibles, bébelo inmediatamente, con el estómago vacío. Espera de 15 a 30 minutos antes de consumir cualquier otra cosa.

CONSEJOS DE PREPARACIÓN

Cuando hayas terminado de leer este libro serás todo un experto en el zumo de apio, y un experto siempre debe apoyarse en una base de conocimientos fundamentales. Ya has aprendido mucha información importante. He aquí algunos datos esenciales más para ti.

Lavado

Cuando uses apio comprado en una tienda, es buena idea darle un lavado antes de reducirlo a zumo. Hasta puedes abrir el grifo del agua caliente para lavar el apio si lo has sacado de la nevera y no quieres beber frío el zumo de apio. Al lavarlo con agua caliente, la temperatura del apio aumentará al menos en un cincuenta por ciento, lo que quiere decir que acabarás con un zumo de apio más templado. No tardarás en aprender a juzgar la temperatura del agua y el tiempo de lavado con los que obtienes el zumo de apio que te gusta.

No temas que el apio se vaya a cocer por lavarlo con agua caliente. Haciendo esto no dañarás el contenido de enzimas del apio ni lo estropearás de ningún modo. Para ello tendría que tratarse de agua sobrecalentada y de un lavado más largo.

Cuando compras el apio a un agricultor local de confianza o lo cultivas tú mismo en tu huerto es probable que sea rico en los que yo llamo *bióticos elevados*, que son unos microorganismos beneficiosos, no descubiertos todavía, que se encuentran en la superficie de las frutas, las verduras y las hierbas aromáticas de cultivo natural. En este caso, lo mejor suele ser no emplear agua caliente para lavar el apio con el fin de evitar hacer daño a los bióticos elevados, a menos que el apio esté incrustado de tierra. (En los libros de la serie Médico Mé-

dium encontrarás más información sobre estos microorganismos increíbles y sobre cómo nos ayudan). No dudes en lavar tu apio de cultivo local con agua templada.

Cultivo convencional o ecológico

Lo mejor es elegir el apio de cultivo ecológico siempre que sea posible. Si no puedes conseguir apio de cultivo ecológico por algún motivo, no te preocupes. Más vale usar apio de cultivo convencional que no tomar zumo de apio. Cuando se trate de apio de cultivo convencional, toma más precauciones poniendo en cada tallo una gota de jabón para vajillas natural y no aromatizado, lavándolo y aclarándolo bien.

El sabor

El zumo de apio sabe de manera distinta a cada persona la primera vez que lo prueba. Hay personas a las que no les gusta demasiado al principio y que acaban aficionándose a él con el tiempo. A otras les resulta agradable desde el primer momento. Esto depende en gran medida de la cantidad de toxinas que tenga la persona en el organismo la primera vez que prueba el zumo de apio. Si alguien tiene muchas toxinas, el zumo de apio puede producirle un choque en el sistema. Cuando el zumo de apio se une a los alborotadores y los hace salir del hígado, nuestros sentidos llegan a ser capaces de percibirlos; pueden afectar a nuestras papilas gustativas y a nuestro sentido del olfato. Las toxinas suelen convertir lo sabroso en amargo o en otros sabores desagradables. Eso pasará. A algunas personas a las que no les gusta el zumo de apio el primer día les encanta al cabo de una semana. Hay quien tiene que pasarse seis meses bebiéndolo para llegar a apreciarlo y a desearlo. Todo depende de lo tóxico y lo sobrecargado que se tenga el cuerpo y el hígado. También existe la costumbre de añadir al zumo de apio un chorrito de zumo de limón. Si haces esto, desactivarás las virtudes curativas del zumo de apio. Te aportará más beneficios beber una cantidad pequeña de zumo de apio puro que una cantidad grande de zumo de apio al que se haya añadido limón. Para los que necesitan ayuda para acostumbrarse al sabor del zumo, es mejor tomar un vaso pequeño que un vaso grande al que se haya añadido zumo de limón.

La impresión que le produce el zumo de apio a una persona puede variar de día en día, aunque el apio proceda de la misma tienda, de la misma granja, de la misma partida y de la misma caja y se haya repuesto en la tienda en el mismo día. Esto se puede deber, en parte, a que estés depurándote de la cena de la noche anterior, o a que hayas tomado café la noche anterior, o a que te hayas cepillado los dientes justo antes de beberte el zumo de apio.

El sabor y el color del zumo de apio también pueden variar de una partida de apio a otra. Es muy probable que a lo largo del tiempo observes que traes a tu casa de la tienda tipos distintos de apio que producen tipos diferentes de zumo de apio. Algunas semanas será más verde. Otras semanas tendrá más hojas. Algunas semanas, el apio será más oscuro y más espigado; esos tallos más espigados tienden a producir un zumo que es un poco más amargo y que, por tanto, puede ser algo más difícil de beber. Algunas semanas te encontrarás con unos tallos grandes y crujientes que dan mucho zumo y un sabor salado, incluso con un leve asomo de dulzura. Unas semanas apenas se notará el gusto del contenido de sodio, aunque las sales de clúster de sodio beneficiosas siguen allí. Todo varía en función de dónde se ha cultivado el apio, con qué tipo de semilla, con qué fertilizantes, con qué riego, en qué época del año y en qué condiciones meteorológicas.

Procura no desanimarte si tienes una partida de apio menos apetitosa y menos jugosa; estas pueden ser, incluso, un poco más ricas en virtudes medicinales. Tampoco te preocupes si encuentras apio más ligero, casi translúcido en su base; no lo rechaces. Es bueno si lo envolvieron mientras crecía, en un proceso de blanqueo. El apio más claro suele ser más sabroso, con lo que tiene la ventaja de que puedes consumir más. Aunque este apio tiene menos clorofila, no dejará de aportarte otros compuestos fitoquímicos que te ayudarán a curarte. Además, la clorofila del zumo de apio es más potente que la de cualquier otra fuente, porque va unida a las sales de clúster de sodio, a las hormonas vegetales y a la vitamina C que solo posee el apio. Esto significa que *cualquier* clorofila que recibas con tu zumo de apio, aunque sea poca, será más potente que la que puedas obtener en cualquier otra parte.

Ya lo verás cuando te vayas orientando en el mundo del apio. Sea cual sea el apio que encuentres, no dejará de proporcionarte esas sales de clúster de sodio de las que tanto has leído, así como todos los demás componentes nutricionales valiosos del zumo de apio. Sea cual sea el apio (con tal de que no lo confundas con el apionabo), te servirá para preparar un zumo de apio que te ayudará a curarte.

Las hojas del apio

La gente me suele preguntar por las hojas del apio, si sientan bien y si se deben incluir en el zumo. La respuesta es que las hojas del apio son extremadamente medicinales. Están cargadas de minerales y de otros nutrientes, e incluso de hormonas vegetales beneficiosas. Pero esto no quiere decir que tengas que emplearlas. Las hojas del apio pueden tener un sabor muy amargo; por ello, si no te gusta cómo sabe tu zumo de apio, prueba a recortarle las hojas, en parte o del todo, antes de preparar el zumo, por si así resulta este más apetecible.

El apio comprado en tienda suele tener solo unas pocas hojas. El apio que cultivas tú mismo o que compras en un mercadillo de agricultores suele tener abundantes hojas. Cuando uses un apio de cultivo local o casero, me parece preferible que le recortes parte de las hojas y que procures que la mayoría de lo que estás reduciendo a zumo sea tallo de apio. Si el zumo contiene un exceso de hojas de apio, estas pueden darle una astringencia que lo vuelve más desagradable y que te hará beber menos. Con un exceso de hojas también se puede producir una eliminación de toxinas más rápida, con lo que la experiencia general del zumo de apio también resultará menos agradable y será menos probable que sigas adelante con ella. Como el apio comprado en tienda no suele llevar tantas hojas, dependerá de ti, de tus gustos y preferencias, si quieres incluirlas o no en el zumo.

Que las hojas de apio te sepan amargas o no dependerá en parte de si te has acostumbrado al sabor de las verduras amargas en tu dieta habitual. Si hace años que comes verduras amargas en las ensaladas, las hojas de apio no te sabrán distintas de cualquier otra hierba aromática. Las hojas de apio son amargas por los alcaloides que contienen. Estos compuestos fitoquímicos son muy fuertes para nuestras papilas gustativas y pueden ser un poco intensos. Eso es perfectamente normal y natural. No se trata de unos alcaloides tóxicos. Si bien otras plantas contienen alcaloides que pueden ser tóxicos, en el apio no se da este problema.

Los alcaloides del apio son medicinales y muy depurativos. Ayudan a alcalinizar el cuerpo y a reducir los ácidos de naturaleza tóxica que residen internamente en nuestros órganos y en el resto del cuerpo. Más concretamente, los alcaloides de las hojas del apio nos ayudan a purgarnos las toxinas del hígado.

Por cierto, cuando yo preparo el zumo de apio prefiero recortar unos doce milímetros de las puntas del manojo de apio (del lado de las hojas) y unos seis milímetros de la base (del lado de las raíces) antes de introducirlo en la licuadora. Esto no tiene nada que ver con las hojas en sí. Antes bien, normalmente verás que el apio ya ha sido recortado por los dos lados. Yo lo recorto más porque no sé con qué instrumento han cortado el apio; si estaba limpio o sucio; si se usó cerca del ganado; si se hizo a máquina o a mano, o si tenía grasa. No es necesario que hagas esto si prefieres aprovechar todo tu apio para preparar el zumo. Lo más probable es que no pase nada y que el apio lo cosecharan con un instrumento limpio. Esto no es más que una decisión personal que he tomado yo.

Las licuadoras

Cualquier licuadora capaz de licuar el apio te servirá. Te saldrá un zumo de apio beneficioso. Quédate tranquilo al respecto. Si ya tienes una licuadora, esa será tu licuadora adecuada. No dudes en seguir usándola. Pero si estás pensando en comprarte una licuadora, ya sea porque no la tienes o porque buscas una mejor, la ideal sería una licuadora masticadora, también llamada licuadora de prensado en frío. Esta licuadora extraerá y conservará el máximo de nutrición del apio, y hará menos ruido. Las licuadoras masticadoras también son las que extraen más zumo de tu apio, lo que significa que con cada manojo de apio obtendrás más zumo, así como menos espuma y menos pulpa.

A pesar de todo, la licuadora centrífuga está bien si es la que te está dando buen resultado en tu vida. Las de este tipo tienden a ser más rápidas; por ello, si lo que te está desanimando de tomar zumo de apio es el tiempo que tardas en prepararlo, la licuadora centrífuga puede ser tu solución al problema. Busca una licuadora que mantenga frescas las frutas y las verduras mientras las licua, en vez de recalentarlas, como puede pasar con algunas licuadoras de alta velocidad.

Si ahora mismo no dispones más que de una batidora de alta velocidad o de un procesador de alimentos, lo más probable es que algún día sientas el deseo de hacerte con una licuadora. Con la batidora se tiende a obtener menos zumo que con la licuadora, y el paso habitual necesario de filtrar el apio batido puede llegar a aburrir al cabo del tiempo. Pero recuerda: sea cual sea la máquina que estés empleando ahora para preparar zumo de apio, estará bien. No te desanimes porque no estés usando la mejor licuadora masticadora del mercado. En cualquier caso, estás preparando un zumo estupendo que beneficiará a tu cuerpo de incontables maneras.

Las zumerías

No está mal que te tomes el zumo de apio fresco en una zumería, en un bar o café donde sirvan zumos o en la barra de zumos de una tienda de alimentos naturales, en vez de preparártelo tú mismo.

Si se trata de zumo de apio extraído por prensado en frío, estupendo. Pero tampoco quiero que nadie se obsesione con la idea de salir a comprar zumo de prensado en frío, pensando que es la única posibilidad. El zumo de apio extraído por prensado no es el único medio de obtener sus nutrientes. También se puede comprar zumo de apio preparado con una licuadora centrífuga. Y el zumo preparado en casa con una buena licuadora masticadora de toda la vida es tan beneficioso como cualquier zumo de lujo extraído por prensado en frío y comprado en una tienda. *Cualquier* tipo de licuadora que tengas en tu casa puede servir para preparar un zumo de apio nutritivo.

Si sigues prefiriendo salir a comprarte el zumo de apio, deberás tener en cuenta un par de cosas.

En primer lugar, pregunta cómo preparan el apio. Hay sitios donde añaden al agua una gota de cloro o de lejía para lavar las verduras antes de elaborar los zumos. Eso no te interesa.

En segundo lugar, si el zumo de apio que compras está preembotellado, consulta atentamente la etiqueta para cerciorarte de que no dice «HPP» en ninguna parte. A veces aparece en letra pequeña, o está representado por un simbolito. Aunque no aparezca en la lista, pregunta al encargado para asegurarte de que no es HPP. Caso de que lo sea, te recomiendo que pienses en buscarte otro sitio donde preparen zumo de apio fresco. El zumo de apio HPP no te conviene.

HPP son las iniciales inglesas de «pasteurización de alta presión», también llamada pasteurización hiperbárica, y significan que ese zumo no se acaba de extraer por prensado en frío aquel mismo día antes de ponerlo en el estante para ti, sino que ha venido de una planta de procesado de alimentos. El proceso de pasteurización HPP no requiere calor, y esto puede producir la falsa impresión de que está crudo. Muy al contrario. El zumo que ha sido sometido al proceso HPP se ha desnaturalizado. Sus estructuras celulares han cambiado de forma con este proceso, un proceso nuevo que no se ha ensayado durante un tiempo largo. La pasteurización normal es un proceso de calentamiento cuya seguridad ha quedado demostrada a lo largo de más de un siglo. Pero tampoco te interesa tomar zumo de apio que se haya sometido a una pasteurización normal. Debes tomarlo fresco y crudo. Pero sería erróneo suponer que el proceso HPP significa que se trata de zumo crudo. En teoría, está crudo. En la práctica, se ha modificado y manipulado para alargar su conservación. Si debemos desconfiar del HPP es porque no nos va a proporcionar los beneficios para la salud del zumo de apio. Yo veo que muchas personas eligen zumo de apio HPP, lo prueban durante una temporada y lo dejan después, al ver que sus síntomas y sus trastornos no han mejorado. No dejes que te pase a ti.

Pero los zumos de frutas y de verduras tratados por el proceso HPP todavía pueden proporcionarte nutrientes; de modo que, si estás acostumbrado a consumir esos zumos HPP y quieres seguir, obtendrás algunos beneficios. Pero el apio es una hierba medicinal. Por ello, el HPP le hará perder muchos de los beneficios milagrosos que nos puede ofrecer, entre ellos algunos de los más importantes. En lo que respecta a las medicinas herbales, tales como el zumo de apio, si te pierdes aunque solo sea uno de sus beneficios, te has perdido una oportunidad de curarte.

Cómo conservar el apio

Si te estás preparando regularmente tu propio zumo de apio, te puede interesar comprar el apio por cajas en tu tienda local. Pregunta en la sección de frutas y verduras si tienen una caja de sobra o si la puedes encargar para otro día. Es frecuente que hagan descuento, y además también es fácil que así recibas un apio más fresco y que te aguantará más tiempo en casa. Y así no se te acabará el apio con tanta frecuencia.

El apio se suele conservar una semana en la nevera. Yo lo he visto conservarse verde y crujiente hasta dos semanas, si se trataba en un principio de una partida de apio bien fuerte y fresca. Uno de los indicios para determinar la posible duración de tu apio es su color. Procura usarlo antes de que pierda el color verde y empiece a ponerse amarillo o marrón. Si se da algún caso en que, por las muchas ocupaciones de tu vida, el apio que has comprado se pasa antes de que hayas podido usarlo, no te desanimes por tener que tirarlo. Que eso no te haga abandonar el zumo de apio. Te recomiendo que vuelvas a comprar más apio y pruebes de nuevo.

Si compras apio con la intención de usarlo en seguida, podrás conservarlo en la nevera de cualquier manera, sin problemas. Al cabo de unos días, el apio que está al descubierto en el estante de la nevera tenderá a secarse y a quedarse flácido. Para impedirlo, vienen muy bien los cajones para verduras de la nevera. El apio viene a veces envuelto en plástico, o tú lo has metido en bolsas para verduras en la tienda. En tal caso, se conservará bien sin ponerlo en el cajón para verduras. Si has comprado una caja de apio y no ha venido envasado en plástico, toma unas cuantas bolsas para verduras del rollo del supermercado; a los de la sección de frutas y verduras no les importará que te las lleves a casa, teniendo en cuenta que les has comprado una caja entera.

Cómo conservar el zumo de apio

Si no vas a poder beberte inmediatamente todo el zumo de apio que has preparado, la mejor manera de conservarlo es en la nevera, en un tarro de vidrio con tapa hermética. El zumo de apio recién extraído conserva sus propiedades curativas durante unas veinticuatro horas. Técnicamente, el zumo se conserva en la nevera unos tres días; pero después del primer día no te hará mucho bien. El zumo de apio pierde potencia a cada hora que pasa, de modo que bebértelo más de veinticuatro horas después de su preparación está muy lejos de ser lo ideal.

Puedes congelar el zumo de apio, aunque eso tampoco es lo ideal. No obstante, si se trata de tu única opción, congélalo. Yo te recomendaría que lo congelaras en bandejas para cubitos de hielo para que fuera más manejable; después, cuando quieras usarlo, sácalo y bébetelo en cuanto esté descongelado. Pero no añadas agua a los cubitos helados de zumo de apio, y tampoco los descongeles metiéndolos en agua. Esto comprometería sus beneficios.

Yo no congelaría el apio en sí. Congelar los tallos de apio, descongelarlos y extraerles el jugo no dará buenos resultados. Aunque pueda parecer comparable a congelar el zumo, no lo es. Cuando haces zumo con el apio fresco le extraes su fuerza vital. Si congelaras el apio, acabarías extrayendo el zumo de un tallo sin vida.

No te interesa de ningún modo hervir el apio ni el zumo de apio... a menos que tu intención sea preparar un caldo, claro está. No dudes en añadir apio a tus sopas y guisos; tomar apio con regularidad en tu dieta resulta útil para diversos trastornos. Pero cuando hierves el apio le estás destruyendo las enzimas y desnaturalizando algunos de sus nutrientes. Ya no será ese zumo medicinal, potente y curativo que necesitas. No te ayudará a hacer avanzar la aguja. Esa tarea está reservada para el zumo de apio recién extraído.

¿POR QUÉ 480 ML?

La cantidad ideal de zumo de apio que se debe beber cada día es, para la mayoría de los adultos, un mínimo de 480 ml. Tampoco es necesario ni indispensable que empieces con 480 ml la primera vez que lo pruebas. Eres libre de empezar con 120 o 240 ml la primera vez, si eres sensible, e ir subiendo la dosis poco a poco cada día.

Cuando estés preparado, será buena idea que te comprometas a tomar esos 480 ml al día como mínimo. ¿Por qué? Porque la mayoría de las personas tienen que superar no pocos obstáculos de salud. El zumo de apio debe hacer un viaje bastante largo. El primer obstáculo que se suele encontrar está en la boca, donde hay bacterias o restos de colutorios. (Procura aclararte a fondo la boca con agua fresca después de haberte cepillado los dientes y antes de beber el zumo de apio para librarte de cualquier residuo de pasta de dientes o de colutorios. Lo mejor sería que no te cepillaras los dientes por la mañana hasta después de haberte bebido el zumo de apio).

Después está el esófago, donde el zumo de apio se encuentra con nuevas bacterias, así como depósitos de amoniaco y ácidos no productivos y dañinos. A continuación se encuentra otro obstáculo en el fondo de la bolsa del estómago, antes del duodeno (la entrada del intestino delgado). Inmediatamente antes del duodeno hay una pequeña repisa, y en función de la edad de la persona esta puede estar llena de residuos acumulados a lo largo de las décadas (hasta treinta o cuarenta años, a veces) que se han ido apelmazando y cargando ese pequeño reborde. Estos residuos pueden proceder de proteínas, grasas, conservantes, amoniaco solidificado, ácidos y más cosas, corrosivo todo ello y en forma de residuo fangoso. Las sales de clúster de sodio del zumo de apio empiezan a comerse este montón viejo de lodo, disolviéndolo despacio con el tiempo.

De modo que lo primero que tiene que hacer el zumo de apio es salvar estos obstáculos. Después, cuando se desplaza por el duodeno, suele salir a recibirlo un bombardeo de *H. pylori*, *Streptococcus* y otras variedades de bacterias, ya que la mayoría de las personas viven con estas bacterias sin que se les hayan detectado. El zumo de apio tiene que luchar para mantenerse y seguir activo en esta batalla, lo que le resulta doblemente difícil al haber perdido fuerza haciendo frente a los residuos de dentífricos y de bacterias en la boca, de amoniaco, ácidos y más bacterias en el esófago, y otros residuos al salir del estómago.

Mientras sigue su camino por el duodeno, el zumo de apio sufre el bombardeo de los ácidos, ya que casi todo el mundo tiene «descompensado» el pH por dentro en estos tiempos. Es cierto que si la persona está sana tendrá el pH bastante equilibrado y el zumo de apio no se verá obligado a trabajar mucho en este sentido. Pero la mayoría de la gente está llena de bacterias, que son grandes productoras de ácido. Las dietas no productivas y los niveles de estrés penosos también producen ácidos. En cuanto tomamos el primer trago de zumo de apio, este comienza a alterar el pH interno del cuerpo, empezando por la boca y siguiendo por el tracto digestivo. Cuando el zumo de apio intenta dar la vuelta a la tendencia a la acidez alta es casi como una explosión, y esta es una causa más que lo desactiva en su viaje por nuestro organismo.

¿Te parece que son muchas cosas a las que tiene que hacer frente el zumo de apio sin perder la fuerza? Pues hay más. Pocos centímetros más allá, en el intestino delgado, el zumo de apio se encuentra con cantidad de mucosidades. Están presentes tanto en las personas mayores como en los jóvenes. Es

una capa de peces de fondo como los estreptococos, la *E. coli* y otras bacterias no productivas, acompañadas habitualmente de dos o tres hongos no productivos, y que están esperando todos ellos la ocasión de alimentarse de las proteínas de los huevos o de los suplementos de colágeno que consumimos, o de la lactosa de la leche, el queso, la mantequilla u otros lácteos, para que puedan alimentarse con ellos los microorganismos. Cuando es el zumo de apio el que se encuentra con esta senda de patógenos, se trata de un nuevo campo de batalla.

Además, hay grasas rancias que se han endurecido e incrustado a lo largo de los revestimientos de las paredes intestinales por los años de consumir alimentos altos en grasas, ya se trate de fuentes de grasa sanas o malsanas, así como proteínas podridas que han formado bolitas de residuos y han creado en el tracto intestinal bolsas que encierran más bacterias y hongos. Hacer frente a todo esto representa una nueva serie de obstáculos para el zumo de apio en su viaje.

Y esto no es todo; no hemos descrito más que los tropiezos principales que se encuentra el zumo de apio hasta llegar aquí. A esto se añade el exceso de adrenalina; por ejemplo, si has comido con prisa o estresado, con tensión en el intestino, o si la noche anterior tomaste demasiada grasa con la comida sin darte cuenta; cualquiera de estas cosas hace que las suprarrenales suelten una descarga de adrenalina. Cuando este exceso de adrenalina entra en el tracto intestinal, lo abrasa todo. Satura las células de todo el cuerpo, de modo que si el día anterior estuviste sometido a un estrés intenso o te encontraste con otro factor desencadenante de las suprarrenales, cuando te despiertas al día siguiente sigues teniendo la adrenalina en el tracto intestinal. El zumo de apio trabaja para neutralizar esta adrenalina:

es una batalla más que tiene que librar. Si bien el zumo de apio intentará hacerse cargo de ello, será una dura tarea teniendo en cuenta todo lo demás que ha tenido que pasar en su viaje por el sistema digestivo.

Una cena alta en grasas hace algo más que desencadenar una descarga de adrenalina. Las grasas sobrantes de la cena se quedan en el sistema digestivo, desde el estómago hasta el colon, pasando por el intestino delgado, como si fuera una mancha de petróleo, y el zumo de apio también tiene que hacerles frente. Los niveles elevados de estas grasas absorben los compuestos curativos del zumo de apio, agotando las sales de clúster de sodio, ya que estas tienen que ponerse a trabajar para dispersar las grasas y limpiar de ellas el sistema digestivo. Esto significa que si la persona ha hecho una cena muy pesada, quizá con algo frito como plato principal, seguido de un postre, el zumo de apio tendrá que ponerse a trabajar de firme a la mañana siguiente, y así se reducirá en parte su poder curativo a lo largo de la carrera de obstáculos.

El sistema digestivo no era más que el comienzo. La mayoría de la población mundial también tiene el hígado estancado y lento; y esta es la parte trascendental: para que el zumo de apio te ayude a curarte, tiene que llegar al colon una cantidad suficiente del mismo, con su potencia intacta, para que sea absorbido por la sangre y para que los compuestos del zumo de apio puedan llegar por la vena porta hepática al hígado, y de ahí a la vesícula biliar. Con independencia de lo que tengas que afrontar en la vida, tener el hígado más sano supone tener mayores probabilidades de curarte cualquier tipo de síntoma o de trastorno con el que te encuentres. Los 480 ml son la cantidad mágica para conseguirlo en el caso de la mayor parte de los adultos. (Pronto diremos algo más sobre las cantidades para los niños).

Una vez que el zumo de apio llega por fin al hígado, se encuentra con otra serie de obstáculos. Para empezar, la mayoría de la gente tiene el hígado tóxico, con venenos, pesticidas, herbicidas, plásticos y otros petroquímicos, disolventes, patógenos como los virus y las bacterias y muchos alborotadores más. Todo esto dificulta la producción de bilis por parte del hígado. Cuando los compuestos del zumo de apio llegan a la zona de producción de la bilis, mejoran la fuerza de la bilis que envía el hígado a la vesícula, si siguen teniendo la potencia suficiente para ello. Después, esta bilis potenciada por el hígado empieza a desmantelar y a dispersar los lodos de la vesícula, al mismo tiempo que disgrega y disuelve los cálculos biliares. Si has estado bebiendo cantidades suficientes de zumo de apio durante el tiempo necesario para dejarte el organismo limpio y sano, los compuestos del zumo de apio saldrán de la vesícula con la bilis cuando esta se libere al tracto intestinal. Esto forma parte de la responsabilidad del zumo de apio: cerrar el ciclo.

No todos los compuestos curativos del zumo de apio que llegan al hígado se dirigen a la bilis. Algunos salen del hígado con la sangre y suben hacia el corazón y el cerebro, aunque a estas alturas sus virtudes curativas ya son mínimas si la persona tiene el hígado lento o estancado, como suele suceder. Se tarda un cierto tiempo en limpiarse el hígado hasta el punto de que los componentes del zumo de apio sigan aportando beneficios cuando salen de este modo.

Pero esto no tiene mayor importancia, porque el zumo de apio tiene otro modo de hacer que sus componentes potentes lleguen al torrente sanguíneo. Cuando el zumo de apio llegó por primera vez al sistema digestivo, solo una parte del mismo (la mitad, aproximadamente) se desplazó al hígado. Se repartió en dos carreras de obstáculos. Mientras viajaba por el estómago y por los primeros noventa centímetros del intestino delgado, la otra mitad de los compuestos químicos del zumo de apio se absorbieron por las paredes del tubo digestivo y entraron directamente en la sangre sin tener que pasar antes por el hígado. Viajar por la sangre tiene también sus obstáculos propios. ¿Cuánta grasa hay en la sangre? (Las grasas afectan a la capacidad de desplazamiento del zumo de apio). ¿Cuántas toxinas hay en la sangre? ¿Cuántos metales pesados tóxicos hay dentro de diversos órganos, tales como el cerebro? Y, hablando del cerebro, ¿cuántos problemas se están produciendo en él con los compuestos químicos neurotransmisores? Todo esto tiene el efecto de desactivar y debilitar la fuerza que le queda al zumo de apio. Si los compuestos químicos neurotransmisores del cerebro están reducidos, los compuestos del zumo de apio se gastan al instante para reponerlos, con lo que esto se convierte, en cierto sentido, en su destino final. Si es preciso dar salida a los metales pesados, las sales de clúster de sodio del zumo de apio se consumen en la tarea de ayudarles a salir del cuerpo.

Dada la tarea gigantesca que tiene que afrontar el zumo de apio, verás claramente que te conviene beber la cantidad suficiente para que esa tarea se lleve a cabo. La próxima vez que alguien te pregunte por qué bebes esa cantidad determinada de zumo de apio, la respuesta dependerá de ti. Puedes hacer una crónica detallada de su viaje por el sistema digestivo y más allá (¡en este caso, será mejor que la otra persona no esté comiendo en esos momentos!). O puedes darle la versión condensada: el zumo de apio tiene unas responsabilidades enormes y debe superar una carrera de obstáculos mientras se desplaza por tu cuerpo y trabaja para curarlo. O bien, puedes darle este libro. Sea cual sea la opción que elijas, el caso es que ahora *tú* lo sabes, y eso es fundamental, porque al estar conectado con los «porqués» del zumo de apio, este resulta más potente todavía.

Cantidades mayores

Se pueden tomar más de 480 ml de zumo de apio. Tomar 960 ml de zumo de apio al día sienta muy bien a las personas que padecen trastornos autoinmunes y otras enfermedades crónicas, quienes a veces lo dividen tomando 480 ml por la mañana y 480 ml por la tarde o por la noche. También puede beneficiar a los atletas y mejorarles los resultados o el rendimiento el tomar 960 ml al día, o incluso más. Se pueden llegar a tomar hasta 1920 ml de zumo de apio al día, aunque en ese caso hay que acostumbrarse; algunas personas pueden tener que ir al baño con frecuencia porque se están limpiando y depurando más.

Lo que no puedes hacer es levantarte un día por la mañana y decir: «No he tomado nunca zumo de apio. Voy a empezar con 1920 ml». El zumo de apio va a tener ciertos efectos limpiadores y purgantes en tu organismo, pues sus sales de clúster de sodio desharán y matarán a los patógenos y acompañarán a los residuos tóxicos de dichos patógenos hasta que salgan del cuerpo y del torrente sanguíneo por la piel, por los riñones (por vía urinaria) y por el tracto intestinal (con las heces). Es probable, sobre todo, que sientas esa limpieza y purgación si eres sensible o si tienes muchas toxinas en el organismo, o si vives con un virus como el de Epstein-Barr (que te provoca, por ejemplo, fibromialgia, esclerosis múltiple, lupus, Hashimoto, síndrome de ovario poliquístico, EM/SFC, artritis reumatoide y síntomas tales como hormigueos, insensibilidad, dolores y fatiga), o si vives con bacterias como los estreptococos (que te producen un trastorno como el SBID, infecciones de los senos paranasales, infecciones del tracto urinario, orzuelos, infecciones de oídos e irritaciones de garganta). Yo recomiendo a los principiantes que empiecen con 480 ml o menos y que vayan subiendo la cantidad con el tiempo si notan que les sienta bien. Puedes empezar con 120 ml e ir subiendo poco a poco cada día, todos los días, hasta llegar a los 480 ml.

Si quieres hacer más, puedes ir subiendo hasta los 960 ml al día. Si quieres todavía más, no pases directamente de ahí a los 1920 ml. Llega primero a 1200 ml al día, y después sube hasta 1920 ml dejando que tu cuerpo se acostumbre a los volúmenes mayores de esta bebida medicinal. Si te sientes capaz de llegar al máximo, puedes tomar un poco más de 1920 ml de zumo de apio. Puedes llegar hasta 2400 ml, pero no debes pasar de ahí. No te conviene tomar más de 2,4 litros de zumo de apio en un plazo de 24 horas.

Cantidades para los niños

En el sistema digestivo de los recién nacidos y de los niños no hay esa multitud de obstáculos que puede encontrarse el zumo de apio en su camino, de modo que ellos no necesitan tomar tanto zumo. He aquí una guía de las cantidades adecuadas para los pequeños. Se trata de cantidades mínimas diarias recomendadas. Puedes dar a tu hijo menos, si te parece adecuado para él, o más. No te preocupes, superar estos mínimos no es dañino.

Edad	Cantidad
6 meses	30 ml o más
1 año	60 ml o más
1 año y medio	90 ml o más
2 años	120 ml o más
3 años	150 ml o más
4 a 6 años	180 a 210 ml o más
7 a 10 años	240 a 300 ml o más
11 años y más	360 a 480 ml

Tallos delgados con más hojas

Puede que vivas en una región o en un país donde el único apio disponible tenga tallos pequeños, oscuros y delgados y muchas hojas, y de un manojo entero solo obtengas unos pocos mililitros de zumo. En estas circunstancias, está bien que puedas tomarte aunque sea un vasito de zumo de apio. Aunque no obtendrás todos los beneficios que te darían 480 ml o más de un zumo de apio más suave, conseguirás la mejor alternativa posible. Como he dicho en el apartado «Consejos de preparación», la clorofila del apio tiene unas propiedades beneficiosas únicas, unida como está a las sales de clúster de sodio, a las hormonas vegetales y a la vitamina C del zumo de apio. La riqueza y la intensidad de la clorofila que obtendrás de este apio verde oscuro compensarán en parte la menor cantidad de zumo, y este no dejará de ayudarte a curar diversos aspectos de tu cuerpo. Yo recomiendo mucho extraer el jugo del apio que puedas encontrar, sea como sea, en vez de dejarlo porque solo puedas obtener dosis reducidas. Al fin y al cabo, no deja de ser apio, y su zumo te hará avanzar. También puedes poner algo de tu parte para compensar, estudiando bien el resto de la información del Médico Médium para asegurarte de que estás avanzando a todos los niveles.

¿POR QUÉ TOMAR ZUMO DE APIO PURO CON EL ESTÓMAGO VACÍO?

Para obtener todos los beneficios del zumo de apio que estamos viendo en este libro, es importante beber el zumo con el estómago vacío. Es trascendental recordarlo. De lo contrario (por ejemplo, si te bebes el zumo de apio con el desayuno o con la merienda) te perderás la plenitud de su poder curativo. Todavía sería benefi-cioso, pero no tanto como puede llegar a serlo ni mucho menos.

Esta misma pérdida de potencia se produce cuando bebes una mezcla de zumos. Si vas a la tienda y ves que ofrecen un zumo fresco que contiene espinacas, remolacha, jengibre, limón y apio, y se subraya en la etiqueta el apio como si por eso fuera zumo de apio, deberás ejercer de consumidor bien informado. El zumo de apio es una bebida de un único ingrediente. Incluso al mezclar el apio con un único ingrediente más (digamos, en un zumo de apio y manzana, o de apio y pepino, o de apio y limón) se pierden esos beneficios que quieres obtener cuando te levantas por la mañana. Si te gustan otras mezclas de zumo, estupendo: son buenas para ti. Déjalas para más adelante a lo largo de la jornada. Pero que tu zumo especial de apio de 480 ml con el estomago vacío sea solo de apio.

Existen unos motivos muy concretos para ello. Uno de ellos está relacionado con el subgrupo del sodio del apio, que está pendiente de descubrir. Me refiero a las sales de clúster de sodio de las que hablamos en el capítulo 2 y también en el capítulo 3 y que hemos citado con frecuencia por su capacidad singular para defenderte y para ayudarte a librarte de los síntomas y de los trastornos. Las sales de clúster de sodio son uno de los componentes más potentes del zumo de apio; se encuentran detrás de muchas de las transformaciones espectaculares de la salud de los que empiezan a beberlo, y es preciso consumirlas con el estómago vacío para que hagan bien su labor. Tampoco es que debas asustarte si algún día tienes que tomarte primero el desayuno para beberte el zumo de apio más tarde. En tal caso, consulta el apartado «Consejos sobre el horario», que encontrarás dentro de pocas páginas.

Beneficios para el cerebro

Suele ser difícil hacer llegar nada al cerebro, por la presencia de la barrera hematoencefálica. Por otra parte, las sales de clúster de sodio pueden llegar al cerebro y beneficiarlo como electrolitos definitivos que son, porque tienen una capacidad sin igual para atravesar la barrera hematoencefálica. Estamos hablando de electrolitos naturales, no de los elaborados, y los que se encuentran en el zumo de apio pueden desplazarse con mayor velocidad y con mayor alcance que ningún otro electrolito que se encuentre en los alimentos o en cualquier bebida o suplemento artificial. Pero, para que dé resultado todo esto, el zumo de apio debe estar solo, y es preciso que sea precisamente zumo. Si comes apio, no te entrarán en el organismo las sales de clúster de sodio suficientes como para que te lleguen siquiera al cerebro. Y si mezclas el apio con otros ingredientes, tendrás un problema similar: esas frutas o verduras adicionales, o esos otros complementos, diluyen el zumo de apio, con lo que no obtienes el zumo ni las sales de clúster de sodio suficientes.

Cuando comes apio, o mezclas su zumo con otros, o le añades algo más, como puede ser un suplemento de colágeno, esos componentes adicionales interrumpen la capacidad de las sales de clúster de sodio para beneficiarte. Representan obstáculos, sobre todo, la fibra, las grasas y las proteínas. (Hablaremos algo más de la fibra dentro de pocas páginas). Privan a las sales de clúster de sodio de la capacidad de unirse a nutrientes importantes, como otros minerales y aminoácidos, e impiden que las sales de clúster se desplacen al cerebro y entreguen allí esos nutrientes. Además, como verás en el apartado titulado «Consejos sobre el horario» de este capítulo, y también en el capítulo 5, «La limpieza con zumo de apio», te recomiendo que te tomes el zumo de apio sin combinarlo con ninguna grasa, porque las grasas desencadenan la liberación de bilis por el hígado para que colabore en su digestión, y un exceso de bilis diluye también las sales de clúster de sodio.

Si te limitas a añadir apio a tu smoothie, las sales de clúster de sodio no te llegarán al cerebro. Si bates el apio entero y te lo bebes con toda su fibra, las sales de clúster de sodio tampoco te llegarán al cerebro. Si comes tallos de apio en vez de extraerles el zumo; si bebes el zumo de apio cuando tienes el estómago lleno de otros alimentos; si añades el apio a un zumo verde con otros ingredientes, o si añades al zumo de apio colágeno, carbón activado, vinagre de manzana o cualquier otra nueva cosa inconveniente de moda, las sales de clúster de sodio tampoco te llegarán al cerebro. Se quedarán demasiado atascadas.

Protección ante los patógenos

Además de todo esto, las sales de clúster de sodio tienen una tarea más, la de matar a los patógenos. Solo el zumo de apio puro, tomado con el estómago vacío, otorga a las sales de clúster de sodio el contacto directo con los virus, con las bacterias y con los hongos que es preciso para que las sales lleven a cabo su efecto de matarlos con rapidez. En cuanto mezclas el zumo de apio con zumo de manzana, de espinacas o de kale, o con polvo de proteínas, guisantes en polvo, colágeno, levadura de cerveza nutricional o cualquier otro añadido, pierdes este beneficio por completo.

Cualquier cosa con la que combines el zumo de apio, sea buena o mala, impide que las sales de clúster de sodio entablen contacto directo con las levaduras, mohos, toxinas alimentarias, *Streptococcus, Staphylococcus, E. coli, H. pylori*, VPH, VEB y otros microorganismos tóxicos.

Así te pierdes los mayores beneficios de destrucción de los patógenos.

Si te adhieres a un sistema de creencias según el cual las frutas frescas crudas y los zumos de verduras son demasiado fríos para el cuerpo o provocan humedad, y alguien te recomienda que añadas jengibre, cúrcuma o pimienta de Cayena a tu zumo de apio para calentarlo, has de saber lo siguiente: añadir estas especias a tu zumo de apio no tiene nada de malo... si no te importa dejar de obtener toda la gama de beneficios del zumo de apio. Pero si quieres sacar todo el partido posible del zumo de apio, este debe estar puro, solo y sin adulterar. Si quieres tomar jengibre, cúrcuma o pimienta de Cayena, tómalos con otras cosas, quizá incluso con algún otro zumo vegetal a otra hora del día. Aunque no lo creas, el zumo de apio puro y simple es el mejor remedio para lo que la medicina oriental considera que son problemas de calor y humedad en el cuerpo, porque restaura y revitaliza el hígado, que es el origen mismo del problema.

Por el bien del intestino

Si diluyes el zumo de apio con otros ingredientes te perderás también los beneficios que te puede aportar al sistema digestivo. Esto sería una pena, tanto por los poderes vigorizantes que tiene para la digestión como porque, si el sistema digestivo funciona bien, el zumo de apio se puede absorber y asimilar mejor para que beneficie al resto del cuerpo. Las sales de clúster de sodio y las enzimas digestivas del zumo de apio, actuando conjuntamente, son capaces de disgregar y de disipar las mucosidades y los ácidos tóxicos en el tracto digestivo, así como las grasas viejas que se han quedado incrustadas en las paredes del intestino delgado y del colon. Todos tenemos esas grasas adheridas a las paredes del sistema digestivo. No son solo grasas de los aceites fritos, grasas hidrogenadas o saturadas, de alimentos grasientos o grasas saturadas. También se pueden acumular a partir de fuentes de grasas que se consideran muy sanas, entre ellas los frutos secos, las semillas, los aguacates y los aceites de alta calidad, si se consumen a diario y todo el día. La mayoría de las personas se sorprenderían de saber cuánta grasa consumen en realidad y los efectos que tiene esta sobre su organismo. (Por cierto, ¿te acuerdas de esas enzimas digestivas de las que hablamos en el capítulo 2? Pues solo hacen su efecto si el zumo de apio está solo cuando entra en el intestino delgado).

Cuando el zumo de apio se toma puro y con el estómago vacío, tiene también un poder de ignición que le permite ser absorbido por las paredes intestinales y en el torrente sanguíneo. Esto es trascendental, pues es lo que permite que los componentes del zumo de apio se abran camino por tu cerebro y por tu cuerpo y transmitan su poder curativo. Son muchas cosas las que afrontamos. Cuando el zumo de apio entra en nuestro cuerpo tiene muchas tareas que hacer. Si conseguimos que dé este paso vital, que se absorba en el torrente sanguíneo, posibilitamos que las sales de clúster de sodio lleguen donde tienen que llegar para que puedan beneficiar al cerebro, matar a los microbios, disolver las grasas endurecidas en las paredes de las arterias, ayudar a limpiar el hígado y más cosas. Al manipular la pureza del zumo de apio se obstaculizan estas tareas tan potentes.

Yo lo entiendo. Nuestra naturaleza humana nos incita a manipular una cosa tan pura. Todos tenemos algo de alquimistas, de creadores de cócteles. Nos gusta enredar, añadir unas cosas a otras con la esperanza de obtener cosas mejores. Este es uno de los motivos por los que se ha despreciado el zumo de apio como mecanismo curativo. No nos sentimos cómodos cuando una cosa se encuentra ya en su estado más elevado y no podemos mejorarla con nuestro ingenio humano. Por eso son tan populares las recetas de cocina, en vez de limitarnos a comer cosas solas y sencillas, un alimento cada vez. Cuando comemos, queremos introducir más de un ingrediente. Cuando bebemos, nos apetece hacer mezclas y combinaciones. Nuestra actitud mental es: «¿Qué voy a probar ahora?». Nos resulta difícil hacernos cargo de que no hay nada más que hacer y de que el zumo de apio tiene, de por sí, un valor y un mérito particular que está por encima de todo eso. En vez de aceptarlo, llegamos a la conclusión de que el zumo de apio no debe de ser lo bastante bueno por sí solo para servir a alguien de algo. A pesar de todos los casos de personas que se han curado con el zumo de apio puro, son muchos los observadores que no pueden evitar diluirlo con agua, o añadirle cubitos de hielo, o tomarlo con la pulpa, o añadirle un dedito de esto o un dedito de aquello, echándolo a perder sin pretenderlo. Cuando sientas el impulso de mejorar el zumo de apio, ten presente lo siguiente: seguir las directrices de tomar zumo de apio puro con el estómago vacío es el secreto que se les escapa a los que lo manipulan. No debes preocuparte pensando que el zumo de apio, solo, es demasiado simple o sencillo. Ya es de por sí lo mejor que hay. *Al convertir el apio en zumo de apio, ya has llevado a cabo el proceso alquímico.* Ya lo has transformado en oro.

LA CUESTIÓN DE LA FIBRA

La gente suele preguntarse por qué la clave está en reducir el apio a zumo, en vez de comérselo o de batirlo y beberlo sin filtrarlo. ¿Acaso no sería mejor consumir la fibra del apio y beneficiarse de todo su alimento? Es una pregunta excelente. Pero tú ya has descubierto una parte de la respuesta, a saber, que la fibra bloquea las sales de clúster de sodio del apio, impidiéndoles que lleven a cabo todas sus tareas pendientes.

Tienes que saber algo más: el apio es una hierba medicinal, y el zumo de apio es una medicina que tú elaboras a partir de ella. Cuando te preparas una infusión medicinal, no te interesa consumir toda la hierba medicinal. Nadie te dice que te estás perdiendo algo porque no masticas todas las hojas de la bolsita de infusión. Lo que te interesa es extraer la medicina que contiene la hierba medicinal. Lo mismo pasa con el apio. En este caso, en vez de echarle agua caliente, como haces para prepararte una infusión, lo estás pasando por una licuadora para extraerle y liberarle todas sus virtudes poderosas.

La idea de que los alimentos enteros o integrales son mejores automáticamente (de que es mejor pasar por la batidora que por la licuadora porque se queda intacta la fibra) es un sistema de creencias. Es una teoría. El zumo de apio no es una cuestión de sistemas de creencias ni de teorías. Es una cosa más grande. Se trata de una medicina milagrosa extraída de una hierba medicinal. La gente está tan acostumbrada a despreciar el apio o a no prestarle atención que no son capaces de conectar con esto. No entienden que para conseguir que el apio trabaje para nosotros al nivel que queremos, no nos queda más opción que extraerle el jugo. Cuando una persona se basa en un sistema de creencias patrocinado por unos profesionales que afirman que es mejor dejar el apio con su pulpa o su fibra, lo que esto te da a entender en realidad es que esa persona no es consciente del papel del zumo de apio, de lo que es verdaderamente y de lo singular y distinto que es cuando se le separa de su fibra. No es un zumo vegetal corriente. Es una medicina extraída de una hierba medicinal. Los sistemas de creencias de moda están fuera de lugar cuando se trata de curarse de unos trastornos crónicos. Si una persona te asegura que la fibra debe mantenerse intacta, te está demostrando que no está bien informada sobre el poder del zumo de apio. Te está demostrando que esa persona está desorientada y que no conoce la historia de lo que ha hecho el zumo de apio para miles y miles de personas a lo largo de las décadas.

La fibra es una cosa estupenda. ¡No dejes de comer fibra! Si te preocupa la necesidad de introducir más fibra en tu dieta, adelante: come más alimentos vegetales fibrosos cada día. Hasta puedes comerte unos tallos de apio si lo deseas; pero más tarde, después de haberte bebido tu zumo de apio. Si ya estás comiendo muchos alimentos vegetales y pocos alimentos procesados, es probable que ya estés consumiendo bastante fibra. Pero con todo lo estupenda que es la fibra, y con todo lo estupenda que es la fibra del apio, tampoco te interesa que esté presente en tu zumo de apio. Si decides batir el apio sin filtrar la pulpa, la fibra tendrá el efecto de bloquear algunos de los beneficios del zumo de apio, y además dará más volumen al líquido e impedirá que bebas el suficiente zumo de apio para acceder a su poder curativo.

Si después de haber preparado el zumo de apio con la licuadora te parece ver sobre su superficie un poco de pulpa fina o de polvillo y eso no te gusta, puedes filtrarlo o colarlo con una malla fina, con un colador o con una bolsa de filtrar leche de frutos secos. Pero no te preocupes por ello a menos que tengas el tracto intestinal hipersensible. ¿Te estás preguntando si lo tienes o no? Si temes comer verduras crudas y ensaladas porque te resultan irritantes para el sistema digestivo, eso quiere decir, probablemente, que tienes hipersensible el tracto intestinal. En tal caso, no dudes en colar o filtrar el zumo de apio extraído con licuadora. Así podrás beber cantidades mayores de zumo de apio.

Para los que no se encuentran en este caso, es una cuestión de preferencias individuales.

Cuando has empleado una licuadora adecuada, puedes dejar esos pequeños fragmentos fibrosos de la superficie si no eres hipersensible; se pueden consumir sin problema y no quitarán potencia al zumo de apio, ya que se habrá retirado la mayor parte de la pulpa. O, si quieres, cuélalo o fíltralo. Pero el filtrado sí es esencial cuando se ha batido el apio en una batidora de alta velocidad o en un procesador de alimentos. Es muy distinto tomarte una o dos hebras de pulpa de apio con el zumo que has preparado con la licuadora que beberte un apio batido, no filtrado, creyendo que así obtienes los mismos beneficios.

En cuanto a la cuestión de qué hacer con la pulpa sobrante que queda en la licuadora, lo único que recomiendo es aprovecharla como compost en el huerto o el jardín.

CONSEJOS SOBRE EL HORARIO

El sistema ideal es beberte el zumo de apio por la mañana, antes de consumir cualquier otra cosa que no sea agua. (Si trabajas en turno de noche y duermes de día, tómate el zumo de apio cuando te levantes, ya sea por la tarde o por la noche). Después de beberte el zumo de apio, espera de 15 a 20 minutos por lo menos antes de comer o beber cualquier otra cosa, y lo ideal sería que esperaras 30 minutos.

Es una opción magnífica beber agua sola o agua de lima o de limón antes del zumo de apio, a condición de que distancies el agua del zumo de apio. Bebiendo agua al despertarte das a tu hígado un suave lavado y te hidratas todas las células antes de acceder a ese botiquín que es el zumo de apio. (Beber agua de limón en cuanto te despiertas, con el fin de limpiarte el hígado, es un consejo que surgió de mis conferencias de hace décadas, de los tiempos en que yo viajaba hablando aquí y allá del zumo de apio y de más cosas. Es un consejo que llamó más la atención que el zumo de apio, porque la gente veía los limones y el agua con menor escepticismo; además, aportaba ese sentimiento de alquimia que todos deseamos). Pero no olvides esperar un mínimo de 15 a 20 minutos si tienes prisa, idealmente 30 minutos, después de beberte el agua y antes de tomarte el zumo de apio. Si lo que quieres es beber agua *después* del zumo de apio, se aplica el mismo principio en cuanto al espaciado: después de beberte el zumo de apio espera de 15 a 20 minutos, idealmente 30 minutos, antes de tomar agua.

¿Y si no te encuentras en condiciones de beber zumo de apio con el estómago vacío por las mañanas, cuando resulta más beneficioso? Que eso no te impida beberlo. Para empezar, si la dificultad es que no tienes tiempo cuando te levantas, plantéate la posibilidad de preparar el zumo de apio la noche anterior y conservarlo en la nevera, en un tarro con cierre hermético, para cuando te levantes.

Si tampoco tienes esa posibilidad y no puedes beber zumo de apio hasta después de desayunar, o si quieres tomarte una segunda ración por la tarde, el zumo de apio también te puede sentar bien a esas horas del día. Lo que tendrás que hacer será procurar que los alimentos que tienes en el organismo no estorben al zumo de apio ni dificulten su tarea ni su misión. El horario al que debes tomar el zumo de apio dependerá de lo que hayas estado comiendo. Si la última comida que has hecho era rica en grasas y en proteínas, lo que quiere decir que contenía ingredientes tales como pollo, carne de vacuno, huevos, queso, aguacate, frutos secos, semillas, mantequilla de cacahuete, otras mantequillas de frutos secos o de semillas, o aceites, lo mejor será que esperes un mínimo de dos horas, idealmente tres horas, antes de beberte el zumo de apio. Si lo último que has comido era más ligero, como fruta fresca, gachas de avena

o ensalada (una ensalada que no estuviera cargada de componentes altos en grasas como aceitunas, anchoas, beicon, atún, mantequilla de frutos secos, semillas o salsas a base de aceite), entonces puedes beberte el zumo de apio de 30 a 60 minutos después de haber comido. En cualquiera de los dos casos, después de beberte el zumo de apio espera un mínimo de 15 a 30 minutos antes de comer o beber cualquier otra cosa.

Por cierto, si has hecho una comida alta en grasas y necesitas un tentempié mientras se cumplen las dos o tres horas de espera para beberte el zumo de apio, no importa que comas algo ligero o que bebas algo de agua. Pero asegúrate de dar tiempo a tu sistema digestivo para que lo procese antes de tomarte el zumo de apio del mediodía. Y, en todo caso, después de beberte el zumo de apio espera siempre de 15 a 30 minutos antes de consumir cualquier otra cosa.

Suplementos y medicación

Si estás tomando medicación recetada por un médico, la puedes tomar antes o después del zumo de apio, en función de si la debes tomar con el estómago vacío o con alimentos. (Ten en cuenta que si tomas una medicación que se debe consumir con alimentos, el zumo de apio por sí solo no cuenta como alimento). Si te tomas antes la medicación, procura esperar de 15 a 20 minutos por lo menos, idealmente 30 minutos, antes de beberte el zumo de apio. Si tomas primero el zumo de apio, procura esperar de 15 a 20 minutos, idealmente 30 minutos, antes de tomarte la medicación. Si tienes más dudas o inquietudes, consulta a tu médico.

Si estás tomando suplementos, te recomiendo que dejes los suplementos para después del zumo de apio. Aunque los suplementos ejercerán su efecto en combinación con el zumo de apio, el zumo sienta mejor sin los suplementos. Lo mejor es que te esperes de 15 a 20 minutos para tomarte los suplementos después de haberte bebido el zumo de apio, y lo ideal es que esperes 30 minutos.

Café

Yo no me opongo a tomar café. Solo que no lo considero un alimento bueno para la salud. El café tiende a agotar las glándulas suprarrenales y a acidificar el cuerpo, agotando también las glándulas gástricas, con lo que con el paso de los años se reduce el nivel de ácido clorhídrico y se produce una putrefacción de los alimentos. Esto lleva a la presencia en el sistema digestivo de gas amoniaco, que sube hasta la boca y provoca caries y deterioro de los dientes y de las encías. El café es astringente para el organismo; es duro para el revestimiento intestinal y para el esmalte dental y es extremadamente deshidratante. He oído decir a incontables personas que temen comer frutos cítricos, tales como las naranjas y los limones, porque algunos profesionales poco documentados les han dicho que los cítricos debilitan el esmalte dental, lo agrietan y lo disuelven. Muchas de estas mismas personas que temen a los cítricos suelen beber café a diario, lo cual es mucho más dañino para los dientes de lo que podría ser cualquier naranja o limón. Los cítricos, entre los que se cuentan la naranja, el limón, la lima y el pomelo, son sanos para los dientes y las encías porque son antibacterianos, y las bacterias son la causa de las enfermedades de los dientes y de las caries. Además, son ricos en calcio y contribuyen a reforzar los dientes y la mandíbula.

Si te gusta el café y quieres tomarlo porque es tu vicio, la verdad es que es menos malo que otras muchas cosas. Es mejor beberlo un mínimo de 15 a 20 minutos *después* del zumo de apio, e idealmente 30 minutos más tarde. Si bebes café antes del zumo de apio, el zumo tendrá que trabajar mucho más para corregir y curar lo que está pasando en tu cuerpo, y ya tiene bastantes tareas sin que le demos más. A pesar de lo cual, si necesitas tomarte tu café a primera hora de la mañana, incluso antes de tu zumo de apio, yo lo entiendo. Pero deja al menos 15 minutos, idealmente unos 30 minutos, para que el café se te asimile en el organismo antes de beberte el zumo de apio. El zumo todavía te sentará bien en muchos sentidos, aunque no hará todo lo que tiene que hacer ni lo hará con toda la velocidad posible. Ahora bien, si tienes un síntoma o un trastorno, plantéate la posibilidad de dar a tu cuerpo un descanso del café y de optar, en cambio, por el agua de coco. El mero hecho de tomarte unas vacaciones del café te ayudará a sentir mejorías, y después el zumo de apio se irá apoyando en ese principio de curación.

¿Puede ayudarte el zumo de apio a dejar la adicción al café? Cuando vivimos llenos de alborotadores que el cuerpo considera tóxicos, es frecuente que busquemos la cafeína para dispararnos una adrenalina que enmascare el efecto que tienen las toxinas sobre nosotros. Todo eso pasa sin que nosotros nos demos cuenta. Lo habitual es que no tengamos idea de a cuánto hemos estado expuestos, de cuántos venenos y patógenos se nos han establecido en el hígado, en la sangre y en más sitios; lo único que sabemos es que no nos sentimos al cien por cien y que el café nos permite seguir adelante de momento. Como el zumo de apio nos ayuda a limpiarnos de esos alborotadores, se nos va reduciendo con el tiempo la necesidad de adrenalina para enmascararlos, lo que significa que, al cabo de un tiempo de tomar zumo de apio, a muchas personas se les pueden desvanecer, en efecto, esos fuertes impulsos de consumir cafeína.

Ejercicio

La gente suele preguntarse cómo debe encajar el zumo de apio dentro de su programa de ejercicios de la mañana. Lo ideal sería despertarte, beber algo de agua de limón, esperar de 15 a 30 minutos, beberte el zumo de apio, esperar de nuevo de 15 a 30 minutos, comer lo que te guste antes de hacer ejercicio (que sea, preferiblemente, algo sin grasas, como un smoothie de frutas), darle algún tiempo para digerirlo, y acto seguido dirigirte a tu carrera, caminata, paseo en bicicleta, partido de tenis, sesión de natación, partido de voleibol, hora de gimnasio o el ejercicio que te guste.

Si no dispones de todo ese tiempo, lo comprendo perfectamente. En tal caso, la segunda mejor opción sería saltarte el agua de limón y beberte el zumo de apio a primera hora, esperar de 15 a 30 minutos, tomar algo de desayuno (un smoothie de fruta también es ideal en este caso), darle algún tiempo para que te vaya bajando y ponerte después a hacer ejercicio.

Con las dos opciones indicadas obtienes los beneficios del zumo de apio tomado con el estómago vacío, pero también obtienes el combustible necesario para tu ejercicio, es decir, el desayuno. Recuerda que el zumo de apio no es una fuente de calorías, es una medicina. Los atletas necesitan calorías y carbohidratos; de lo contrario, se queman y se dan con «la pared». (Si crees que los atletas funcionan a base de proteínas, busca orientación sobre nutrición en los libros del resto de la serie Médico Médium). No está mal tomar solo el zumo de apio antes de empezar si el ejercicio va a ser ligero. Pero antes de hacer un ejercicio vigoroso es buena idea meterte dentro algo de combustible, y el zumo de apio no es combustible. El mejor alimento para hacer ejercicio, tomado antes o después del mismo, es una pieza de fruta fresca o un smoothie de fruta.

¿Y si estás muy comprometido con hacer el ejercicio antes de ninguna otra cosa? Entonces, bébete el zumo de apio antes o bébetelo después, o haz ambas cosas; depende de ti. Yo sigo recomendándote que tomes algo de alimento antes de salir para que tu cuerpo tenga combustible. Si bebes el zumo de apio a la vuelta, no te recomiendo que lo bebas solo. Con todo lo bueno que es el zumo de apio para reponer los electrolitos, los compuestos químicos neurotransmisores, las reservas de sodio esenciales y los oligoelementos que has perdido con el esfuerzo y con la sudoración (y es capaz de ayudarte a restaurar todo ello mejor que ninguna otra cosa), si no tomas, además, algunas calorías con el ejercicio intenso te vas a dar con la pared. Cuando te hayas tomado el zumo de apio después de haber hecho ejercicio, no esperes mucho rato antes de consumir fruta fresca u otro carbohidrato limpio fundamental (CLF), de los que hablamos con mayor detalle en el capítulo 8 y en el libro *El rescate del hígado*, que te aportarán una glucosa esencial. Una buena opción sería esperarte de 5 a 10 minutos para tomarte el tentempié, después de haberte bebido el zumo de apio posterior al ejercicio. Es cierto que en este caso el zumo de apio no te aportará todos los beneficios; por ejemplo, no será tan buen matador de patógenos como lo es tomado por sí solo. Pero te seguirá aportando esa reposición excelente de electrolitos, y no dejarás de recibir una parte de su valor.

Si no te gusta la idea de perderte alguno de los beneficios del zumo de apio por tomártelo demasiado cerca de los alimentos, vuelve al principio de este apartado y piensa si tienes algún modo de organizarte por las mañanas para poder tomar tanto el zumo de apio como los alimentos, con el debido intervalo entre ellos y antes de hacer ejercicio. Esta combinación es la que tiene mayores probabilidades de apoyarte a largo plazo.

LA TERAPIA ORAL DEL ZUMO DE APIO

Cuando tienes delante el zumo de apio, no existen reglas sobre el modo de bebértelo. Puedes tomártelo a traguitos. Puedes agitarlo dentro de la boca durante unos instantes antes de tragártelo. O puedes hacerlo bajar inmediatamente. Depende de ti.

Pero cuando tienes problemas concretos en la boca y en sus alrededores puedes aplicar determinadas terapias orales al beberte el zumo de apio. Si eres partidario del *oil pulling* (enjuagues bucales con aceites), has de saber que el zumo de apio no tiene igual para los problemas de la boca y los dientes. Prueba a sustituir el *oil pulling* por los lavados con zumo de apio, tragándolo después. La frecuencia con que apliques estas técnicas dependerá de la gravedad de tu trastorno. Si es leve, lo puedes probar una vez o más con cada vaso. Si es un trastorno más grave, puedes probar alguna de estas terapias tres veces o más con cada vaso. Son las siguientes:

- Si tienes la garganta irritada, puedes retener un trago de zumo de apio en la boca durante 30 segundos, dejándolo hacia el fondo de la garganta para que pueda matar a las bacterias o a los virus que producen la irritación. Si quieres, puedes probar también a hacer gárgaras.

- Si tienes hinchados los ganglios en la garganta o en el cuello, puedes dejar el jugo al fondo de la boca, hacia la garganta, durante un minuto entero, antes de tragártelo, para que te vaya pasando al sistema linfático con el tiempo.

- Si tienes tonsilolitos (piedras en las amígdalas), puedes hacer gárgaras suaves con el zumo de apio antes de tragártelo.

- Si tienes en la boca aftas o úlceras, prueba a secarte primero la afta o la úlcera con una servilleta o pañuelo de papel y, acto seguido, toma un trago del zumo de apio y consérvalo en la boca, procurando que cubra el lugar sensible, durante 30 segundos o más antes de tragártelo.

- Si tienes dolor de muelas o un flemón, o si tienes una lesión en la boca (por ejemplo, por haberte mordido el interior del labio o de la mejilla), conserva en la boca un trago de zumo de apio de 30 a 60 segundos para ayudar a que las sales de clúster de sodio entren en el punto problemático y ejerzan su efecto curador.

- Si te han hecho una extracción dentaria, puedes retener en la boca un trago de zumo de apio de 15 a 30 segundos (pero sin agitarlo) y tragártelo después.

- Si tienes una caries, bébete el vaso entero de zumo de apio a tragos pequeños, agitando suavemente cada trago por el interior de la boca. (Esto es una excepción a la indicación anterior sobre cuántas veces debes aplicar estas terapias por cada vaso. En este caso, agita el zumo por la boca con cada trago).

- Si tienes recesión gingival (retroceso de las encías), o cualquier otro tipo de enfermedad de las encías, puedes agitar suavemente por la boca un trago de zumo de apio durante un minuto y tragártelo después.

- Si tienes en el labio un herpes labial, una calentura o una infección bacteriana de cualquier tipo, puedes dejar que el zumo de apio toque la zona, empleando el dedo para frotarla en caso necesario, y retener después un trago en la boca de 30 a 60 segundos antes de tragártelo.

- Si tienes grietas en las comisuras de los labios, bébete poco a poco el zumo de apio y deja que llegue a esas grietas dolorosas; puede ayudar a que se curen mucho antes. Si tienes los labios resecos o agrietados, también te puedes beber el zumo de apio procurando que una parte te recubra los labios. En cualquiera de estos casos puedes emplear también el dedo para untarte con el zumo de apio los labios o sus comisuras, si así te resulta más fácil.

EMBARAZO Y LACTANCIA

El zumo de apio se puede consumir con toda seguridad durante el embarazo y durante la lactancia. En el embarazo ayuda a reforzar las glándulas suprarrenales de la madre, lo cual es esencial para ayudar a la criatura, pues para dar a luz se requieren grandes reservas de adrenalina. Con unas glándulas suprarrenales fuertes, la madre se prepara para tener a su bebé con seguridad (la adrenalina es lo que produce el «empujón»), y así hasta se puede reducir la duración del parto. El zumo de apio también es rico en nutrientes como la vitamina K, el folato y la vitamina A, todos los cuales son importantes para el desarrollo de los bebés. Los antioxidantes que posee en abundancia ayudan a proteger las células de la criatura mientras esta se desarrolla en el seno materno, dotándola de la capacidad de combatir las toxinas para prevenir las enfermedades tempranas. Las sales de clúster de sodio del zumo de apio aportan también al cerebro de la criatura en desarrollo los compuestos químicos neurotransmisores adecuados para esta fase crítica.

Durante la lactancia, el consumo de zumo de apio por parte de la madre es muy nutritivo para el recién nacido. No debes temer que el proceso de depuración que produce el zumo de apio haga aparecer toxinas en la leche materna. Es muy al contrario. La leche materna de la mujer suele estar llena de diversas toxinas desde un primer momento, ya que muchas personas tienen el hígado lento, estancado y sobrecargado por haber estado expuestas durante toda la vida a metales pesados tóxicos como el mercurio y el aluminio, pesticidas, herbicidas, fungicidas, petroquímicos, cosméticos, disolventes, tintes del cabello, colonias, perfumes y más cosas. Cuando estos alborotadores se acumulan en el hígado, tienden a ir a parar a la leche materna. Pero cuando entra en escena el zumo de apio, sus componentes potentes van a parar también a la leche materna, y desactivan, desarman e incapacitan a las toxinas, e incluso ayudan a retirar de la leche materna una parte de estas toxinas. Al mismo tiempo que el zumo de apio ayuda a producir leche materna limpia, aporta sus sales de clúster de sodio fundamentales para el desarrollo cerebral del recién nacido, así como vitaminas viables, oligoelementos y otros nutrientes para mantener sana a la criatura.

Por todo esto, el zumo de apio es muy favorable para el embarazo y para la lactancia materna. (Y como has leído en el capítulo 3, «Alivio para tus síntomas y trastornos», es beneficioso incluso *antes* de la concepción, pues ayuda a resolver las causas subyacentes de la infertilidad). Lo que no son tan seguros son la multitud de aditivos alimentarios, como el ácido cítrico y los aromatizantes naturales de los alimentos envasados, el aspartamo de los refrescos *light*, la cafeína del café y del té negro, los antibióticos en algunos alimentos de origen animal y las fuertes sales tóxicas que se añaden a tantos alimentos; no obstante, las mujeres suelen ingerir todo esto mientras están embarazadas o criando. El zumo de apio es lo que menos debe preocuparte.

ZUMO DE APIO PARA LOS ANIMALES DE COMPAÑÍA

La gente se suele sentir tan bien cuando está tomando zumo de apio que muchos se preguntan si se lo pueden dar también a sus mascotas. Los perros y los gatos pueden beber zumo de apio sin problemas, e incluso puedo decirte que yo mismo se lo doy a mis perros. Consulta a tu veterinario para determinar la cantidad adecuada para tu perro o tu gato en concreto. Si te interesa dar zumo de apio a un animal de otra especie, pregunta a tu veterinario si será adecuado.

ALERGIAS AL APIO

Una cosa es que una prueba de alergias indique una sensibilidad al apio, y otra muy distinta es que una persona llegue a tener una verdadera reacción alérgica inmediata al apio. Las pruebas de sensibilidad alimentaria no siempre son precisas. Cuando determinados alimentos te ayudan a liberarte de las toxinas y de los venenos y a matar a los virus y a las bacterias, tienden a dar falsos positivos de alergias y sensibilidades en las pruebas.

El zumo de apio mata a los virus y a las bacterias de tu organismo, en efecto. Cuando esto sucede, las células víricas y bacterianas explotan, con lo que se liberan las fuentes de combustible que estaban dentro de los patógenos y los mantenían con vida. Este combustible de los patógenos procede de diversos alimentos que has comido, entre ellos los huevos, los lácteos y el gluten, además de los metales pesados tóxicos que han entrado en tu organismo. Si las pruebas de alergia se confunden es, en parte, por esas partículas liberadas del alimento de los virus y las bacterias, que flotan por el torrente sanguíneo cuando van camino de salir del cuerpo. La muerte de los patógenos que provoca el zumo de apio también envía a la sangre residuos víricos tales como las neurotoxinas y las dermotoxinas para que se eliminen finalmente, y esto también puede interferir en los resultados de las pruebas de alergia. El desarrollo de las pruebas de alergias alimentarias está todavía en sus comienzos, y sus resultados no son definitivos. Los efectos de toda esta muerte de toxinas pueden hacerte creer que estás teniendo una reacción alérgica a un alimento o a una sustancia medicinal como el zumo de apio, cuando lo que está haciendo este en realidad es dar salida a los microorganismos no productivos.

Si el único motivo por el que estás evitando tomar zumo de apio es que una prueba de alergias alimentarias te ha indicado que tenías una sensibilidad (sin que hayas llegado a tener una verdadera reacción al apio), lo más probable será que descubras que al beber zumo de apio a largo plazo te cambia el resultado de esta prueba. En efecto: cuando alguien tiene el hígado lleno de sustancias químicas tóxicas y de patógenos, la sangre se le vuelve tóxica, y entonces las pruebas de sensibilidad alimentaria le dan resultados erróneos. Cuando bebes zumo de apio, estás limpiándote el hígado y eliminando los patógenos mismos, como el VEB, el virus del herpes zóster, el citomegalovirus, el del herpes simple, el HHV-6, la *E. coli*, los estreptococos y los estafilococos, así como las toxinas, que desencadenan los positivos en las pruebas de sensibilidades alimentarias y de mutaciones genéticas. Esto, a su vez, permitirá obtener resultados más precisos en las pruebas que se hagan más adelante, que probablemente dejarán de indicar una sensibilidad al apio. Yo lo he presenciado muchas veces a lo largo de los años: después de consumir zumo de apio durante una temporada, las pruebas ya no indicaban una alergia.

¿Y si la persona tiene una reacción alérgica inmediata al apio, o al zumo de apio mismo? Entonces pueden estar pasando dos cosas. En primer lugar, el zumo de apio puede producir un leve choque en el sistema por estar matando rápidamente a los microbios o incluso a ciertas variedades de hongos no productivos que están en la zona superior del tracto digestivo, en la boca o en el estómago. Cuando esto sucede, como acabamos de ver, lo que sufre en realidad el paciente es una reacción tipo *die-off* provocada por la muerte de los organismos patógenos, más que una alergia a la hierba medicinal misma. En el capítulo 6, «Respuestas sobre la curación y la eliminación de toxinas», leerás algo más acerca de las reacciones de depuración de este tipo. En estos casos, puedes pasarte durante una temporada al zumo de pepino puro (véase el capítulo 9, «Alternativas al zumo de apio»). Si bien el zumo de pepino no es capaz de darnos lo que nos puede ofrecer el zumo de apio, sí puede limpiar suavemente el hígado y el sistema digestivo, y al menos te pone en camino y te dirige poco a poco hasta el punto en que puedas pasar a aprovechar el poder impresionante del zumo de apio. Si quieres probar el zumo de apio, pruébalo en cantidades muy pequeñas y aumenta la dosis solo cuando lo puedas tolerar. No importa que lo dejes de usar periódicamente para tomarte breves descansos y volver a empezar.

Y existe también la segunda posibilidad: una verdadera alergia al apio. Existen en este planeta unas pocas personas a las que les sucede esto. Si tienes reacciones agudas al apio, te recomiendo que sigas absteniéndote de tomar apio y zumo de apio. Limítate a las alternativas que exponemos en el capítulo 9.

Por último, puede que hayas oído decir que el apio no es muy bueno para nadie porque es un alimento híbrido, y que por ello, de alguna manera, es menos natural o su consumo es menos sano. Si esto te preocupa, consulta el capítulo 7, «Rumores, inquietudes y mitos», donde verás lo natural y lo beneficiosa que puede ser la hibridación (que no debemos confundir con la modificación genética).

EL AYUNO INTERMITENTE

¿Se puede beber zumo de apio cuando se está haciendo ayuno? Yo no me opongo. Todo depende de lo que quieras hacer tú. En el caso de los ayunos intermitentes, tampoco suelen ser verdaderos ayunos, en realidad. Lo que haces más bien es limitarte las calorías durante el día o no comer durante una parte determinada del día. Tu cuerpo solo entra en modo de ayuno al cabo de un ciclo completo del sol, es decir, al cabo de 24 horas de no consumir ningún alimento, solo agua. Lo que llaman «ayuno intermitente» podría llamarse con mayor exactitud «comer intermitentemente» o «retrasar la comida intermitentemente». Cuando lo practicas, tu cuerpo no se pone en un verdadero modo de ayuno. Puedes incorporar el zumo de apio en cualquier momento de tu plan de ayuno intermitente. (Aunque estuvieras haciendo un verdadero ayuno, no te haría ningún daño beber zumo de apio).

Te ruego que tengas presente que cuando consumes zumo de apio no consumes un alimento. No te aporta calorías. Si bien es cierto que el apio contiene algunas calorías, no son las suficientes como para que tu cuerpo reconozca el zumo de apio como una fuente de calorías. Tenlo en cuenta en tus planes y no cuentes con el zumo de apio como un combustible para tu cuerpo.

EL NIVEL SIGUIENTE

Hemos dedicado todo este capítulo al modo de hacer que el zumo de apio te dé resultados. Antes habíamos visto la importancia del zumo de apio, explorando su origen, por qué es la medicina herbal de nuestra época y cómo puede ayudar a recuperar sus vidas a las personas que sufren una multitud de problemas de salud. Ahora vamos a pasar al nivel siguiente, estudiando cómo hacer que el zumo de apio te dé unos resultados *todavía mejores*.

CAPÍTULO 5

La limpieza con zumo de apio

Para que el zumo de apio te aporte unos resultados todavía mejores, puedes dar algunos pasos sencillos más para convertirlo en una verdadera limpieza. Vamos a verlos.

30 DÍAS O MÁS

Para empezar, debes comprometerte a beber zumo de apio todos los días, al levantarte, durante un mes entero como mínimo, a la vez que sigues durante esos 30 días o más el resto de recomendaciones que verás en este capítulo. Eso es importante. Solemos tener en nuestros cuerpos muchas cuestiones que debemos abordar. Tenemos grasas viejas y rancias y proteínas endurecidas en las paredes intestinales; tenemos el hígado lento y estancado, lleno de pesticidas, fármacos, plásticos, otros derivados del petróleo, grasas tóxicas almacenadas, patógenos como virus, bacterias y demás; ácidos tóxicos del sistema digestivo que nos suben hasta la boca; alta toxicidad y niveles elevados de grasas en la sangre; todo ello además del estado de deshidratación crónica en el que viven la mayoría de las personas. Y también están todos los patógenos que se alojan en nuestros intestinos, por no decir nada de la sangre, del tiroides y demás. Recuerda que el zumo de apio tiene muchas tareas por delante. (Si quieres recordar cuántas, repasa el apartado «¿Por qué 480 ml?» del capítulo anterior). Debemos dar al zumo de apio la oportunidad de que lleve a cabo sus múltiples ocupaciones.

EL AGUA DE LIMÓN O DE LIMA OPCIONAL

Durante el transcurso de esta limpieza tienes la opción de beber agua de limón o de lima (o agua corriente) como primera cosa, al despertarte, antes de beberte el zumo de apio. Una buena cantidad son 960 ml. Así se da al hígado una limpieza a primera hora de la mañana.

Si optas por seguir este camino, procura esperar un mínimo de 15 a 20 minutos, idealmente unos 30 minutos, después de terminar de beberte el agua y antes de empezar con el zumo de apio, para no diluir el zumo en el organismo. Recuerda que si añades agua a tu zumo de apio o combinas los dos en el estómago se destruyen las virtudes curativas del zumo. Esas informaciones que corren según las cuales el zumo de apio es lo mismo que agua son incorrectas. El zumo de apio choca con el agua. Estos dos líquidos son todavía más distintos entre sí que dos mundos que chocaran uno con otro. Si te bebes el agua de limón y acto seguido te bebes el zumo de apio, o al revés, anularás los beneficios del zumo de apio. Aunque no sea más que un vaso de agua corriente, chocará con el zumo de apio en tu organismo si no los distancias. Siempre que tomes agua antes del zumo de apio, deja de 15 a 30 minutos de intervalo para que la absorba el organismo antes de empezar con el zumo de apio.

480 ML DE ZUMO DE APIO CON EL ESTÓMAGO VACÍO

Si es la primera vez que tomas zumo de apio, no es preciso que empieces tomando 480 ml. Puedes empezar tomando 120 o 240 ml e ir subiendo un poco cada día hasta que llegues a la ración completa.

Y recuerda que no obtendrás los resultados deseados solo a base de comer tallos de apio cada día, ni de añadir apio a tu smoothie ni de beberte un zumo verde que contenga apio entre otros muchos ingredientes. Como siempre, estamos hablando de 480 ml de zumo de apio puro, fresco y no adulterado. En esto, lo mejor es lo más sencillo.

Ten cuidado y no te dejes engañar por las nuevas informaciones erróneas que salen a la luz casi a diario sobre el modo de usar el zumo de apio. Verás que la gente intenta mezclar el zumo de apio con otras cosas, añadiéndole pulpa de apio, proteínas en polvo, colágeno, especias como la cúrcuma o la pimienta de Cayena, cubitos de hielo o zumos de frutas y verduras. Estas mezclas, con todo lo ingeniosas o

lógicas que puedan parecer, no sirven más que para hacer daño a las personas que más necesitan curarse. Es indispensable que cuando introduzcas en tu vida el zumo de apio, ya sea en esta limpieza o más allá, se trate de zumo de apio puro, solo, tomado con el estómago vacío, y no zumo de apio y manzana, ni zumo de apio y kale, ni zumo de apio y espinacas, ni ninguna otra combinación. Hazlo completamente sencillo.

ACUÉRDATE DE DESAYUNAR

Unos 15 o 20 minutos después de haberte terminado el zumo de apio, e idealmente 30 minutos después, es hora de desayunar algo. El zumo de apio es una bebida medicinal y no una fuente de calorías, de modo que vas a necesitar algo de combustible para aguantar el resto de la mañana. Tus mejores opciones son la fruta fresca o un smoothie de frutas. El Batido para depurar metales pesados es un desayuno excelente (puedes consultar la receta en la página 152). También son buena opción las gachas de avena cocidas en agua (mejor que en leche) y servidas con o sin fruta.

Si tienes dudas respecto de la fruta porque te has apuntado a ese miedo a la fruta que hace que la gente deje de comer una de las fuentes de alimento más sanas del planeta, te recomiendo que te plantees que la fruta no es responsable de la mala salud. Muy al contrario. Procura no tener miedo a las manzanas, frambuesas, fresas, arándanos, papayas, mangos, melones, plátanos, naranjas y tantas otras frutas. Para superar este miedo, consulta el capítulo dedicado al «Miedo a la fruta» en *Médico médium* y toda la sección sobre las frutas en *Alimentos que cambian tu vida*.

UNA MAÑANA LIBRE DE GRASAS

Sea lo que sea lo que optes por comer en el transcurso de la mañana, asegúrate de que esté libre de grasas radicales. Los alimentos cuyas calorías proceden de las grasas (entre ellos, frutos secos, mantequilla de cacahuete, semillas, aceite, coco, leche de frutos secos, leche de soja, leche animal, mantequilla, nata, queso, yogur, otros lácteos, pollo, carne, pescado, cápsulas de aceite de pescado, beicon, salchichas y jamón) te impedirán curarte si los consumes a estas horas del día.

(Si trabajas por las noches, debes entender «la mañana» como esas primeras horas después de haberte despertado por la tarde o a última hora del día. Come sin grasas radicales entre la hora en que comienzas la jornada con el zumo de apio y cuando hagas la comida de mitad del día, sea cuando sea la mitad del día para ti).

En cuanto comes o bebes grasas radicales, tu hígado debe ponerse a producir bilis en abundancia para enviarla al tracto intestinal, con el fin de ayudarte a digerir y a dispersar esas grasas. Además de lo cual, tu hígado debe procesar la grasa que le está llegando con la sangre, así como guardarse una parte de las grasas para que el corazón no reciba el bombardeo de una subida excesiva de grasas en la sangre. Todo esto interrumpe el estado de limpieza natural de tu cuerpo por la mañana.

Aunque tengas debilitado el hígado, cuando arrojas grasas a tu estómago, el hígado hará un gran esfuerzo para producir algo de bilis y ayudarte con ella. Toda bilis que produzca tu hígado, aunque haya perdido fuerza, no dejará de ser un estorbo para el trabajo que hace el zumo de apio por tu bien. Además, cuando el hígado se encuentra en este estado debilitado, si se le fuerza a producir bilis se generará calor hepático, y ese calor hepático puede reducir todavía más el poder del zumo de apio porque debilita sus enzimas. El calor hepático también obliga al cuerpo a redirigir la sangre desde las extremidades hacia el sistema digestivo, y la presencia de tanta sangre diluye las sales de clúster de sodio del zumo de apio que están intentando matar a los patógenos que residen en los vasos sanguíneos del revestimiento del tracto intestinal.

Además, si tu hígado se ve obligado a producir una cantidad elevada de bilis por la mañana, la bilis diluirá las sales de clúster de sodio del zumo de apio, las enzimas digestivas y las hormonas vegetales que estarán realizando su labor en tu sistema digestivo y en el resto de tu cuerpo. Cuando bebes zumo de apio con el estómago vacío, sin grasas, y después te mantienes libre de grasas durante las horas siguientes, las sales de clúster de sodio disponen de un espacio para consumir y disolver los patógenos, los ácidos tóxicos y las mucosidades de los intestinos, así como las grasas y proteínas viejas, rancias, endurecidas e incrustadas en el revestimiento del tracto digestivo; unos problemas que se encuentran detrás de los síntomas y los trastornos tales como el SBID, la diverticulitis, la enfermedad celíaca, la colitis, la hinchazón abdominal y el estreñimiento. Cuando se consumen grasas por las mañanas, el zumo de apio puede perderse la oportunidad de matar a esos microorganismos, de elevar el ácido clorhídrico para beneficiar la digestión y de restablecer el hígado. Cuando interviene una subida de bilis, los intestinos se centrarán en aprovechar esa bilis para disgregar las grasas que se están consumiendo en ese momento. Si no hay presencia de grasas radicales, el zumo de apio se puede poner a trabajar.

Cuando la gente mezcla el zumo de apio con aguacate, proteínas en polvo (aunque sean proteínas de guisante o de arroz), colágeno o algo similar, eso también obliga al hígado a producir bilis adicional por la mañana, y esto es un estorbo para lo que deberían estar haciendo las sales de clúster de sodio del zumo de apio para resolver los desperfectos del pasado por todo el canal alimentario. Lo mismo puede decirse cuando se consumen esas fuentes de grasas y de proteínas demasiado pronto después de haberse bebido el zumo de apio. Para dar a tu zumo de apio la oportunidad de llevar a cabo todas sus tareas, evita las grasas radicales al menos hasta la hora de la comida del mediodía, y come fruta nutritiva y vigorizante, junto con verduras verdes de hoja si lo deseas. Otra opción útil son las gachas de avena. Más entrada la mañana también podrían sentarte bien unas patatas al vapor, boniatos o calabaza. Pero recuerda: nada de frutos secos, semillas, mantequillas de frutos secos, aceites, aguacates ni proteínas animales.

EVITAR LOS ALIMENTOS PROBLEMÁTICOS

Durante todo el período de 30 días o más, procura evitar los alimentos siguientes, todo el día. En los libros de la serie Médico Médium encontrarás mucha más información sobre los motivos por los que estos alimentos no favorecen tu curación.

- Leche, queso, mantequilla, extracto de proteína de suero en polvo, y todos los demás productos lácteos
- Huevos
- Gluten
- Maíz
- Soja
- Derivados del cerdo
- Levadura nutricional
- Aceite de colza
- Saborizantes y aromatizantes naturales
- Vinagre
- Alimentos fermentados

RECAPITULANDO

Eso es todo. Esta es toda la limpieza. Durante un mínimo de 30 días:

- Opcionalmente: bébete 960 ml de agua de lima o de limón después de despertarte y espera después de 15 a 30 minutos.
- Bébete el zumo de apio (ve subiendo la dosis hasta llegar a 480 ml) con el estómago vacío cada mañana, y espera luego de 15 a 30 minutos. Después...
- Tómate un desayuno libre de grasas (idealmente de fruta, un smoothie de frutas como el Batido para depurar metales pesados [véase la página 152], o bien gachas de avena cocidas en agua).
- Sigue evitando las grasas radicales (incluida la leche, la mantequilla, el queso, los huevos, el aceite, la mantequilla de cacahuete y más cosas) hasta la hora de la comida del mediodía, al menos.
- Mantente hidratado todo el día.
- Evita los alimentos problemáticos durante todo el día, durante los 30 días.

Es probable que notes que te sientes tan bien que quieres seguir con ello durante más de 30 días. A las personas que padecen problemas de salud crónicos les suele venir bien prolongar la limpieza durante más de un mes, porque tienen más cosas que curar y que reparar. En el capítulo siguiente, «Respuestas sobre la curación y la eliminación de toxinas», diremos algo más sobre los plazos de la curación.

Si quieres alcanzar una curación todavía más avanzada y significativa, consulta el capítulo 8, «Más orientaciones curativas», donde encontrarás de manera resumida algunas de las recomendaciones claves que aparecen en los libros de la serie Médico Médium. En mis libros *La sanación del tiroides* y *El rescate del hígado* encontrarás también otras limpiezas más amplias en las que interviene el zumo de apio. A pesar de lo potente que es el zumo de apio, y a pesar de lo potente que es esta limpieza con zumo de apio, no hay nada que se pueda comparar con la combinación de la fuerza del zumo de apio con otros protocolos curativos que proceden de la misma fuente.

¿Qué pasa si emprendes esta limpieza y un día descubres que no dispones de apio o de zumo de apio? Son cosas que pasan. Sin que tú puedas hacer nada por evitarlo, se ha producido a centenares de kilómetros un temporal que ha interrumpido temporalmente el suministro de apio en tu tienda local, o se han agotado todas las provisiones de apio en la región. En casos como estos, consulta el capítulo 9, «Alternativas al zumo de apio», para conocer el modo de superar la interrupción.

El capítulo citado también te resultará útil si resulta que eres una de las pocas personas que no pueden tomar apio en absoluto. En tal caso, para hacer la limpieza elige alguna de las alternativas que se indican y aplícala a tu vida como si fuera zumo de apio, siguiendo al mismo tiempo el resto de las directrices del presente capítulo.

Pero si puedes tomar zumo de apio, tómalo. En caso necesario, planifícate encargando por adelantado a tu tienda local que te sirvan una caja de apio cada semana. Explora las tiendas de tu zona que tienen apio para saber dónde puedes acudir si se ha agotado en tu tienda habitual. Si vas a viajar, documéntate con tiempo sobre los lugares donde podrás encontrar zumo de apio, o incluso plantéate llevarte la licuadora en tu viaje. Tu compromiso te merecerá la pena.

Por último, cuando estés haciendo la limpieza puede que observes que determinados síntomas aumentan temporalmente a medida que tu cuerpo se libera de toxinas. No te desanimes. Eso es natural, y en el capítulo siguiente hablaremos de lo que puedes esperar y de lo que significa.

Aunque la limpieza con zumo de apio puede parecer fácil y elemental, no te dejes engañar por su sencillez. Esto no es como tomarse un aperitivo con un tallo de apio como cuando estabas en la escuela. Esta es una medicina herbal, y estás consumiendo cada día una cantidad elevada de la sustancia activa. No atiendas solo al poder que contiene; sé consciente de lo que posees cuando tienes entre las manos este tónico herbal. Respétalo y hónralo como se merece, en vez de dejarte llevar por las ideas que tenías sobre él. No te dejes engañar por el modo en que nos han inculcado el desprecio al apio a lo largo de los años.

Sé consciente del bien que ha hecho ya a tantas personas. Sé consciente de sus trastornos, sus síntomas y enfermedades, sus historias conmovedoras de lucha, de dolor y de reversión de la enfermedad, y del asombro con que han recibido estas personas su recuperación gloriosa. Tenlos en tu corazón. Puede que tú mismo no tardes en estar buscando, tú también, la misma validación de tu historia de curación, de lo que estabas pasando antes y de lo que tuviste que hacer para llegar hasta donde estás ahora. Puede que tú también aspires a que las personas reciban y respeten tu testimonio para que esta información se pueda transmitir y ayude a otros a curarse.

«Sé consciente de lo que posees cuando tienes entre las manos este tónico herbal. Respétalo y hónralo como se merece».

Anthony William, Médico Médium

CAPÍTULO 6

Respuestas sobre la curación y la eliminación de toxinas

¿Cuánto tiempo tardarás en sentirte mejor con el zumo de apio? Depende. ¿Cuántos mililitros estás tomando? ¿Lo estás bebiendo con el estómago vacío? ¿Lo has bebido con constancia todos los días? ¿Qué otras cosas estás haciendo además de tomar zumo de apio? ¿Estás aplicando otros consejos de curación del Médico Médium? Todos estos detalles complejos tienen su importancia en cuanto al tiempo que tardas en sentirte mejor.

Algunas personas empiezan a notar beneficios al cabo de tres días. Otras empiezan a advertirlos en una o dos semanas. Hasta he visto a muchos que han obtenido beneficios en un solo día. Los primeros beneficios pueden consistir en una sensación de calma o de paz, menor ansiedad o un aumento de la energía. Esto se debe a que los electrolitos del apio tienen un efecto iluminador sobre el estado de ánimo. Muchas personas sienten en seguida que hacen mejor la digestión y tienen mayor regularidad intestinal, gracias a las enzimas digestivas del zumo de apio. Pero si sigues sufriendo dificultades al cabo de un par de semanas, eso también es normal. Cada uno tenemos distintas cuestiones de salud que tiene que resolver el zumo de apio; por eso varía el plazo de tiempo que tarda en ello.

Algunos preguntan a veces cuánto tiempo deben seguir tomando el zumo de apio. La respuesta es que nunca debemos poner un plazo al consumo del zumo de apio. ¿Cuánto tiempo piensas seguir usando calcetines en tu vida? Si quieres comprarte tu casa soñada, ¿cuánto tiempo piensas vivir allí? ¿Cuánto tiempo quieres estar con tu querido compañero o compañera? ¿Durante cuánto tiempo piensas seguir practicando tus pasatiempos favoritos? Ya sea ir a la playa, navegar, jugar al tenis o ir al karaoke, ¿piensas dejarlos algún día? Hay partes de nuestras vidas, las partes que nos ayudan emocional, física, espiritual y mentalmente, que no queremos dejar nunca. El zumo de apio debe ser una de ellas. No es una vitamina que la tomas un mes y la dejas después para siempre. Es una pasión perdurable que puedes mantener durante toda tu vida.

Esto no quiere decir que tengas que estar atado a una licuadora todos los días, durante el resto de tu vida. Siempre se producen interrupciones. Se puede estropear la licuadora. Pueden cerrar la zumería de la esquina. Puede que tengas que ir a trabajar a un sitio más alejado del supermercado donde venden el mejor apio. Puede que estés ocupadísimo con un proyecto. Es posible que hagas un viaje en el que te resulte imposible encontrar apio o zumo de apio. Es exactamente lo mismo que nos pasa con el resto de nuestras aficiones y relaciones personales, que a veces sufren interrupciones temporales. No tiene importancia, con tal de que tengamos presente que volveremos a ello algún día, tal como hacemos con el resto de nuestros amores en la vida.

Ahora bien, si a ti no te sirve esta manera de pensar, porque por tu manera de ser te gustan los límites y las directrices concretas, o bien solo estás dispuesto a tomar el zumo de apio durante un período de prueba, entonces te recomiendo que pruebes a tomar el zumo de apio con el estómago vacío todos los días durante un mes entero. Si esto no te alivia los síntomas del todo, consulta los otros libros de la serie Médico Médium para conocer otras herramientas que puedes emplear juntamente con el zumo de apio. Sigue adelante hasta que te sientas mejor.

¿Es seguro seguir bebiendo zumo de apio a largo plazo? Bueno, vamos a ver qué significa «seguro»: significa «libre de daños». ¿Y qué es más fácil que te haga daño: tomar una bebida medicinal que te aporta una defensa cotidiana contra los patógenos y los venenos de nuestro mundo diario, o no recibir esa protección? La tarea misma del zumo de apio es mantenerte seguro, más que seguro, a largo plazo. Cuanto más lo tomes, más te podrá ayudar.

FACTORES CURATIVOS CLAVES

Si tienes la impresión de que no aprecias ningún beneficio tomando zumo de apio, debemos estudiar tu caso un poco más a fondo.

¿Cómo estabas de enfermo cuando empezaste? ¿Has pasado mucho tiempo tomando medicación, padeciendo una enfermedad crónica? ¿Sigues consumiendo los alimentos problemáticos que citamos en el capítulo 8, «Más orientaciones curativas», que en vez de ayudarte te están alimentando la enfermedad? Algunas personas que han sufrido mucho con su salud tienen que subir la dosis hasta llegar a beber 480 ml de zumo de apio dos veces al día, o 960 ml por la mañana.

Si vas a probar a tomar 960 ml o más por la mañana, ni siquiera es preciso que te lo bebas todo en cinco minutos ni en diez. Cada persona tiene su ritmo propio para beber. A algunos les gusta tomar tragos poco a poco y con atención. Otros están trabajando mientras beben, y se distraen. Algunos lo beben andando. Tómate el tiempo que necesites, dentro de lo razonable, para beberte la ración mayor de zumo de apio. Lo ideal sería que te lo hubieras bebido todo antes de una hora. Si tardas más tiempo y te limitas a tomarte un trago de cuando en cuando a lo largo de la mañana, comiendo entre trago y trago, interrumpirás los beneficios curativos del zumo de apio. Si tomas tragos de vez en cuando a lo largo de la mañana sin comer nada, puedes acabar por sentirte débil o de mal humor por no haber recibido una cantidad significativa de calorías durante esas horas.

Es posible sentir de manera distinta cada día los efectos del zumo de apio. Algunas personas desarrollan a veces síntomas de depuración (es decir, reacciones de curación) cuando empiezan a tomar zumo de apio. A veces son testigos de unos beneficios curativos asombrosos. Puede que haya ocasiones en las que te sientas estupendamente y otras en las que sigas padeciendo o sufriendo. En los momentos malos, no caigas en el error de pensar que el zumo de apio te ha fallado. Seguirás adelante a pesar de todo.

Si un día no notas gran diferencia en ningún sentido, eso no quiere decir que no te esté haciendo ningún efecto. El día que te parece que no está «funcionando» puede ser un día en el que el zumo de apio se esté ocupando de sacar sustancias perjudiciales de tu hígado, de reabastecer a las células de todo tu cuerpo, de reconstruir tu sistema inmunitario, ayudar a tus riñones, corregir tu sistema endocrino y reparar tu sistema digestivo…, y tú puedes sentir los efectos curativos de esa eliminación de toxinas más adelante, en esa semana, en ese mes o incluso en ese año. Con un compromiso a lo largo del tiempo te llegarán cada vez más días buenos cuando al zumo de apio le queden cada vez menos cosas que arreglar.

El plazo necesario para que empieces a apreciar mejorías con el zumo de apio dependerá en gran medida del estado de salud de tu hígado cuando empieces a tomarlo. Es frecuente que la gente esté haciendo una dieta alta en grasas sin ser consciente de ello, creyendo que es solo alta en proteínas y sin saber que los niveles de grasa constantemente altos les están minando la salud. Como ya expliqué en mi libro *El rescate del hígado*, las dietas altas en proteínas también son altas en grasas, aunque se trate de grasas y de proteínas sanas como las de los aguacates, semillas, mantequillas de frutos secos, aceitunas, aceite de oliva y carnes magras de ganado criado en libertad y con pastos. Consumiendo un exceso de grasa, ya sea mala o buena, la sangre se espesa de grasa, con la consecuencia de que no resulta tan fácil limpiar el cuerpo de toxinas ni se pueden distribuir los nutrientes con eficacia. Esto se opone a lo que puede hacer por ti el zumo de apio y al tiempo que puede tardar en conseguirlo. Seguirá ayudándote, pero tendrá que dedicar una buena parte de esa ayuda a contrarrestar todo aquello con lo que tiene que enfrentarse el cuerpo en cada momento. Lo ideal es que otorgues a tu cuerpo un descanso ante los embates de los alimentos altos en grasas y de los demás alborotadores, para que el zumo de apio pueda abordar y reparar los problemas anteriores que te están obstaculizando.

Todos tenemos niveles distintos de toxinas, venenos y patógenos en el cuerpo. Algunas personas tienen en el hígado múltiples virus, como los de Epstein-Barr, el HHV-6 y el del herpes simple. Otras tienen en el hígado y en el tracto intestinal colonias de bacterias como los estreptococos y la *E. coli*. Algunas han estado luchando contra la clamidia a lo largo de los años. Otras personas tienen un nivel más elevado de estafilococos. Otras tienen unos niveles no diagnosticados de *H. pylori* en el duodeno, dentro del intestino delgado. Otras tienen niveles elevados de metales pesados tóxicos, como mercurio, cobre, aluminio, níquel, cadmio, plomo o bario. Algunas personas han estado muy sometidas a radiaciones por haber viajado frecuentemente en avión o por haber sido objeto de muchas intervenciones en el dentista, rayos X o TAC. Otras personas tienen en el hígado viejos depósitos de DDT heredados de generaciones anteriores. Otras tienen el sistema digestivo cargado de insecticidas y de otros pesticidas por las fumigaciones realizadas en las proximidades de su casa o en el parque de su barrio. Hay personas que tienen, incluso, muchas de estas cosas, o todas ellas a la vez.

(Si te sientes confuso acerca de las causas de tus síntomas o de tu enfermedad, ponte a estudiar a fondo los libros de la serie Médico Médium para descubrir qué es lo que te enferma de verdad. Por ejemplo, en el caso de los millones de personas que padecen una enfermedad autoinmune, la responsable es una carga vírica; por ello es trascendental que conozcas el modo de abordar directamente esta causa subyacente. Si no dispones de este conocimiento, será fácil que alimentos, sin querer, los virus o las bacterias que están presentes en tu cuerpo).

El zumo de apio es como un servicio de limpieza, y preguntar cuánto tiempo va a tardar en funcionar es como pedir un presupuesto al servicio de limpieza sin que hayan tenido la oportunidad de ver el volumen de suciedad que hay en el local. ¿El servicio de limpieza va a encargarse de una oficina ordenada donde solo tendrá que vaciar unas cuantas papeleras, pasar un poco la aspiradora y pasar un paño por la encimera de la cocina? ¿O va a ocuparse de poner orden después de una fiesta infantil de cumpleaños, con montones de envoltorios de regalos, manchas pegajosas en la moqueta y restos de tarta en las paredes? La combinación concreta de toxinas y patógenos de tu organismo, así como el nivel concreto de sufrimientos que ha producido esa combinación, afectan al tiempo que tardarás en sentirte mejor. Y el zumo de apio tiene que abordar también un componente emocional: si añades todas las emociones difíciles que se han ido acumulando junto con la enfermedad, con las penalidades o con los desafíos que has sufrido, es posible que el zumo de apio tenga mucho trabajo por delante. Debemos dejarle trabajar.

He visto a personas que han estado tomando zumo de apio durante un año y, al cabo de ese plazo, han empezado a curarse milagrosamente a muchos niveles distintos. También he visto a personas que no se han dado cuenta de cuánto se estaban curando con el zumo de apio hasta que han dejado de tomarlo. Muchos estamos demasiado ocupados como para estar plenamente atentos y conscientes, y quizá sea preciso que cortemos el tratamiento con zumo de apio para que nos despertemos a la realidad de cuánto nos estaba ayudando. Hay personas que ni siquiera se quieren dar cuenta de que el zumo de apio es un remedio. Dejan de tomarlo por un motivo o por otro; empiezan a manifestar síntomas y visitan a su profesional de la sanidad

para pedirle consejo, sin llegar a razonar que si volvieran a tomar el zumo de apio volverían de nuevo al camino de la curación.

En muchos casos, como por ejemplo en el caso del reflujo gastroesofágico ácido, el problema se puede resolver tomando zumo de apio durante una temporada corta, y después puedes seguir con tu vida. Pero he aquí por qué podría interesarte seguir tomando zumo de apio después de que este te haya resuelto tu problema de salud actual: porque no quieres que algo te vaya mal más adelante. Estamos expuestos constantemente a lo largo de la vida. Hay contaminantes en el agua; nos encontramos con metales pesados tóxicos procedentes del papel de aluminio y de las latas de aluminio, y al comer en restaurantes donde frotan a diario con utensilios el fondo de los recipientes de cobre y de acero; nos llegan virus y bacterias procedentes de todas direcciones, y otros muchos patógenos y contaminantes de diversos grados entran en nuestras vidas sin que lo sepamos ni lo consintamos. Si crees que durante el resto de tu vida no vas a recibir nunca una cepa bacteriana o un virus, o que no vas a respirar aire de mala calidad, lamento decirte que te equivocas. (Para hacerte una idea de lo que nos encontramos día a día, consulta el capítulo titulado «Los alborotadores del hígado» en mi libro *El rescate del hígado*). Todas estas exposiciones pueden conducir en poco tiempo a problemas de salud, sobre todo cuando se combinan varias de ellas. Si sigues bebiendo zumo de apio después de que se te haya curado el reflujo gastroesofágico o el problema que tuvieras, podrías librarte de sufrir algo peor más adelante.

NO CULPES AL CHIVO EXPIATORIO

Es fácil que el zumo de apio se convierta en un chivo expiatorio. Procura que no lo sea para ti. Con esto quiero decir que si un médico, u otro profesional de la sanidad, intenta achacar tus problema al hecho de que bebes zumo de apio, sé cauto.

La curación puede tardar algún tiempo. Si bien algunos síntomas pueden mejorar rápidamente en cuanto empiezas a beber zumo de apio, habrá otros síntomas que tardarán más tiempo porque están causados por toxinas como los metales pesados tóxicos mercurio y aluminio, así como por patógenos como el VEB y el virus del herpes zóster, que están instalados en zonas un poco más profundas del hígado, el tiroides y otras partes del cuerpo, y que por tanto requieren una limpieza mayor. Por otro lado, hay quien bebe zumo de apio pero sigue comiendo alimentos no productivos o haciendo otras cosas que debilitan la eficacia del zumo de apio. De modo que si hace poco que empezaste la limpieza con zumo de apio, o si te estás tomando el zumo y después te zampas unos huevos fritos con beicon, y visitas al médico mientras sigues teniendo síntomas crónicos, es posible que te diga: «Si usted no se siente bien es porque bebe zumo de apio».

Esta conclusión no es malintencionada. Los síntomas y las enfermedades crónicas son un misterio para los investigadores y la ciencia médica, y por eso las comunidades médicas están buscando constantemente lo que puede haber detrás de ellas, con el propósito de ayudar a los pacientes. Muchos profesionales de la sanidad contemplan con amplitud de miras los remedios no convencionales que ellos aprecian que están sentando bien a sus pacientes. Otros muchos pueden considerar que el zumo de apio es una cosa ridícula o que siembra confusión. Es natural tratar el zumo de apio con escepticismo. Como solo ha saltado a la atención pública en los últimos años, parece nuevo, desconcertante, y hasta un poco inquietante. Pero no es la respuesta a las causas de los problemas crónicos

de salud. Es la respuesta a *cómo curar* los problemas crónicos de salud. No consientas que el zumo de apio se convierta en un chivo expiatorio que cargue con las culpas de las fuentes no productivas que sí prolongan las enfermedades de las personas. No permitas que una falta de entendimiento del zumo de apio te impida acceder al remedio mismo que podría ayudarte a recuperarte, e incluso salvarte la vida.

LAS REACCIONES DE CURACIÓN

Vamos a estudiar algunas de las reacciones de curación más comunes que se pueden producir al beber zumo de apio, para que entiendas lo que pasa por debajo de la superficie. No necesariamente vas a sentir ninguno de estos síntomas de la eliminación de toxinas, y eso tampoco es malo. Significará que, probablemente, tienes menos trabajo interno de limpieza pendiente. Pero te estarás depurando en cualquier caso, aunque no lo notes.

A veces puede resultar difícil distinguir entre las reacciones de curación y los síntomas provocados por otras fuentes. Por ejemplo, si estás tomando el zumo de apio durante algunos meses y todo te va bien, pero un día, de repente, sin causa aparente, sientes unas náuseas increíbles, ¿se trata de una reacción de curación o es una gastroenteritis vírica? Respuesta: es una gastroenteritis vírica repentina. El momento de aparición de los síntomas te puede servir de indicación. Es más probable que se produzcan las reacciones de curación al zumo de apio cuando empiezas a beberlo, y estas reacciones oscilan entre inapreciables y leves.

Además, las reacciones de curación son temporales. Si al cabo de un mes de beber 480 ml de zumo de apio con el estómago vacío todos los días no se ha apreciado ningún cambio de tu molestia, esto es indicativo de que se trata de un síntoma de un problema subyacente y no una reacción de curación al zumo de apio. Plantéate estudiar el capítulo 3 y profundizar en el resto de la serie Médico Médium para aprender algo más acerca de las causas de tu problema crónico, con el fin de poder aplicar más herramientas de curación, algunas de las cuales encontrarás en el capítulo 8 de este libro, «Más orientaciones curativas». El zumo de apio no puede abordar por sí solo todos los problemas; a veces necesita apoyo.

No pasa nada si el zumo de apio te produce una limpieza tan rápida que no estés preparado todavía para beber 480 ml. Puedes beber 120, 180 o 240 ml hasta que puedas ir subiendo. Tampoco tiene importancia que lo dejes y vuelvas a empezar. Ni tampoco es malo tomarte descansos cortos. Lo importante es, más bien, el cuadro general a largo plazo.

Recuerda: a lo largo de todo ello, con independencia de que te sientas animado o decaído, agotado o con energía, desconfiado o esperanzado, el zumo de apio siempre está ahí, trabajando para ti. Aguanta con él, y él hará mucho más que aguantar contigo: te sacará adelante.

Vamos a ver ahora las reacciones que se pueden producir cuando empiezas a tomar zumo de apio. Si entiendes cómo se está beneficiando tu cuerpo te resultará más fácil seguir adelante hasta el final.

Alteraciones del estado de ánimo

Irritabilidad, frustración, agitación: puede resultar un poco desconcertante tener estas emociones cuando el zumo de apio te está dejando la piel brillante, te está dando más energía y te está liberando de tus dolores y molestias. No te preocupes. Si te sientes un poco decaído, triste o deprimido después de haber bebido zumo de apio, a pesar de todos sus beneficios

maravillosos, se trata de una reacción de curación normal y temporal. Tal vez estés sintiendo el efecto depurador que se produce con la muerte de las bacterias y los virus y con la eliminación de los venenos. También te puedes estar limpiando de emociones: esto suele acompañar a la depuración de los alborotadores. El estado de ánimo empezará a mejorar a medida que sigas curándote.

También puede producirse decaimiento del ánimo cuando una persona toma zumo de apio como sustitutivo de una comida. De entrada, al pasarse horas sin comer le irá bajando el nivel de azúcar en sangre. Además, al pasarse una mañana habiendo tomado solo zumo de apio se producirá una eliminación de toxinas más rápida y más desordenada, cosa no recomendable, y esa limpieza acelerada puede producir más malhumor. Recuerda: después de haberte bebido tu zumo de apio de la mañana, espera de 15 a 20 minutos, idealmente 30 minutos, y tómate una fuente de calorías curativa como es la fruta. (Y recuerda esto también: ¡no tengas miedo a la fruta!).

Dolores de cabeza y migrañas

Este es un caso más en que el primer paso es preguntarte si habías tenido antes estos síntomas. ¿Se trata de una cosa habitual? ¿Habías tenido dolores de cabeza de vez en cuando? En tal caso, es posible que el zumo de apio haya *desencadenado* el dolor, aunque no haya sido su causante. Lo más probable es que tus migrañas frecuentes se deban a los metales pesados tóxicos, a una infección bacteriana o vírica leve o a que tienes el hígado sobrecargado de toxinas. Cuando te encuentras con una fuerza curativa como es el zumo de apio, es fácil que esta te desencadene unos síntomas que has estado teniendo con regularidad, porque pone en movimiento a los alborotadores para hacerlos salir de tu cuerpo. Por ejemplo, cuando el zumo de apio empieza a matar a los microbios de tu organismo, si tú ya eres sensible a las migrañas, esto te puede desencadenar otra migraña. Pero estarás avanzando por el buen camino, por el camino de liberarte de tus síntomas ayudando a curarte el hígado estancado, la carga de metales pesados tóxicos o la infección vírica o bacteriana que son la causa subyacente de tus dolencias.

Si no habías tenido en tu vida un dolor de cabeza ni una migraña y te da la primera cuando empiezas a tomar zumo de apio, tampoco será su causa el zumo; ha dado la casualidad de que aquel día has bebido zumo de apio y, como es una cosa nueva para ti, le echas la culpa. Piensa qué otros productos alimentarios podrían haberte provocado el dolor de cabeza. Un posible culpable sería el glutamato monosódico disfrazado de «aromatizante natural» en una bolsita de infusión de hierbas. O quizá haya sido una taza de café con un poco de cafeína de más. Otro factor importante es la deshidratación. Son muchos los elementos que pueden contribuir a la aparición de dolores de cabeza o de migrañas. Y el zumo de apio no es uno de ellos. Vuelve a probar el zumo de apio un día en que evites estar deshidratado y tomar aditivos alimentarios y alimentos que no suelas consumir.

Erupciones, picores y brotes cutáneos

Si se trata verdaderamente de una reacción aislada (y no de un problema cutáneo debido a un nuevo tipo de café que has probado, a un nuevo alimento fermentado que has comido por primera vez, a los pesticidas del jardín de tu vecino que te ha llevado el viento, a una ropa nueva que te has puesto sin lavarla antes, o a otros factores similares), y si solo la puedes relacionar con el zumo de apio, debes empezar por asegurarte de que no estás tomando el zumo de apio en una zumería donde laven las frutas y hortalizas con una gota de cloro o de lejía. Algunas zumerías y tiendas de alimentos naturales tienen esta costumbre, que no es buena para tu salud; por tanto, no dudes en preguntar cómo te están preparando el zumo de apio; y, si aplican esta técnica, búscate otro sitio. Por otra parte, si estas yendo a una zumería en la que emplean apio convencional, y no de cultivo ecológico, casi es mejor que te consigas algo de apio convencional, si es el único tipo que puedes encontrar o que puedes permitirte, y que te prepares el zumo tú mismo, porque entonces estarás seguro de que lo lavas bien para evitar cualquier exposición a los pesticidas.

Si has descartado todo lo anterior y no has estado expuesto a nada nuevo ni irritante que podría estarte provocando el picor o la erupción cutánea, eso significa que tienes una gran variedad de alborotadores que se te han acumulado en el hígado, y que ahora el zumo de apio te los está limpiando, lo cual es parte de su tarea. Entre estos alborotadores puede haber residuos víricos tales como subproductos, neurotoxinas y dermotoxinas. Estas últimas afectan especialmente a la piel cuando salen a la superficie a través de ella. Las sales de clúster de sodio del zumo de apio también se abren camino a través de la dermis, donde ayudan a neutralizar y a eliminar estos venenos cuando están en la piel.

Estreñimiento

El zumo de apio no produce estreñimiento. Si tienes retrasos, se trata de una de esas ocasiones en las que debes ponerte a buscar otra explicación de las causas. ¿Estabas ya estreñido cuando empezaste a beber zumo de apio? ¿Estás comiendo los alimentos no productivos que se citan en el capítulo 8? ¿Estás pasando por unas pruebas emocionales que te han hecho un nudo en el estómago? El zumo de apio puede ayudarte, con el tiempo, a aliviarte el estreñimiento reduciendo la inflamación crónica o aguda que se puede estar produciendo dentro de tu tracto intestinal. La inflamación intestinal tiende a provocar la desaceleración de los movimientos peristálticos, produciendo episodios de estreñimiento. El zumo de apio ayuda a resolver este problema.

Frío o escalofríos

El zumo de apio ejerce sobre el cuerpo un franco efecto refrescante positivo. Cuando lo bebes estás administrando a tus células y a tus órganos una transfusión casi instantánea de nutrientes y de compuestos fitoquímicos. Al recibir tu cuerpo lo que necesita, goza de un momento de alivio. Este efecto calmante tiene un efecto refrescante, porque tu cuerpo ya no tiene que trabajar ni que luchar tanto. Cuando esto sucede, puede que sientas un leve escalofrío, y es una señal de curación que se produce cuando el zumo de apio alimenta todas las células de tu organismo. Si te es posible, es buen momento para acomodarte en el sofá con una manta durante cosa de un minuto, para calentarte mientras el zumo de apio hace su trabajo de curación.

Otro motivo por el que puedes sentir algo de frío cuando bebes zumo de apio es que este produce una reacción depuradora instantánea al limpiar los venenos y las toxinas del tracto intestinal. Cuando los alborotadores se neutralizan y entran en el torrente sanguíneo para ser eliminados pueden provocar un leve escalofrío.

Por último, la mayoría de la gente tiene el hígado extremadamente caliente, porque está desequilibrado y lento. El zumo de apio refresca el hígado al instante, y esto puede provocar una fluctuación de la temperatura corporal.

Hinchazón abdominal

Lo más frecuente es que el zumo de apio alivie la hinchazón abdominal en vez de provocarla. Pero si una persona tiene el hígado lo bastante tóxico, estancado y lento, y tiene también en el tracto intestinal un número suficiente de bacterias no productivas, entonces puede sufrir algo de hinchazón cuando el zumo de apio mate a las bacterias y revitalice el hígado. Lo más probable es que esto suceda al beber una cantidad más elevada de zumo de apio, que tiende a producir una limpieza más profunda. Normalmente, la persona que sienta estos efectos no tardará en observar que el zumo de apio le está ayudando a reducir la hinchazón abdominal.

Náuseas y vómitos

Unas leves náuseas después de haber bebido zumo de apio pueden ser indicativas de un cierto efecto de curación por la muerte de los patógenos y la eliminación de toxinas.

Si tienes vómitos después de haberlo bebido, lo más probable es que esto indique que has estado expuesto a alguna otra cosa que no tiene que ver con el zumo de apio. Hay millones de personas que beben zumo de apio en todo el mundo. Es posible que un pequeño porcentaje de las mismas contraigan casualmente una intoxicación alimentaria o una gripe estomacal, o que estén expuestas a una sustancia tóxica. Esto quiere decir que habrá un pequeño porcentaje de personas que tengan vómitos el día que han bebido zumo de apio. Como el zumo de apio parece una cosa fuera de lo común, se le tiende a echar la culpa.

Si te cuentas entre esas pocas personas que lo tenían todo en perfecto estado (no tenías el estómago sensible, ni virus, ni habías estado expuesto a productos químicos) hasta que te bebiste el zumo de apio, y tuviste vómitos justo después de habértelo bebido, puede haberse tratado de un reflejo faríngeo provocado por una partida de apio especialmente fuerte y amargo. Esto se da, sobre todo, cuando se trata de una partida de apio con muchas hojas que procede de una granja local o de un mercado local de agricultores, o que hayas cultivado tú mismo, con las hojas en abanico como la cola de un pavo real. Si preparas el zumo con más hojas que tallos (cosa que no recomiendo, como dije en el capítulo 4), quizá obtengas una dosis de zumo muy astringente, cuyos alcaloides te desencadenan el reflejo faríngeo si tienes sensibilidad.

Aunque es más raro todavía, es posible que tengas en el duodeno un montón de ácido y de bacterias u otros microorganismos que no deberían estar allí (como un *H. pylori* que no te han diagnosticado), y que el zumo de apio les produzca una muerte instantánea. Yo llamo a esto *efecto die-off radical*: en esencia, una gran cantidad de bacterias o de otros microbios estallan al mismo tiempo, y esto puede activar al nervio vago, con lo que se produce el vómito. Es rarísimo que una persona tenga esa cantidad de bacterias y, al mismo tiempo, la sensibilidad necesaria para que se produzca esta reacción.

Olor corporal

Una reacción de curación habitual al zumo de apio es el aumento del olor corporal. Este olor puede producirse en cualquier parte de la piel, y no solo en las axilas. Se debe, en parte, al estado lento y estancado en que se encuentra el hígado de todos en mayor o menor grado; cuando

el hígado recibe los componentes del zumo de apio, dicho órgano puede liberar una cantidad mayor de toxinas que salen hasta la superficie en la piel. El zumo de apio también dispersa el amoniaco procedente de las proteínas putrefactas y de las grasas no digeridas que están en el intestino delgado y en el colon. Y a medida que el zumo de apio viaja por el tracto digestivo y por el sistema linfático, puede ir purgando y expeliendo multitud de venenos y de toxinas. Al mismo tiempo, el zumo de apio dispersa bolsas de adrenalina que se segregó en situaciones estresantes y que nuestros órganos se han guardado, y esta adrenalina vieja también empieza a salir por la piel. Algunas de estas cosas, o todas ellas, pueden aumentar el olor corporal de una manera u otra. Cuando la persona va recuperando la salud con el zumo de apio, termina por producir menor olor corporal. El zumo de apio puede llevar a la persona, incluso, hasta el otro extremo de la escala, en el que se le advierte menos olor corporal o ninguno en absoluto.

Pérdida de peso

No todo el mundo quiere siempre perder peso. Si tienes el peso que consideras adecuado, o si estás falto de peso, no debes temer que el zumo de apio te haga perder masa corporal. Si el zumo de apio ayuda a perder kilos a las personas que tienen exceso de peso es porque les deja más sano el hígado. Un hígado sano conduce al equilibrio; te ayuda a dirigirte hacia donde debes estar, en el sentido que sea. Si estás falto de peso y no tienes sano el hígado, el zumo de apio no te hará perder peso.

El único modo en que el zumo de apio te puede hacer perder peso cuando no lo deseas es si empleas el zumo como fuente de calorías y como sustituto de las comidas. En tal caso, estás sustituyendo los centenares de calorías que te daría una comida completa por las pocas que te aporta el zumo de apio. Esta reducción prolongada de las calorías puede hacer perder más peso a una persona que tiene tendencia a perderlo. Recuerda: el zumo de apio es una medicina. No es un alimento. No te prives por error de las calorías que necesitas, empleando el zumo de apio como sucedáneo de un tentempié o de una comida completa.

Piel seca

Si estás tomando zumo de apio y observas que tienes seca la piel, hazte unas cuantas preguntas. ¿La has tenido seca antes? ¿Qué tiempo meteorológico hace? ¿Hace frío y has estado en muchos ambientes secos con calefacción? ¿Te estás bañando con agua con cloro? ¿Ha habido algún cambio en tu alimentación que te pueda estar produciendo la piel seca? Ten presente que quizá deba pasar algún tiempo para que los efectos de tu alimentación se reflejen en tu piel, de modo que no te limites a recordar lo que has comido de dos días a esa parte. ¿Ha cambiado algo en tu alimentación en los dos últimos meses? Si no hay ninguna otra explicación de que tengas la piel seca; si es la primera vez que la tienes, si no se explica por tu entorno en interiores o al aire libre, ni tampoco por nada que te hayas puesto en la piel o a lo que hayas estado expuesto tópicamente, y si has mantenido la misma dieta durante meses, entonces la piel seca puede ser señal de que el zumo de apio te está limpiando el hígado. Un hígado lleno de petroquímicos, disolventes, gasolina, perfumes, colonias, pesticidas, herbicidas, fungicidas, metales pesados tóxicos, fármacos del pasado y virus y patógenos no detectados empezará a limpiarse cuando bebas zumo de apio. Entonces se dirigirán hacia la piel muchas toxinas para salir del cuerpo, y el resultado temporal será una

posible sequedad de la piel, hasta que mejore el estado de tu hígado. Si bebes zumo de apio, a largo plazo puedes acabar teniendo la piel mejor que nunca.

Reflujo gastroesofágico

Cuando las personas desarrollan un reflujo gastroesofágico temporal, se debe a que el zumo de apio está matando a las bacterias y dando salida a las toxinas. El tracto intestinal está lleno a veces de hongos peligrosos, de patógenos y de grasas rancias, endurecidas e incrustadas en su revestimiento, con proteínas que se pudren dentro. Y también está, justo antes del duodeno, ese pequeño reborde que se puede quedar cubierto de lodos. Cuando eres joven, el lodo apenas existe. Con la edad, los residuos y desechos acumulados empiezan a pesar más sobre el reborde, produciendo una pequeña indentación en algunas personas que abusan de dietas con grandes cantidades de productos de origen animal, aunque contengan opciones aparentemente «más ligeras» como son los huevos, el pescado y los lácteos. Cuando se acumula un peso suficiente de residuos sobre esta indentación, se forma en el fondo del estómago una bolsita que acaba por contener materias viejas y descompuestas.

Cuando bebes zumo de apio, este baja por el canal alimentario y sus enzimas empiezan a trabajar sobre la mucosidad que acompaña a la presencia de todos estos alborotadores. Sus sales de clúster de sodio se ponen a atacar a las grasas viejas y rancias y a las toxinas, bacterias, virus y hongos, disgregándolos y matándolos. El zumo de apio también empieza a despejar el pequeño reborde de la entrada del duodeno y la pequeña bolsa de lodos viejos que lo acompaña. Llegado un momento dado, se produce una miniexplosión. El reflujo gastroesofágico puede deberse a esa explosión por la muerte vírica producida por la enorme labor de limpieza del zumo de apio. (En otros casos, algunas personas pueden sufrir un breve ataque de diarrea). Cuando hayas superado esto es probable que empieces a notar enormes beneficios curativos.

Sed

Si tienes una sed marcada después de haber bebido zumo de apio, esto se debe a que el zumo de apio está limpiando y eliminando los venenos y los está haciendo salir de tu torrente sanguíneo. Elige con prudencia los líquidos que bebas para saciar esa sed. Considera las opciones que te presento en el último capítulo, como el agua de limón y el agua de jengibre, para beberlas más tarde, cuando te hayas bebido el zumo de apio y hayas dado a tu cuerpo el tiempo necesario para procesarlo.

Sensaciones en la boca y en la lengua

Cuando se bebe zumo de apio es posible percibir diversas sensaciones en la lengua o en el resto de la boca. Pueden consistir en una impresión rara, un hormigueo o, incluso, una leve insensibilidad o quemazón, de carácter general o centrada en un punto concreto como las encías o la punta de la lengua. Esto indica la presencia en la boca de un nivel más elevado de bacterias o de toxinas y/o una cantidad elevada en la boca de amoniaco que procede de los alimentos que se pudren en el tracto intestinal, que emiten gases y que suben por el esófago. Cuando bebes zumo de apio, sus sales de clúster de sodio colisionan con estos visitantes intrusos, y es esta reacción la que conduce al hormigueo o irritación en la boca, o incluso en la garganta, si hay bacterias rondando por allí.

Si notas un sabor metálico u otro sabor raro después de haber bebido zumo de apio, y no los habías experimentado nunca, es que se está produciendo una reacción de depuración. Significa que te ha entrado en el hígado el zumo de apio y que está empezando a hacer salir a diversos alborotadores, desde pesticidas hasta disolventes, pasando por herbicidas, fungicidas y petroquímicos, así como los propios metales pesados tóxicos. El zumo de apio tiene también la capacidad de dar salida al material oxidativo de los metales pesados que se encuentra en los diversos órganos y tejidos del cuerpo. Algunas personas tienen metales pesados en el intestino, en cuyo caso el zumo de apio contribuirá a unirse a ellos y a expulsarlos del organismo. Cualquiera de ellos puede producir efectos sobre el sentido del gusto. Se tratará quizá de un sabor metálico o de otro gusto raro; esto varía en función de la mezcla tóxica particular de la persona.

LA HISTORIA DE TU CURACIÓN

Para atacar al zumo de apio se ha presentado el argumento de que las múltiples historias de curación de las personas que lo han aplicado a sus vidas no constituyen más que pruebas anecdóticas de su eficacia. ¿Y qué hay de las personas que están mejorando ahora mismo con el zumo de apio? De lo que no se dan cuenta esas fuentes que rechazan el zumo de apio es de que, al rechazarlo, están quitando validez a las historias de la gente. Están rechazando miles y miles de testimonios de recuperación de otras tantas personas. Esto es una falta de respeto hacia las personas que han padecido enfermedades crónicas. Da a entender que sus recuerdos de haber estado enfermos, de haberlo probado todo para mejorar y de haber encontrado por fin un remedio válido cuando adoptaron el zumo de apio no son de fiar por algún motivo.

No consientas que esta falta de respeto haga vacilar tu confianza en tu propio proceso de curación. Hay personas que empiezan a beber zumo de apio sin cambiar ninguna otra cosa y se sienten mejor. A otras personas el zumo de apio las lleva hasta un punto determinado, a partir del cual necesitan más información curativa procedente de esta misma fuente para seguir sintiéndose mejor.

Sea cual sea tu caso, has de saber que tus síntomas eran reales, que no eran imaginaciones tuyas, que no eran culpa tuya, que no los atrajiste con malos pensamientos y que no eran un castigo que te hubieses merecido por algún motivo. Como vimos en el capítulo 3, «Alivio para tus síntomas y trastornos», tus problemas de salud tenían unas verdaderas causas fisiológicas cuyo origen estaba en este mundo duro que habitamos.

Has de saber también que cuando empiezas a sentir una mejoría con el zumo de apio, eso es igualmente real. No vayas a dudar de tu recuperación porque hayas oído decir algo de «anecdótico». El mayor experto en tu salud eres tú mismo, y la historia de tu curación cuenta. Cuenta más de lo que te figuras. De modo que mantente fuerte. En estos momentos hay en alguna parte una persona a la que le hace falta oír contar tu historia para poder descubrir esta medicina que le cambiará la vida.

CAPÍTULO 7

Rumores, inquietudes y mitos

Las personas que han tenido dificultades de salud suelen tener el corazón puro y lleno de buenas intenciones. Saben lo que es sufrir. A veces han tenido la sensación de que la ciencia médica o el negocio de la medicina las han defraudado en su larga búsqueda de remedios. El zumo de apio responde a la perfección a su sinceridad y a su pureza de corazón. No tiene nada que ver con la moda de los zumos verdes; está muy por encima de ella. El zumo de apio es un regalo de los cielos, de Dios. O, si prefieres concebirlo de otra manera, es un regalo del universo. Es un regalo de la Madre Tierra.

Los que no saben lo que se sufre al verse limitados en la vida pueden reírse tranquilamente del zumo de apio. Cuando una persona solo ha padecido síntomas menores, pasajeros, le resulta facilísimo decir que esto no es más que otra moda tonta. Que no te afecten las burlas. Reírse del zumo de apio equivale, en cierto modo, a reírse de las personas que han tenido dificultades de salud. Equivale a arrancar este remedio de las manos de los que lo necesitan. Como dejamos sentado al final del capítulo anterior, es una falta de respeto para con las personas que ya se han recuperado gracias al zumo de apio, y

que son cada vez más. Equivale a decirles que no estaban tan enfermas como se creían en un primer momento y que no han encontrado una solución segura y natural con la que han recuperado la vida. Equivale a decirles que están equivocadas.

También equivale a poner en tela de juicio su corazón, su inteligencia, su discernimiento de la verdad y sus intenciones. Eso es muy doloroso. Es como arrebatarles a la fuerza su propia realidad. Es como si su duro trabajo y sus logros curativos no tuvieran importancia para el mundo. Es como si no hubieran sucedido.

Las personas con enfermedades crónicas se han esforzado a lo largo de las décadas para que las tomaran en serio. Con la llegada de la era de internet se las ha ido respetando un poco más, porque han tenido la posibilidad de ponerse en contacto entre sí y de unirse para ser más fuertes. Pero todavía no se las respeta lo suficiente. Actualmente caen enfermas un número abrumador de personas con síntomas intermitentes o crónicos que les reducen la calidad de vida, a una tasa de morbilidad que es la más elevada de la historia con diferencia. Los que no reconocen esta verdad, o no les impresiona, no son capaces de imaginarse lo que es padecer fatiga neurológica, dolor crónico o múltiples trastornos a la vez. No saben lo que es esperar durante años una respuesta, encontrar por fin un alivio y que entonces duden de él los negacionistas, que son escépticos porque procede de un hombre que ha estado recibiendo información médica de curación de una voz de arriba desde que tenía cuatro años.

Además de las bromas, un efecto secundario previsible del movimiento del zumo de apio son las tácticas del miedo. Las modas y las tendencias suelen estar apoyadas por el dinero. Y cuando están en marcha hay gente que gana más dinero con ellas. Las modas no tienen por qué funcionar; basta con que nosotros nos creamos que funcionan. El zumo de apio es distinto porque no es una moda; es perdurable. No lo inventó un sector económico para ganar dinero. Las zumerías no se convierten en negocios redondos a base de meter apio en una licuadora. Son difíciles de administrar, y el zumo de apio no se puede producir en cantidades industriales. Si el zumo de apio ha adquirido vida propia no ha sido por intereses económicos. Es porque ofrece lo que no ofrecen las modas de salud: resultados. Ha corrido la voz sobre el zumo de apio porque la comunidad del Médico Médium ha difundido el mensaje por todas partes cuando ha visto que daba resultado.

Dada su efectividad impresionante, va a sufrir ataques aquí y allá. Se suscitará el miedo, tanto sin quererlo como de manera intencionada, para que la gente no obtenga del zumo de apio lo que necesita. Esto se debe, en parte, a la desilusión. La gente ha oído contar o se ha dejado llevar por tantas falsas afirmaciones sobre la salud que ya no sabe en qué confiar. Cunde el escepticismo. La falta de confianza respecto del zumo de apio se debe, en parte, a su pureza. Es sencillo, es real y da resultado, y no tiene detrás más que buenas intenciones; y esto amenaza con poner en evidencia a otros «remedios» populares para la salud que no son tan puros, ni tan eficaces, ni tan honrados. No oirás que nadie ataque al caldo de huesos, ni al colágeno, ni a la kombucha, porque están protegidos por intereses creados. Se puede ganar dinero con ellos. El zumo de apio, por su parte, es una modalidad curativa propia y de espíritu libre que amenaza con derribar imperios. En última instancia, nadie puede controlarlo, ni apoderarse de él, ni impedirte que accedas a él.

Habrá quien *intente* controlar el zumo de apio. Habrá intentos de capitalizar el movimiento del zumo de apio. Muchos querrán crear sus propias variedades de zumo de apio mezclándolo con aditivos o convirtiéndolo en una pastilla, para así tomar el mando de la nave y arrancarle unos beneficios. Ahora mismo vas a leer por qué estos planteamientos no son eficaces. Lo único que se consigue con estas tácticas es, en último extremo, volver a llevar a la gente a la verdad profunda de que lo que da resultado es el zumo de apio puro. Es trascendental que conservemos la información curativa sobre el zumo de apio que se encierra en este libro. Algún día, esas mismas personas que lo desprecian o que lo distorsionan en el presente podrían acudir a él como respuesta a sus oraciones.

A continuación, vamos a disipar los mitos, los miedos, las inquietudes y los rumores que te pueden estar impidiendo que disfrutes de las bendiciones del zumo de apio.

ÁCIDO SALICÍLICO

El ácido salicílico, también llamado salicilato, es un mito más que se emplea como táctica del miedo para disuadir a la gente de probar los beneficios curativos del zumo de apio. La teoría de que hay individuos sensibles al ácido salicílico de las frutas y las verduras no ha sido demostrada por los investigadores y la ciencia médica. En todo caso, ni siquiera debe incluirse al apio en esta teoría. El zumo de apio es una medicina herbal que ayuda a revertir las sensibilidades alimentarias a los compuestos químicos que contraen muchas personas con el gluten, los lácteos, el maíz, los huevos y la soja. Los compuestos medicinales del zumo de apio liberan al organismo de toxinas, virus y bacterias, que, de entrada, son los principales responsables de las sensibilidades alimentarias.

ADITIVOS EN EL ZUMO DE APIO

Siempre está presente la tentación de complicar el zumo de apio mezclándolo con aditivos aparentemente sanos. Todo lo que reduzca la sencillez del zumo de apio es una mala idea. Todo intento de volverlo más «avanzado» o más «más» solo servirá para alterar lo que nos puede ofrecer el zumo de apio. Con todo, aunque llegue a correr la voz de que el mejor zumo de apio es el puro, de que al extraer la ofrenda nutricional compleja del apio en forma de zumo ya se ha transformado en oro para la salud, será imposible evitar que haya gente que dé rienda suelta a su alquimista interior e intente mejorar el zumo de apio añadiéndole otros ingredientes. «¿Qué podemos añadirle y cómo?», se preguntarán; porque es muy difícil hacerse a la idea de que la forma más curativa de este tónico es en su estado más sencillo. Será inevitable que se siga estudiando este supuesto problema durante los años venideros y que prosigan las campañas de aditivos. He aquí un par de ejemplos de lo que ya existe, que te presento para que sepas evitarlos.

Colágeno

El colágeno es uno de los aditivos más desastrosos que se pueden mezclar con el zumo de apio. Hay una gran confusión, en general, acerca del colágeno. El colágeno es un aspecto fundamental del cuerpo humano. Es responsable, en parte, de mantener intacta nuestra piel. Es una proteína importante para el tejido conjuntivo de todo el cuerpo. Si no tenemos colágeno sano podemos dar muestras de envejecimiento rápido y debilitarnos internamente. Pero esto no tiene nada que ver con *consumir* colágeno. Lo que necesitamos es, más bien, *construir* colágeno sano.

Uno de los mayores errores del sector de la medicina de nuestro tiempo es la moda de animar a la gente a que consuma suplementos de colágeno, con la idea de que este nos va a entrar en el sistema digestivo y de que, desde allí, va a ir a parar milagrosamente a nuestra piel y a nuestro tejido conjuntivo y va a suplir al colágeno humano. Esta es una de tantas teorías asociadas al antiguo sistema de creencias, de hace muchos siglos, según el cual si tenías un riñón enfermo, por ejemplo, debías comer un riñón de animal; si tenías el hígado enfermo debías comer hígado, y si tenías un ojo enfermo debías comerte un ojo de cordero. ¿Cuánto podemos avanzar con esas creencias? ¡Bien poco! Si creemos que comiendo suplementos de colágeno vamos a poder reemplazar el nuestro propio es que seguimos viviendo en la Edad Media.

Si los creadores de tendencias cometen este error es porque el sector de la medicina no tiene claro por qué se nos reduce o se nos debilita el colágeno, de entrada. Lo cierto es que el colágeno del que dependemos para nuestro tejido conjuntivo y nuestra piel se crea a partir de nutrientes que proceden de los alimentos vegetales: verduras de hoja, frutas e incluso tubérculos y rizomas. Si tenemos una carga tóxica elevada, esta se vuelve destructiva para dicho proceso. El debilitamiento del colágeno en todo tu organismo viene determinado por la cantidad de material patógeno que tienes flotando en la sangre y por lo tóxico que está tu hígado con alborotadores tales como los pesticidas, los herbicidas y los fungicidas.

Los pesticidas, los herbicidas y los fungicidas producen una reacción directa del colágeno, deteriorándolo y reduciéndolo. Los virus de la familia de los herpes (como los del herpes simple 1 y 2, el VEB, el herpes zóster, el citomegalovirus, los HHV-6 y HHV-7, y los HHV-10 al HHV-16, que están por descubrir) tienden a liberar una cantidad tremenda de neurotoxinas en el hígado y en otros órganos y glándulas. Algunos producen también dermotoxinas. Estas materias residuales saturan el tejido conjuntivo, con lo que se satura, a su vez, el colágeno. Los residuos víricos retrasan el desarrollo de nuevas células de colágeno a la vez que debilitan y disgregan el colágeno sano ya existente. Este proceso puede llegar hasta el punto de provocar trastornos del tejido conjuntivo. Si una persona tiene un contenido elevado de metales pesados tóxicos, esto puede amplificarle dichos efectos y dañarle todavía más el colágeno.

Esto no lo saben los investigadores y la ciencia médica, ni los vendedores de colágeno del mundo de los suplementos. No se dan cuenta de que la cuestión no se soluciona a base de consumir suplementos de colágeno, que, de hecho, la agravan. No se dan cuenta de que los suplementos de colágeno que consumimos se convierten en residuos en el tracto intestinal, porque allí no tienen que estar; y tampoco son residuos inocuos. Cuando una persona consume un suplemento de colágeno, este se convierte en combustible, pero no para el cuerpo ni para sus células. Se convierte en combustible para las células de los virus y las bacterias. Los suplementos de colágeno reducen las bacterias pro-

ductivas y alimentan a las bacterias no productivas. Los virus como el VEB se alimentan de los suplementos de colágeno animal. Este también sirve de alimento a otros microorganismos tales como los hongos, las levaduras y los mohos. Les ayuda a proliferar y a ampliar sus colonias. Ten mucho cuidado de no mezclar el zumo de apio con colágeno.

Si bien las células víricas que se alimentan de los suplementos de colágeno no liberan neurotoxinas como las liberan las células víricas que se alimentan de metales pesados tóxicos, no por esto resultan recomendables los suplementos de colágeno. Los virus no dejarán de crecer y multiplicarse con el suplemento de colágeno; crearán nuevas células víricas, y algunas de ellas se alimentarán de los metales pesados, con lo que al final habrá más neurotoxinas en cualquier caso. Una persona que tenga una enfermedad autoinmune, sobre todo si se trata de un trastorno autoinmune que curse con debilidad del tejido conjuntivo, no debe consumir suplementos de colágeno. Como he dicho a lo largo de toda la serie de Médico Médium, los virus son la causa de los trastornos autoinmunes. Los virus provocan también tumores, quistes, nódulos y múltiples cánceres, entre ellos el cáncer de mama y algunos cánceres cerebrales.

Como bien sabrás ya a estas alturas, cuando se toma zumo de apio solo, este disgrega las membranas de los virus y las bacterias, debilitando los cuerpos bacterianos de microorganismos tales como el *H. pylori*, el *C. difficile* y los estreptococos para poder matarlos. Destruye variedades peligrosas de hongos. Después, las sales de clúster de sodio del zumo de apio hacen la limpieza, neutralizando los residuos patógenos que flotan por el cuerpo y que obstaculizan a nuestro propio colágeno natural. Las sales de clúster también ayudan a neutralizar los pesticidas y los herbicidas del organismo y a desalojar los metales pesados tóxicos, desarraigándolos de los tejidos orgánicos, como los del cerebro, y llevando los metales pesados más cerca de la superficie, para que los vasos sanguíneos puedan hacer salir del cuerpo por completo a los metales pesados tóxicos. Estas sales de clúster de sodio también son responsables de entrar en la dermis y de hacer salir de la piel los venenos, lo que equivale a hacer salir a los mismos venenos que amenazan con destruir el colágeno natural de nuestras células de colágeno. Las sales de clúster se adhieren a las toxinas y a los venenos, neutralizándolos y haciéndolos salir del cuerpo. Después, con la técnica de consumir zumo de apio con el estómago vacío, puede prosperar el colágeno en el cuerpo. Pueden desarrollarse nuevas células, porque las sales de clúster de sodio amplifican la capacidad del organismo para crear nuevas proteínas y células de colágeno por todo el cuerpo.

En cuanto combinas en tu cuerpo el zumo de apio con un suplemento de colágeno, anulas los beneficios del zumo. Todas y cada una de las sales de clúster de sodio y de las enzimas del zumo de apio reaccionan negativamente con el suplemento de colágeno, como si fuera una toxina. En cuanto la mezcla de zumo de apio y colágeno te llega a la boca y al estómago, las sales de clúster de sodio del zumo de apio se unen al colágeno extraño e intentan librar al cuerpo de él por el tracto intestinal. El problema es que la presencia adherente del colágeno envuelve a las sales de clúster de sodio, absorbiéndolas mientras las sales están intentando neutralizar el suplemento de colágeno.

De entrada, el consumo de suplementos de colágeno no aporta ningún beneficio, por lo cual no existe ningún factor positivo que compense los factores negativos anteriores. El zumo de apio *sí* que produce unos beneficios increíbles, pero si lo mezclas con colágeno te los pierdes. El zumo se dedica entonces exclusivamente a

intentar sacar el colágeno extraño por el tracto intestinal. El suplemento de colágeno ni siquiera llega a la sangre; el organismo lo elimina como un residuo más. Todo colágeno extraño que consiga superar las paredes intestinales se envía al hígado, con lo que este órgano tiene un alborotador más del que ocuparse y que almacenar. Esto se parece un poco a lo que pasa cuando tomamos un suplemento de hiel de toro: lo único que gana con eso el hígado es el trabajo de limpiar un gran revoltijo.

La mejor medida que podemos tomar es ayudar a nuestro cuerpo a producir su propio colágeno (y su propia bilis). Tomar suplementos de colágeno no beneficia a la piel, ni a las articulaciones, ni al cabello ni a las uñas. Para ello necesitas antioxidantes, la vitamina B_{12} adecuada y el azufre que existe de manera natural en los vegetales, así como zinc, magnesio, calcio y sílice que se encuentran en los alimentos y en los suplementos. Estos son los elementos que te apoyan de verdad, junto con el beber con regularidad el zumo de apio puro y depurar tu hígado para liberarlo de su carga tóxica. Por mucho que hayas oído decir que los suplementos de colágeno te pueden ayudar con todo esto, debes saber la verdad: que esta es una teoría errónea, una teoría que solo sirve para aprovecharse de los consumidores.

Vinagre de manzana

Dada la popularidad del vinagre de sidra o de manzana (una popularidad que *no* se debe a que haya tenido un historial milagroso de ayudar a la gente a superar sus enfermedades crónicas), hay quien ha empezado a añadirlo a su zumo de apio. Esto ha sucedido sin que nadie se haya detenido a plantearse la verdad de que hay menos gente que se siente mejor después de consumir vinagre de manzana (VM) que gente que no se siente mejor. Si crees en el vinagre, entonces, sí: el VM es el más sano… en otros momentos. Pero no lo mezcles con tu zumo de apio. Es uno de los modos más rápidos de inutilizar por completo tu zumo de apio; el zumo no te aportará el más mínimo beneficio si está mezclado con VM. Se destruirán al instante las sales de clúster de sodio del zumo de apio, sus enzimas digestivas y sus hormonas vegetales. Su vitamina C dejará de ser aprovechable al instante. Se estropeará al momento toda la estructura del zumo de apio. A pesar de todo ello, seguirá promocionándose el añadir VM al zumo de apio como gran fuente de salud, y todo por intereses y programas económicos. No te dejes convencer por sus argumentos. Antes bien, recuerda que cuando el VM se mezcla con el zumo de apio, lo oxida al instante, estropeándolo. ¿Sabes lo que es abrir un cartón de leche y decir: «Ay, se ha estropeado»? Pues es el mismo caso. Conserva la integridad de tu zumo de apio y no lo mezcles con el VM.

AGUA

Sobre el tema del agua, si alguien te dice que beber zumo de apio es lo mismo que beber agua, has de saber que están lejos de ser lo mismo. El agua sí que posee electrolitos naturales, sobre todo si se trata de agua de buena calidad. Pero esos electrolitos aportan unos beneficios completamente distintos de los del zumo de apio. Esto no es como comparar peras y manzanas; es, más bien, como comparar peras y carne. El agua y el zumo de apio son dos sustancias completamente distintas. Solo la hierba medicinal que es el apio contiene las sales de clúster de sodio, las enzimas especiales y los oligoelementos concretos gracias a los cuales el zumo de apio es lo que es.

En lo que respecta a echar un pellizco de sal en un vaso de agua y pensar que es lo mismo o mejor, esto está más errado todavía. Si haces ejercicio y sudas mucho, y un entrenador, un gurú o un profesional de la sanidad te dice que te añadas sal al agua para volver a hidratarte, lo único que conseguirás con eso es deshidratarte más todavía. Añadir sal al agua equivale a deshidratarse a un nivel profundo. El zumo de apio *es hidratante* a un nivel profundo. Lo que necesitas verdaderamente después de haber hecho ejercicio es zumo de apio (además de una fuente de calorías; repasa el apartado «Consejos sobre el horario» en el capítulo 4). Y sin olvidar que ni siquiera la sal de roca del Himalaya ni la sal marina de la máxima calidad están a la altura del sodio beneficioso del apio. El zumo de apio y el agua con sal están en dos mundos distintos. ¿En qué mundo vives tú?

Por cierto, volveré a decir lo siguiente: mezclar el zumo de apio con agua no es buena idea; son tan distintos que chocan. Se produce una fricción entre ellos. Al añadir agua al zumo de apio se diluyen y se desactivan las sales de clúster de sodio, a la vez que se interfiere el trabajo de los oligoelementos y las enzimas, que se cuentan entre los aspectos más potentes del zumo de apio que nos ayudan a curarnos. El mismo efecto se produce cuando se añaden cubitos de hielo al zumo de apio. Si bien combinar agua con el zumo de apio no te hará daño, tampoco mejora el zumo de apio en ningún sentido, y en realidad destruye la capacidad del zumo de apio para curar el cuerpo. Así es: el agua afecta a todos los nutrientes del zumo de apio, desde los básicos como la vitamina K hasta su variedad singular de vitamina C; obstaculiza la distribución por el cuerpo de estos nutrientes e impide por completo que el zumo de apio nos ofrezca nada.

He aquí otra cuestión que conviene tener presente en lo que respecta al agua y al zumo de apio. Hay fuentes que afirman que si el zumo de apio hace que las personas se sientan mejor, no es más que porque se están hidratando con el agua que contiene. Estas fuentes afirman que el efecto tiene poco o nada que ver con el zumo de apio en sí. Esto representa un insulto involuntario a los enfermos crónicos. Es como decir a unas personas que han estado enfermas durante meses o durante años y han buscado la curación de muchas maneras distintas que no se les había ocurrido nunca beber más agua. El primer consejo que se da a muchas personas respecto de cualquier aspecto de la salud y del bienestar es que se mantengan hidratadas. Este consejo se encuentra en las revistas y lo dan tanto los asesores de salud como los médicos, y los pacientes les hacen caso. Van a todas partes con sus botellas de agua y se comprometen a beber agua por la mañana, por la tarde y por la noche.

Resulta casi inconcebible que las fuentes afirmen que el único motivo por el que los enfermos crónicos están recuperando sus vidas con el zumo de apio es porque este les aporta agua. Esto demuestra confusión y falta de experiencia y de entendimiento de lo que deben hacer a diario para sobrevivir las personas con síntomas y enfermedades crónicas. Sí, el zumo de apio tiene más contenido de agua que otras muchas fuentes; y, sí, su agua hidrobioactiva es beneficiosa. Pero no se trata de una simple cuestión de un contenido de agua que está haciendo que la gente mejore. Si fuera así, ya habrían mejorado todos los que han probado a beber más agua. También habrían mejorado atendiendo a los FODMAP (oligosacáridos, disacáridos, monosacáridos y polioles fermentables) y corriendo a poner a prueba todas las demás dietas de todo tipo que existen bajo el sol. (Dicho sea de paso, el zumo de apio ayuda a la persona a revertir una intolerancia a los FODMAP, contribuyendo a restaurar el hígado y

el tracto intestinal). Habrían mejorado gracias a las docenas de médicos que han consultado (desde convencionales hasta funcionales y alternativos) y con las decenas de miles de dólares que se han gastado en la búsqueda de respuestas.

Cuando estas personas recurren al zumo de apio y encuentran resultados, no es la primera vez que prestan atención a lo que introducen en su cuerpo, ni una mera señal de que han empezado a cuidarse. Se trata de personas que han estado muy apuradas, que lo han probado todo. Cuando adoptan por fin el zumo de apio, descubren que es lo primero que empieza a encauzarles la vida. Estas personas se merecen un respeto que se les está negando cuando se afirma que si se están curando es, simplemente, gracias al agua.

APIO EN TABLETAS Y EN POLVO

No vayas a creer que el apio en tabletas o en polvo te puede dar los mismos resultados que el zumo de apio fresco. Aunque existen algunas hierbas y frutas que te pueden beneficiar tomadas en seco o en polvo, estas presentaciones alternativas del apio son tirar el dinero y no te ofrecen nada de lo que puede hacer el apio. Mezclar polvos de apio seco con agua no te va a servir a ningún nivel. Ni siquiera es posible reconstituir el zumo de apio deshidratado y conseguir que dé resultados. De entrada, sus enzimas no estarán intactas. Además, las sales de clúster de sodio del zumo de apio trabajan en simbiosis con el agua viva que está suspendida en el apio. Y las sales de clúster también están vivas, de hecho. Ellas mismas constituyen un elemento viviente de la planta del apio; este es uno de los rasgos por los que las sales de clúster de sodio se distinguen de la sal común. Si las secas, no te podrán servir del mismo modo.

Ten cuidado. No caigas en la tentación de comprarte polvos caros elaborados a partir de apio o de zumo de apio con la esperanza de obtener el mismo efecto al mezclarlos con agua. No puedes esperar que el zumo de apio seco o deshidratado lleve a cabo todas las tareas curativas increíbles que realiza el zumo fresco. Eso es como tirar el dinero por la ventana.

Advierte también que a veces se emplean preparados que contienen apio en polvo para conservar la carne. Esto genera mucha confusión sobre la posibilidad de que el zumo de apio contenga nitratos y nitritos. Si estás preocupado por estas sales, consulta el apartado que habla de ellas en la página 143.

CUMARINAS

Si estás inquieto pensando en las cumarinas, puedes tranquilizarte. Cada manojo de apio contiene sus propios niveles de nutrientes y de compuestos fitoquímicos. Si recoges apio en un extremo del continente, puede tener unos niveles apreciablemente más elevados o más bajos de determinados compuestos que el apio recogido en un huerto del otro extremo del continente. Son muy variables, incluso, de una granja a otra, de un campo a otro, de una planta a otra, de una estación a otra y de un día para otro. Si llovió o no llovió, si se regó con agua de pozo, si hubo el sol suficiente, si hizo más calor o más frío o si el apio se plantó temprano o tarde, son factores que afectan todos ellos a lo que contiene un manojo de apio determinado por comparación con otro, aunque los dos hayan crecido cerca el uno del otro. Esto es completamente natural.

En lo que se refiere a las cumarinas, no podrás determinar nunca cuántas se encuentran en un vaso de 480 ml de zumo de apio. Las cumarinas no son tóxicas para el organismo.

Los investigadores y la ciencia médica creen que las cumarinas que están en otros alimentos pueden contribuir a estimular los leucocitos y a defendernos del cáncer. (No han examinado las cumarinas del zumo de apio). Lo cierto es que estos beneficios para la salud se deben al trabajo conjunto y simbiótico de diversos componentes de un alimento, y no solo a las cumarinas. Así es como funciona la cosa también con el zumo de apio: lo que nos brinda ese apoyo es la totalidad de la composición del zumo de apio. Cada uno de los componentes de un vaso de zumo de apio trabaja de manera simbiótica y sinérgica con los demás para contribuir a reparar y a restaurar a todos los niveles un sistema inmunitario deteriorado. Esta labor incluye la reconstrucción, el reabastecimiento y el rejuvenecimiento de todo el conteo de leucocitos, incluidos los neutrófilos, los basófilos, los monocitos, las células NK y otros linfocitos. Si bien todo lo que nos ofrece el zumo de apio hace esto de manera conjunta, entre los participantes más importantes se cuentan las sales de clúster de sodio que destruyen los virus para que descienda la carga vírica y el sistema inmunitario se pueda restablecer y mejorar rápidamente. Las sales de clúster también abaten a los virus que provocan el cáncer.

Las cumarinas reparan y restauran, específicamente, las células cutáneas dañadas en la dermis, y tienen la capacidad de proteger de las toxinas a la piel. Ayudan a prevenir las enfermedades cutáneas, los tejidos cicatrizados e incluso el cáncer de piel. Casi todas las cumarinas que consumimos se dirigen a la piel, hecho este que los investigadores y la ciencia médica no han descubierto todavía. Como el desplazamiento hacia otros órganos no es la vía primaria de las cumarinas, los temores de que las cumarinas del zumo de apio puedan causar daños al hígado o incluso bajar el azúcar en sangre no tienen fundamento. Cuando te bebes tu vaso de 480 ml de zumo de apio, las cumarinas que contiene se dirigen principalmente hacia tu piel.

EFECTO DIURÉTICO

¿Tiene efecto diurético el zumo de apio? Lo tiene, extremadamente suave, y es sano y seguro; por ello, no se debe evitar el zumo de apio por este motivo. No tiene nada que ver con el fuerte efecto diurético del café, el té negro, el té verde o el alcohol. He visto a personas a las que el médico les había dicho que evitaran los diuréticos pero que seguían tomando té verde porque creían que era bueno para la salud. El zumo de apio no es más diurético que el perejil, las espinacas, las manzanas y otras muchas frutas y verduras que necesitamos para nuestro bienestar. Su suave efecto depurador se debe a los oligoelementos minerales que contiene, porque todo lo que tiene un contenido elevado de minerales anima a tu organismo a que se descargue, ya que los oligoelementos tienden a unirse a las toxinas.

En el zumo de apio, los oligoelementos están asociados a las sales de clúster de sodio, y estas sales de clúster, en conjunto, son lo que se aferra a las toxinas. Cuando esto sucede, el cuerpo recurre a sus reservas de agua para descargarlas, y las sales de clúster se llevan a las toxinas a los riñones y a la vejiga para eliminarlas. Todo esto es por tu bien, y es muy distinto del modo en que funcionan los diuréticos malsanos. Si sigues temiendo que el zumo de apio sea demasiado diurético para ti, pruébalo en cantidades muy reducidas o mastica un tallo de apio y escupe la pulpa para que te entre un poco de zumo. Aunque así no obtendrás los beneficios que brinda el zumo de apio en cantidades mayores, no dejarás de recibir algunas de las virtudes curativas del zumo de apio a una escala menor, más difícil de reconocer.

EVACUACIÓN

Si has oído decir que el zumo de apio te puede volver rojas las heces, no lo creas. Tampoco las puede volver azules, moradas ni amarillas. Si consumes grandes cantidades de zumo de apio, lo más que puede hacer este es dar a tus heces un leve tono verdoso. El zumo de apio también puede dar salida a residuos de alimentos viejos que estaban atrapados en el tracto intestinal. Es posible que estos residuos tengan matices de diversos colores, aunque ninguno sería vivo ni llamaría la atención.

FIBRA

Algunas personas temen a veces que al reducir el apio a zumo y al separarlo de su fibra nos estamos perdiendo algunos beneficios de la planta. Como hemos visto en el capítulo 4, «Cómo hacer que el zumo de apio te dé resultado», al extraer el jugo del apio no estamos despojando a este de su nutrición vital. Lo que hacemos es desencadenarla. No es posible comerse la cantidad suficiente de tallos de apio y masticarlos todos hasta el grado que haría falta para que nos dieran lo que necesitamos. Eso sería demasiado agotador. Y esto tampoco se puede resolver tomando apio picado y metiéndolo en la mejor batidora del mercado hasta que esté todo lo batido que se pueda. Lo cierto es que la fibra (que algunas fuentes dicen que es una gran pérdida del apio cuando este se reduce a zumo, y que sigue estando presente cuando se bebe el apio batido sin haberlo filtrado) se convierte en un obstáculo para la capacidad del apio de ayudarte al máximo de sus posibilidades.

Los que desconfían de reducir el apio a zumo se basan en la teoría de que un alimento integral es, automáticamente, más útil. Pero las teorías sobre los alimentos integrales no tienen aplicación cuando estamos hablando de medicinas herbales. La fibra del propio apio impide el funcionamiento de sus sales de clúster de sodio y de otros componentes suyos. Fíjate en lo que se hace en el mundo de la farmacia y del herborismo: si se extraen los compuestos de las plantas medicinales es por un motivo. Para preparar una medicina herbal no siempre te interesa la totalidad de la planta. La mayoría de los herboristas no consideran que sea suficiente ni ideal para la mayor parte de los trastornos masticar y tragarse determinadas plantas medicinales. Tal como hacemos con tantas otras plantas medicinales, debemos extraer la medicina que se encierra en el apio (porque este es una hierba medicinal), y esto significa preparar *zumo* de apio. Si las sales de clúster de sodio, sus oligoelementos y sus enzimas no se extraen de la fibra del apio, esta los tiene absorbidos y, en esencia, los quema.

Las indicaciones descuidadas y las reglas inflexibles acerca de los alimentos integrales que se imparten en las clases y en las escuelas de nutrición no tienen nada que ver con la verdad acerca de cómo se curan los síntomas y las enfermedades crónicas con el zumo de apio. No existe ningún estudio clínico que respalde la afirmación de que el apio te sienta mejor cuando tiene intacta su fibra. Lo cierto es que, con el apio, cuanto más, mejor. Al extraer el zumo del apio no solo se accede a una nutrición potente, sino que, al retirar al apio su fibra, puedes consumir más zumo, y eso es esencial para tu bienestar.

No pretendo con esto despreciar los tallos de apio ni la fibra. El apio es, de suyo, estupendo para ti. Comiendo apio puedes obtener todavía algunos (aunque no todos) de sus antioxidantes, flavonoides, folatos y vitamina C, y su fibra aporta algunos beneficios. Mantén en tu vida el apio y la fibra. Y, *además*, añade a tu vida

zumo de apio y tómatelo aparte del apio entero que te comes.

GOITRÓGENOS

Algunas verduras, hierbas y frutas contienen compuestos goitrogénicos. El apio no es una de ellas. (En cualquier caso, no debemos tener miedo a los goitrógenos. Se ha exagerado mucho este concepto. Puedes ver más información en *La sanación del tiroides*). Toda alusión a los goitrógenos, ya sea en relación con el zumo de apio o en cualquier otro sentido, no es más que una táctica del miedo que impide a la gente curarse.

HIBRIDACIÓN

Hay una teoría errónea sobre el apio según la cual debemos desconfiar de él porque procede de la hibridación agrícola. No te preocupes por ello. Los alimentos híbridos no son organismos transgénicos. Hace siglos que hacemos injertos y que creamos alimentos híbridos. Y ni siquiera son híbridas todas las variedades; algunas son autóctonas. Tenemos el derecho innato, otorgado por Dios, de hacer uso de los recursos que crecen aquí, y de ajustarlos a nuestras necesidades para sobrevivir en esta Tierra. La hibridación es un proceso natural; lo único que hacemos nosotros es ayudarle para que pueda aportarnos más para nuestro bienestar. Casi todos los alimentos que consumimos son híbridos, y siguen conteniendo la nutrición y el valor que poseían hace mucho tiempo, cuando se encontraban en su forma primitiva, hace siglos o incluso milenios.

Las frutas y las verduras híbridas, como el apio, no son ácidas ni venenosas para el organismo. Muy al contrario. El zumo de apio elimina los ácidos, deshace la acidosis, devuelve al cuerpo la alcalinidad, mata los microorganismos patógenos que son venenosos para el cuerpo y retira del hígado los pesticidas, los herbicidas y otras muchas sustancias tóxicas.

Si una institución, una fundación, un grupo o un panel de personas influyentes en el terreno de la medicina alternativa se forja un sistema de creencias según el cual el apio es venenoso para el cuerpo, estarán cometiendo un grave error que puede impedir la curación de miles de millones de personas. Las variedades híbridas normales de apio ecológico que se encuentran hoy día en las tiendas son suaves para el cuerpo, delicadas, alcalinas, limpiadoras y curativas. Las variedades autóctonas de apio suelen ser demasiado astringentes, potentes y abrasivas. Aunque no te pueden hacer daño (solo pueden ayudarte a curarte), resultan menos sabrosas porque son mucho más amargas, y así acabas consumiendo menos. La realidad es que cuanto más sabroso sea tu apio, más zumo beberás, y más beneficios recibirás.

NITRATOS Y NITRITOS

El apio y el zumo de apio no pueden contener ningún nitrato que esté activado ni que sea dañino a menos que el apio se haya oxidado o se haya deshidratado. Los nitratos que aparecen de manera natural en el apio no existen mientras el apio o el zumo de apio recién extraído no se hayan oxidado. Cuando el apio o el zumo de apio recién extraído se oxidan, sí puede aparecer un nitrato de manera natural, que es lo mismo que pasa cuando se oxida cualquier otra hierba, verdura o fruta. Pero ten presente que este nitrato que aparece de manera natural no es dañino para nada, de ningún modo, y hasta puede ser beneficioso. El apio en polvo y el zumo de apio en polvo están oxidados, de modo que pueden contener nitratos naturales que se

han formado con el proceso de oxidación. Pero no son nitratos dañinos.

Estos no son de la misma variedad de nitratos que se consideran irritantes para algunas personas. Es importante saber que no todos los nitratos son iguales, del mismo modo que no todas las personas son iguales, ni toda el agua es igual, ni todo el azúcar es igual, ni todas las proteínas son iguales. Por ejemplo, el gluten es una proteína completamente distinta de la proteína de la carne o de la proteína de los frutos secos. Además, los nitratos que aparecen de manera natural y que pueden desarrollarse en una forma oxidada del apio, como son el apio en polvo y el zumo de apio en polvo, no son iguales a los nitratos dañinos que se añaden a la carne y a otros productos de todo tipo.

Los nitratos son distintos de los nitritos; no son lo mismo. Ni siquiera el apio en polvo, que sí contiene nitratos naturales, es fiable como método para conservar alimentos tales como los encurtidos o la carne, porque no contiene nitritos. El zumo de apio recién extraído tampoco contiene nitritos. Nada de lo que existe de manera natural en el apio y en el zumo de apio es dañino. Lo mismo puede decirse del apio en polvo puro y del zumo de apio en polvo puro. Pero la confusión procede de lo siguiente: una empresa que elabora apio en polvo, zumo de apio en polvo o sales de apio, o que los utiliza para preparar otro producto, puede añadirles nitratos dañinos. Al apio se le achacan injustamente los nitratos dañinos que se encuentran en las carnes y en otros productos tratados con conservantes, cuando la verdad es que se trata de un caso clásico de contaminación del apio por haberle añadido aditivos. Tu zumo de apio recién extraído no puede contener nitratos dañinos a menos que se los añadas tú mismo.

Si no bebes zumo de apio fresco porque crees que contiene nitratos o nitritos dañinos, te perderás la oportunidad de curación única que te puede aportar el zumo de apio fresco (que no contiene nitratos ni nitritos).

OXALATOS

No te preocupes por la presencia de oxalatos (ácido oxálico) en el zumo de apio. El mito de que determinadas verduras de hoja verde y hierbas como el apio tienen un contenido elevado de oxalatos y que, por tanto, son dañinas, es completamente erróneo. Este mito impide a muchas personas obtener los nutrientes potentes y necesarios y las propiedades curativas que podrían aportarles ciertos alimentos a los que se atribuye un contenido alto de oxalatos.

Los oxalatos no son tan problemáticos como se cree. Todas las frutas y verduras del planeta contienen oxalatos. Los oxalatos de cada alimento son completamente distintos de los demás. Por ejemplo, los oxalatos de una ciruela son muy distintos de los que se encuentran en un trozo de queso. En este terreno de las investigaciones y la ciencia médica no se invierte dinero; por ello, las comunidades médicas no saben realmente cómo reaccionan las diversas formas de oxalato, cómo se relacionan con el cuerpo ni cómo se acumulan en él. Las afirmaciones de que debemos desconfiar del zumo de apio a causa de los oxalatos no están ni fundadas ni demostradas. En realidad, estos alimentos no nos hacen ningún daño. Antes bien, nos aportan unos fitoquímicos, vitaminas, minerales y más cosas que son fundamentales y curativas.

La gran diversidad de nutrientes en las verduras de hoja y en el apio, supuestamente altos en oxalatos, se cuentan entre los más beneficiosos que tenemos disponibles. Los investigadores y la ciencia médica no han descubierto todavía que las frutas, las hortalizas, las verduras de hoja y las hierbas aromáticas contienen unos antioxalatos que impiden que los oxalatos nos provoquen esos daños que afirman las modas modernas que nos causan. Los oxalatos están generalizados, nos guste o no. Y también lo están los antídotos a los oxalatos. Si hay un alimento que se opone a los temidos efectos de los oxalatos, ese es el zumo de apio. La creencia común es que los alimentos con un contenido alto en oxalatos producen cálculos renales y biliares. Pero ¿cómo es posible que el zumo de apio provoque algo de esto si en realidad ayuda a *disolver* los cálculos renales y biliares? El problema del ácido úrico en los riñones no se debe a los oxalatos. Son ciertas proteínas las que producen los cálculos renales y la gota, empantanando el hígado.

La gente también desconfía de las espinacas por los rumores que corren acerca de los oxalatos. Yo he sido testigo, durante décadas, de cómo las espinacas devolvían a las personas la vitalidad, las rejuvenecían y las ayudaban a recuperarse de sus síntomas y enfermedades crónicos. No renuncies a unas herramientas de curación valiosas como son las espinacas y el zumo de apio por unas teorías equivocadas.

PSORALENOS

Otra táctica del miedo que se emplea para desincentivar el uso del apio es la de los psoralenos. Estos compuestos fitoquímicos, que se encuentran en casi todas las frutas, verduras y hierbas aromáticas, son útiles para el sistema inmunitario y para curarnos el cuerpo. Los psoralenos que puedan estar presentes en el apio son inofensivos. No provocan sensibilidades al sol ni dermatitis. En vez de ello, los psoralenos del zumo de apio ayudan a las personas a librarse de estos trastornos cutáneos y de otros, como vimos en el capítulo 3.

SODIO

Como ya hemos visto, el sodio que se encuentra en el apio no es el mismo sodio de los productos alimentarios; ni siquiera es el mismo de la sal marina celta ni de la sal de roca del Himalaya. No somos una sociedad baja en sal. Estamos inundados de sal en nuestra vida cotidiana. Si bien hay personas que la usan con prudencia, son una minoría. La mayoría de los restaurantes de todo el mundo se basan en la sal. Si no hubieras comido en toda tu vida alimentos con sal añadida y un día fueras a comer a un restaurante o probaras un aperitivo envasado, te quedarías impresionado por la cantidad abrumadora de sal que añadimos a los alimentos. Ahora mismo somos una cultura «salada».

¿Dónde va a parar toda esa sal que te comes? ¿Te sale del cuerpo con la misma facilidad con que te entró? No. Hasta la sal de mayor calidad de un tarro de salsa mexicana ecológica, o la de las gallegas deshidratadas o los frutos secos combinados salados más sanos, se guarda en las profundidades de las células, en las profundidades de los órganos, y se cristaliza allí. La sal se te incrusta, especialmente, en el hígado, porque el hígado intenta recogértela del torrente sanguíneo para evitar que enfermes por el uso excesivo de sal que solemos hacer casi todos a diario. La sal se queda durante años allí, en el hígado, y si no la limpiamos se vuelve tóxica. Una persona que se inquiete por el sodio que se encuentra en el apio debería inquietarse, más bien, por el bombardeo de sal que se encuentra en los alimentos envasados, en los platos de restaurante, e incluso en los platos de la cocina casera.

El sodio que se encuentra en el zumo de apio aporta alivio a todo esto. Nos proporciona un sodio que no solo no nos hace daño sino que nos ayuda. Cuando la gente se inquieta por el sodio del zumo de apio, lo que está diciendo en realidad es que no entiende lo que es el apio. Se trata de un supuesto a ciegas, sin ningún apoyo por parte de la ciencia ni de las investigaciones. Lo cierto es que el sodio del zumo de apio ayuda a soltar y a disgregar los depósitos de sodio tóxico del hígado y de otras partes del cuerpo, porque el sodio del apio es distinto. Las sales de clúster de sodio del zumo de apio expulsan del cuerpo los depósitos de sodio tóxico uniéndose al sodio tóxico y llevándoselo. Además, el sodio del zumo de apio es el que más necesita nuestra sangre y el que mejor puede aprovechar. A los neurotransmisores les sienta muy bien esta variedad de sodio, que está acompañada de los minerales y de los oligoelementos ideales.

Recuerda lo que dijimos en el capítulo 2: el zumo de apio no contiene los elementos componentes de los neurotransmisores en forma de electrolitos parciales, como los contienen otros alimentos (unos minerales que llegan a las neuronas por azar, en función de lo que come y bebe la persona); antes bien, el zumo de apio es el único alimento del planeta que ofrece electrolitos completos, activados y vivos. Hasta el agua de coco, que es una gran fuente natural de electrolitos, solo ofrece partes de los mismos. Lo mismo podemos decir de los productos electrolíticos artificiales: los fabricantes les añaden minerales basándose en simples teorías de la ciencia nutricional acerca de cómo se podrían elaborar unos electrolitos aprovechables. Estos productos ni siquiera se venden como buenos para las neuronas. Lo que nos suelen decir, en general, es más bien: «Es bueno para el cuerpo» y «Necesitamos electrolitos». El zumo de apio no solo contribuye a construir pieza a pieza los compuestos químicos neurotransmisores para favorecer a las neuronas, sino que brinda compuestos químicos neurotransmisores completos, que ya están formados, para reactivar los neurotransmisores debilitados y aportar a las neuronas el alivio definitivo. Cuando fluye la electricidad, pueden fluir libremente. El sodio beneficioso que se encuentra de manera natural en el zumo de apio forma parte integral de este proceso.

Yo suelo decir que ni el agua es toda la misma ni el azúcar es todo el mismo. Pues podemos añadir esto a la lista: la sal no es toda la misma.

LAS TÁCTICAS DEL MIEDO FUTURAS

Los rumores que acabamos de ver son relativamente menores. Prepárate. Yo preveo que, dada la inmensa labor de curación que está llevando a cabo el zumo de apio en todo el mundo, algún día se desencadenará un ataque mayor contra él, un ataque que superará con mucho los centenares de formas menores de duda y de negación de las diversas fuentes que afirman que no está sirviendo de nada a nadie. Cuando hay una fuerza que está curando a la gente a nivel mundial de esta manera (reduciendo las hospitalizaciones y ayudando a las personas a recuperarse antes de la gripe, de las intoxicaciones alimentarias, de las enfermedades mentales y de síntomas y trastornos que requieren tratamientos con fármacos), y cuando los investigadores y la ciencia médica no la abarcan y la industria farmacéutica no tiene modo de ganar dinero con ella, pueden darse intentos de sabotearla.

¿Cuándo llegará este ataque mayor? ¿Quién lo pondrá en marcha? No lo sé. Viene a ser una cuestión de libre albedrío. Yo sé que la emboscada viene de camino. Este intento de minar el poder del zumo de apio puede presentarse de muchas formas. Ya se ha tendido la primera trampa en forma de un rumor a pequeña escala según el cual el zumo de apio sienta mal tomado en exceso. Cuando salga a la luz este libro puede que ya haya intervenido una autoridad o un sector en el sentido de perpetuar la idea de que la gente debe limitarse, más bien, a un solo manojo de apio al día o cosa así, ya sea comiendo unos pocos tallos de apio con mantequilla de cacahuete o reducidos a zumo con un montón de verduras más. (Por cierto que el consejo de la mantequilla de cacahuete no servirá más que para potenciar la tendencia al consumo elevado de grasas, y si quieres saber por qué eso no está ayudando a nadie, consulta *El rescate del hígado*). Hasta es probable que se publique un documento en el que se asegure que se ha llevado a cabo un estudio, y que en este documento se recomiende a la gente que se abstenga del zumo de apio, sin que nadie se dé cuenta de que todo ese proyecto se ha financiado con el único fin de suscitar una gran inquietud.

Otra táctica que engañará a muchas personas bienintencionadas será la de la confusión de las pruebas anecdóticas de las que hablamos al final del capítulo 6, «Respuestas sobre la curación y la eliminación de toxinas». Es probable que suene cada vez con más fuerza la que parece ser la voz de la razón que dice que la curación de la gente debe estudiarse al microscopio para tener validez y credibilidad. Parecerá que es un mensaje protector y muy lógico, y estará pergeñado de tal forma que haga parecer que todo el movimiento del zumo de apio es absurdo y que no está en contacto con el rigor de la investigación científica. En la práctica, tomará el concepto de curación, lo meterá en una caja y dirá que el recuperar la salud con el zumo de apio no cabe en esa caja y que, por lo tanto, no es real. Esto aparecerá combinado con la confusión del placebo, es decir, con las afirmaciones de que cualquier beneficio que pueda aportar el zumo de apio se debe únicamente al efecto placebo. Si esto fuera así, el efecto placebo habría curado los problemas de la gente hace años, siempre que probaran cualquiera de las diversas técnicas o dietas sucesivas en su búsqueda de la salud, que parecía ser interminable. En vez de rendirse ante el número cada vez mayor de personas que recuperan su vida con el zumo de apio, las fuentes que se inspiran en las ideas de lo «anecdótico» y del «placebo» (a pesar de lo bien intencionadas que puedan llegar a ser estas fuentes dentro de su devoción a la medicina oficial) arrojarán dudas sobre la autenticidad de la curación de incontables personas. Esto será una regresión que nos llevará de nuevo a la mentalidad que dominaba en las décadas de 1950 al año 2000, cuando las personas que padecían enfermedades crónicas tenían que esforzarse mucho para convencer a sus médicos, y a veces también a sus familiares, de que estaban verdaderamente enfermas, cuando en demasiados casos se dudaba de ellas solo porque el sector de la medicina tardaba mucho tiempo en diagnosticar los problemas crónicos de salud o en descubrir sus causas. Esta regresión en el modo de tratar a las personas con enfermedades crónicas no hará bien a nadie.

Más adelante puede aparecer un grupo de presión subvencionado para suscitar el miedo con un problema inventado relacionado con el zumo de apio. Pueden aparecer dificultades en cuanto a la reglamentación del cultivo del apio, tales como tasas elevadas para los agricultores que obtienen grandes rendimientos, obligándoles a dedicarse a otros cultivos para salir adelante económicamente. Puede tratarse del bulo de que hay una partida de apio contaminado o envenenado. Aunque el apio en sí no haya causado el menor problema, cualquier rumor que se haga correr entre susurros con el fin de suscitar el miedo puede extenderse como un reguero de pólvora. O bien, es posible que se ataque a las semillas de apio, ya sea racionando obligatoriamente la provisión de semillas o creando semillas de apio transgénicas para sacarlas al mundo y que interfieran con el apio no contaminado. Sea cual sea la forma y el momento en que lle-

gue, recuerda lo que te digo: el ataque injusto va a llegar.

Si te digo todo esto no es para inquietarte, sino para prepararte. Si estás preparado, puedes ser fuerte. Cuando se publiquen noticias con la intención de asustarte para que no consumas zumo de apio, mantente firme. Piensa en la historia, que ya se remonta a varias décadas, de lo que ha hecho el zumo de apio para avanzar en la curación de la gente. Mira la historia que se está acumulando en estos momentos. Hoy día hay personas que viven y que están convencidas de que no vivirían si no fuera por el movimiento del zumo de apio. Sopesa esto contra los vendedores de miedo.

El zumo de apio no se puede pasar de moda porque no es una moda. Ni tampoco se perderá en el abismo del «¿Sabe alguien si esto da resultado?», en el que acaban hundiéndose muchas modas de salud. (La mayoría de las modas que no se hunden reciben el impulso de los fondos que les inyectan constantemente los inversores que procuran mantenerlas con vida). Sean cuales sean las tácticas con las que intenten minar tu confianza en el zumo de apio, recuerda: el zumo de apio da resultado. Esto se aprecia claramente. No permitas que nada te haga vacilar en tu confianza en la curación que has vivido con el zumo de apio. Cuando sigan llegando los rumores con el paso de los años, aprende a reírte de ellos y ten lástima de los que los propagan. No se dan cuenta de que su propio miedo, o su escepticismo, o su sentido de la competencia, no tendrá más efecto que impedirles vivir un milagro de curación de nuestro tiempo.

Los detractores que sacan nuevas maneras de reírse de la tontería que es el zumo de apio no se dan cuenta de que se están retratando a sí mismos. Y las fuentes que propalan las informaciones falsas acerca del zumo de apio tampoco son conscientes de que no están adoptando una postura tan bien documentada como ellos creen. No se dan cuenta de que al despreciar públicamente el zumo de apio (diciendo, por ejemplo, que ninguna verdura puede ser tan beneficiosa, sin darse cuenta de que el zumo de apio es una hierba medicinal) se están encasillando en un punto de vista que ya está superado. Están dejando para el día de mañana la prueba histórica de su escepticismo respecto de un movimiento de curación que está demostrando que es desbordante. La duda debió haber llegado en el año 2015, cuando se publicó mi primer libro, *Médico médium*, que tenía un apartado sobre el zumo de apio. Años después, ahora que el zumo de apio se ha popularizado a nivel mundial, ya es un poco tarde para decir que no da resultado. Aunque algunos intentos de desacreditar el zumo de apio merezcan cierta atención durante algún tiempo, no harán más que parecer cada vez más anticuados.

Si las dudas sobre el zumo de apio te irritan, recuerda lo siguiente: cuando una persona se dedica a combatir el zumo de apio, lo que está dando a conocer, en realidad, es lo perdida que está. Si esas personas se detuvieran a reflexionar, verían que en el fondo de su corazón no tienen el menor deseo de desacreditar a otras personas que, después de haber sufrido durante meses o años, ahora son capaces de levantarse de la cama, de cuidar de sus hijos o de volver a trabajar para ganarse la vida, gracias al zumo de apio. Los detractores no carecen de compasión. Sencillamente, están buscando, y en su búsqueda de la verdad de la vida están perdidos. Tú no estás perdido; tú has encontrado la verdad del zumo de apio, y la verdad del zumo de apio te ha encontrado a ti. Armado de esa verdad, puedes enseñar el camino a otros buscadores.

CAPÍTULO 8

Más orientaciones curativas

El zumo de apio puede ayudar a curar rápidamente muchos problemas. Además, está fuera de los sistemas de creencias alimentarias. Es inmune a los sistemas de creencias alimentarias. Está por encima de los sistemas de creencias alimentarias. Uno de los motivos principales es que el apio es una hierba medicinal, y el zumo de apio es una medicina herbal. Puedes introducir el zumo de apio con independencia de cuál sea la dieta que quieras seguir.

Dicho esto, yo soy el primero que te diré que el zumo de apio no es el no va más ni es la solución definitiva para muchas personas. Puede serlo para una persona que tenga un síntoma como el reflujo gastroesofágico leve. Un reflujo se puede curar para siempre con zumo de apio. En otros casos, el no va más y la solución definitiva es el zumo de apio dentro de un equipo de protocolos curativos. Con todo lo potente y poderoso que es el zumo de apio, es una herramienta más entre otras muchas que yo recomiendo.

Puede reinar cierta confusión. Cuando la comunidad del Médico Médium empezó a difundir la noticia del zumo de apio, su popularidad llegó a oídos de personajes influyentes que ni siquiera habían oído hablar de estos libros. Se ha empleado el zumo de apio para levantar plataformas sin mencionar siquiera su fuente, una fuente que ofrece otras informaciones trascendentales para restaurar la salud de los enfermos crónicos. Se ha empleado el zumo de apio para aumentar el número de visitas en internet. Esto es, a veces, una medida desalentadora que se lleva a cabo sin tener en cuenta la compasión hacia los que están enfermos. A veces, lo único que pasa es que un autor influyente se interesa mucho por el zumo de apio, cosa que celebro, pero no se da cuenta de que se está dejando algunas partes trascendentales. De una manera u otra, esta popularidad desbocada ha tenido como consecuencia que la etiqueta «zumo de apio», acompañada de fotos con colores verdes vivos, se ha extendido por el mundo sin ir acompañada del resto de la información curativa que debía acompañarla.

Es aquí donde estriba la confusión. Por ejemplo, una persona que padece SBID y empieza a beber zumo de apio porque ha visto un comentario popular en internet puede descubrir que los problemas intestinales no se le curan con la rapidez deseada. Esto se debe a que la fuente que le recomendó el zumo de apio no le dio las directrices dietéticas de apoyo adecuadas; o esa fuente le hizo, incluso, sugerencias erróneas, como la de que comiera muchos huevos, y estos le han alimentado el sobrecrecimiento bacteriano y le han frenado activamente la curación. El mensaje del zumo de apio se diluye con este tipo de contradicciones. Estas contradicciones pueden hacer que las personas que prueban el zumo de apio tengan la sensación de que ya están de vuelta y de que el zumo de apio no es más que otra promesa estéril; porque, al mismo tiempo que han introducido en sus vidas el zumo de apio, están siguiendo también unas orientaciones en función de las cuales consumen en abundancia artículos tales como el caldo de huesos, la mantequilla procedente de ganado criado con pastos y el café, y esto frena la curación. Es cierto que, incluso si toman en su dieta artículos que podrían estar alimentando a las bacterias causantes del SBID o al virus causante de otro trastorno, si siguen tomando zumo de apio podrán impedir, al menos, que el trastorno vaya a peor, o podrán sentir mejoría en otros aspectos de su salud. No es un todo o nada. Pero si el zumo de apio no está teniendo todos los efectos que tú deseabas, no lo dejes. Aplica estas recomendaciones para que tenga efectos todavía mejores. Una madre que tiene dificultades para sacar adelante su casa, para mantener su carrera profesional o para cuidar de sus hijos cuando le acaban de diagnosticar EM/SFC, esclerosis múltiple o la enfermedad de Lyme puede perder cinco años de su vida por dejar el zumo de apio. Habría bastado con que le hubieran dicho los alimentos que debe evitar, las recetas de cocina que puede preparar, los suplementos adecuados que debe tomar y las modas que no debe seguir para que el zumo de apio le hubiera demostrado todo su valor.

Si buscas unos resultados mejores que los que te da el zumo de apio sin más, puedes aplicar el zumo a tu vida acompañándolo de las orientaciones curativas adicionales de la serie Médico Médium. Eso es lo que han hecho muchos lectores que te han precedido para llegar a una situación mejor. Lo más habitual es que las personas que tienen trastornos más graves y crónicos necesiten ambas cosas. Como esta información procede de la misma fuente que el zumo de apio, todo funciona conjuntamente para proporcionarte una recuperación más avanzada. Yo aplaudo a todo el que tenga el valor suficiente de reconocer la fuente del zumo de apio. Aplaudo al que tenga el coraje necesario para ponerse del lado de los que padecen enfermedades crónicas y para reconocer el resto de la orientación curativa que procede de la misma fuente.

Para avanzar resulta útil saber qué se encuentra detrás de tus dificultades de salud, y por eso mismo he dedicado el capítulo 3 (y otras muchas partes de la serie Médico Médium) a exponer las causas de los síntomas y de las enfermedades. Cuando las personas no saben que su sufrimiento se debe a un virus o a otra causa oculta, y no saben qué es lo que alimenta o lo que vence a esa causa oculta, suelen renunciar demasiado pronto a seguir tomando el zumo de apio. Con eso se pierden una oportunidad de oro.

CONSEJOS DIETÉTICOS

¿Qué quiere decir, verdaderamente, que una persona diga: «Tengo que comer más sano»? En nuestros tiempos existen tantas definiciones distintas de lo que es comer sano que puede parecer imposible determinar cuáles son los mejores alimentos que te puedes poner en el plato y de cuáles debes abstenerte. Existen algunas respuestas evidentes: procura evitar los fritos y los postres dulces y come más hortalizas y verduras verdes de hoja. ¿Y la fruta? Es un tema polémico. El consejo más cierto es este: no la temas. Sus nutrientes son fundamentales para la curación. (Si con esto no te sientes lo bastante autorizado para comer fruta, consulta el capítulo de *Médico médium* dedicado al «Miedo a la fruta»).

Sea cual sea tu sistema de creencias sobre la alimentación, he aquí un consejo para favorecer la labor del zumo de apio en tu cuerpo: reduce en cerca de un cincuenta por ciento la cantidad de grasas dietéticas que consumes, mientras te llenas, en cambio, introduciendo en tu alimentación más de los que yo llamo *carbohidratos limpios fundamentales* (CLF). Entre los CLF se cuentan la fruta fresca, las patatas, los boniatos, la calabaza e incluso las gachas de avena.

Si haces una dieta basada en los vegetales, reducir tu consumo de grasas significa reducir la cantidad de frutos secos, semillas, mantequilla de cacahuete, otras mantequillas de frutos secos, aceites, aguacates, coco y aceitunas que consumes. Si tu dieta está más centrada en los productos de origen animal, procura comer menos carne de vacuno (aunque sea de reses criadas con pastos), pollo, pavo y pescado, a la vez que reduces las grasas vegetales. Procura evitar por completo los productos lácteos, el cerdo y los huevos (hablaré más de esto en seguida). Sea cual sea tu bando, intenta reducir a la mitad tu consumo de grasas, comiendo grasas solo una vez al día, por ejemplo, en vez de dos o tres veces al día, o no empezando a comer grasas hasta la hora de la comida del mediodía o más tarde. Y, repito, a falta de grasas, sustitúyelas con más CLF. Consume también más verduras verdes de hoja, como las espinacas, los canónigos, la lechuga mantequilla y de otras clases, las mezclas de lechugas, la rúcula, las hojas de diente de león, las hojas de mostaza y la col kale.

Estas medidas son vitales si quieres que las propiedades herbales del zumo de apio funcionen todavía mejor para reducirte los síntomas y los trastornos y mejorar tu salud. Y no son más que unas pocas de las recomendaciones que se encuentran en la serie Médico Médium. Oirás hablar a veces del «protocolo del Médico Médium». Lo cierto es que no existe un protocolo único. Existen diversos protocolos que puedes ajustar a tu medida, guiándote por tu propia experiencia acerca de tu situación de salud para elegir cuáles debes escoger. Para entender más a fondo cómo debes comer para tu problema de salud concreto (y por qué), consulta el resto de los libros de la serie Médico Médium.

LA ELIMINACIÓN DE LOS METALES PESADOS

Los metales pesados tóxicos son uno de los motivos principales por los que padecemos enfermedades en el mundo de hoy. Es indispensable que aprovechemos la ocasión de retirar de nuestros cuerpos estos metales pesados (entre ellos el mercurio, el aluminio, el cobre, el plomo, el cadmio y el níquel), sobre todo los que tenemos en el cerebro y en el hígado. El Batido para depurar metales pesados acompaña con mucha eficacia al zumo de apio en esta misión, brindándole más apoyo todavía para que lleve a cabo su tarea en el proceso de curación.

(No vayas a creer que debes beberte el batido al mismo tiempo que el zumo de apio; como siempre, debes tomarte el zumo de apio aparte de cualquier otro alimento y bebida. Como hemos visto en el capítulo 5, «La limpieza con zumo de apio», este batido es un desayuno excelente para tomarlo de 15 a 30 minutos después de haberte bebido el zumo de apio).

Esta receta del Batido para depurar metales pesados no se creó ayer. Se ha estado usando muchos años dentro de la comunidad del Médico Médium, y tiene una historia potente de resultados positivos. Es un elemento importante del modo en que la gente encuentra la curación. Los ingredientes de este batido actúan conjuntamente de una manera singular y segura para retirar de los órganos los metales pesados tóxicos y hacerlos salir del cuerpo. En esto se distingue de otros medios que se han aplicado a lo largo de los años para eliminar los metales pesados, unos métodos en los que se recogen torpemente los metales y se liberan después, cuando van circulando por el organismo, con lo que solo se consigue cambiar de sitio los metales pesados tóxicos en el organismo y provocar problemas adicionales. Los cinco ingredientes, que son los arándanos silvestres, el cilantro, el zumo de hierba de cebada en polvo, la espirulina y el alga dulse del Atlántico, funcionan como un equipo; desalojan los metales pesados tóxicos, los extraen y después los acompañan de manera responsable hasta hacerlos salir de tu organismo por completo. Encontrarás algo más acerca de esta labor de equipo depuradora en *Médico médium* y en *La sanación del tiroides*.

Y vamos a ver ya la receta, para que puedas sumarte al número creciente de personas que han descubierto el poder del Batido para depurar metales pesados:

RECETA DEL BATIDO PARA DEPURAR METALES PESADOS

Para preparar una ración

Ingredientes:

2 plátanos

2 tazas de arándanos silvestres

1 taza de cilantro

1 cucharadita de zumo de hierba de cebada en polvo

1 cucharadita de espirulina

1 cucharada de alga dulse del Atlántico

1 naranja

1 taza de agua

Pon los plátanos, los arándanos, el cilantro, el zumo de hierba de cebada en polvo, la espirulina y el alga dulse con el zumo de una naranja en una batidora de alta velocidad y bátelo todo hasta que esté bien ligado. Si deseas darle una consistencia más ligera, añádele hasta una taza de agua. ¡Listo para servir!

LOS ALIMENTOS NO PRODUCTIVOS

Hay alimentos que conviene evitar por completo si quieres alcanzar una curación óptima. Esto no tiene nada que ver con ningún sistema de creencias que dicte qué alimentos son «buenos» o «malos». Se debe, sencillamente, a que algunos de estos alimentos nutren a los virus y a las bacterias. Además, estos alimentos impiden que el zumo de apio te dé todos sus buenos resultados. Si no puedes vivir sin estos alimentos, todavía puedes beber zumo de apio sin hacer estos cambios. O prueba a evitar uno o dos de ellos y observa cómo te encuentras. Todavía notarás una mejoría de tu salud. Pero si lo que quieres es alcanzar una mejoría importante, prueba a prescindir de todos estos alimentos e ingredientes para que el zumo de apio te aporte resultados todavía mejores. Al evitarlos, reduces al mínimo las alteraciones de los compuestos fitoquímicos curativos trascendentales del zumo de apio.

- Huevos

- Productos lácteos, incluida la leche, el queso, la mantequilla, el yogur, el kéfir, el ghee y la proteína de suero

- Gluten

- Vinagre (incluido el vinagre de manzana)

- Levadura nutricional

- Alimentos fermentados

- Soja

- Maíz

- Derivados del cerdo, incluidos el beicon, las salchichas y el jamón

- Aceite de colza

- Aromatizantes naturales

HIERBAS Y SUPLEMENTOS

Probar los suplementos herbales es un paso opcional que va más allá de los consejos dietéticos anteriores. No es preciso que te aventures por el país de los suplementos si no lo deseas; beber zumo de apio, reducir el consumo de grasas y añadir CLF y verduras de hoja contribuirá a abordar todos tus problemas. Los suplementos son para personas que buscan algo más porque se encuentran en una situación que los tiene desconcertados, a ellos y a sus médicos. En mis libros *Médico médium*, *La sanación del tiroides* y *El rescate del hígado* encontrarás una gran riqueza de opciones de suplementos para síntomas y trastornos concretos.

Me preguntan constantemente cuál es la forma más efectiva de un suplemento determinado, y si tiene verdadera importancia cuál se emplea. Sí, tiene gran importancia. Entre los diversos tipos de suplementos disponibles existen diferencias sutiles, trascendentales a veces, que pueden afectar a la rapidez con que muere tu carga vírica o bacteriana, o si llega a morirse siquiera; a si tu sistema nervioso central se repara, y con qué rapidez; al ritmo en que se te reduce la inflamación, y a cuánto tiempo tardan en curársete los síntomas y los trastornos. Tu progreso puede depender de la variedad de suplemento que elijas. Por ejemplo, muchas tinturas herbales contienen alcohol, que interfiere los compuestos fitoquímicos de la hierba, alimenta a los patógenos tales como el virus de Epstein-Barr y a bacterias improductivas de todo tipo, y mata las bacterias buenas del tracto intestinal. Para acelerar tu curación debes usar suplementos del tipo adecuado. Por estos motivos tan importantes, en mi sitio web (www.medicalmedium.com) presento un directorio de las formas mejores de cada uno de los suplementos que recomiendo. Si quieres encontrar, por ejemplo, el mejor zumo de hierba de cebada en polvo, la mejor espirulina o la mejor vitamina C del mercado, los encontrarás en mi directorio.

AYUDAR A LAS SALES DE CLÚSTER DE SODIO

Cuando el intestino y el hígado están limpios y sanos, las sales de clúster de sodio pueden desplazarse de la manera más eficiente hasta el cerebro, la piel y otras zonas remotas del cuerpo. ¿Cómo consigues tener limpios y sanos el intestino y el hígado? Consumiendo a largo plazo el zumo de apio, en combinación con otros protocolos del Médico Médium. Todos ellos se favorecen mutuamente. Este es uno de los motivos por los que las personas que se han basado en las enseñanzas de esta serie para mejorar su dieta, reduciendo el consumo de grasas y comiendo más fruta, patatas, boniatos, calabaza y verduras verdes, suelen descubrir que el zumo de apio empieza a darles resultados todavía mejores: el cambio dietético les ha ayudado a reducir los patógenos, las mucosidades, las grasas rancias y las toxinas en el hígado y en el intestino, y esto a su vez les ha despejado el camino para que el zumo de apio realice mejor su cometido. Y de este modo estas personas se van sintiendo mejor todavía.

Por otra parte, las personas que tienden a preferir opciones «sanas» tradicionales, como añadir mantequilla al café, los batidos de proteínas y los huevos, pueden estar alimentando, sin saberlo, a virus como el del herpes zóster, el VEB, el citomegalovirus y el HHV-6, que se esconden en su hígado y en otras partes. Por eso, ciertas personas que tienen el hígado muy tóxico (lo que les deja la sangre sucia y espesa, con mucha grasa, así como muchos residuos viejos y podridos, grasas rancias y muchas bacterias en el tracto intestinal) y prueban por primera vez el zumo de apio pueden tener la impresión de que les produce cierta conmoción en el sistema. El zumo de apio induce una rápida reacción de curación cuando sus sales de clúster de sodio matan a las bacterias no productivas, las levaduras, los hongos tóxicos y los virus, y esto puede producir una breve diarrea. Al mismo tiempo, el zumo de apio está disolviendo a conciencia las grasas rancias que recubren el revestimiento del tracto intestinal, y es posible que esto produzca algo de reflujo gastroesofágico, pues se trata del recurso curativo más potente que ha consumido la persona hasta ese momento.

Cuando el zumo de apio empieza a llevar a cabo su tarea, si la persona le está ayudando, implantando también cambios de dieta, el hígado se va limpiando cada vez más y empieza a salir de su estado de estancamiento; el revestimiento intestinal se limpia; se reduce la carga patógena de virus y de bacterias, y la sangre ya no está espesa ni tóxica de grasas y venenos. Y si está aplicando, además, la eliminación de los metales pesados, se reduce el nivel de metales pesados tóxicos en su organismo. La persona que alcanza este estado de curación se encuentra ya en la situación en que las sales de clúster de sodio son capaces de hacer su trabajo de la mejor manera posible.

Una misión esencial de las sales de clúster de sodio es asociarse a los nutrientes y llevarlos al cerebro y a otras partes del cuerpo. Podemos imaginarnos que las sales de clúster son como una caravana que va dejando a gente por el camino. Solo que, en vez de gente, la caravana de las sales de clúster puede transportar y entregar diversos minerales, otros nutrientes y compuestos químicos procedentes de los alimentos. Pero si no dispones de una buena cantidad de glucosa en la sangre, te lo pierdes. Por eso es tan importante que incluyas CLF en tu alimentación. La fruta, la calabaza, las patatas y los boniatos te aportan glucosa de alta calidad, y esa glucosa se asocia a los compuestos químicos tales como las sales de clúster de sodio del apio y lleva caravanas enteras de sales de clúster de sodio hasta lo más hondo de los tejidos y de las células del cuerpo, e incluso hasta los órganos internos profundos.

Una dieta alta en grasas no es beneficiosa para acceder a este mecanismo curativo poderoso que nos ofrece el zumo de apio. Si haces una dieta cetogénica u otro tipo de dieta baja en carbohidratos, eso significa que estás funcionando a base de las calorías de las grasas y que tus reservas de glucosa se están reduciendo. Así te pierdes la oportunidad de que la glucosa lleve las sales de clúster allí donde se necesitan... y de que la glucosa sea la llave que abra las puertas para que las caravanas de sales de clúster de sodio entreguen sus nutrientes por todo el cuerpo. La buena noticia es que la mayoría de las dietas cetogénicas de nuestros tiempos incorporan azúcares, aunque nadie se da cuenta de ello. Debemos dar gracias al cielo porque el aguacate contiene una buena proporción de azúcares naturales, como también los contienen los frutos secos y las semillas, que se permiten en muchas dietas cetogénicas. Aunque de este modo resulta que las dietas no son

cetogénicas técnicamente, la consecuencia es que los individuos pueden acceder mejor a lo que les ofrece el zumo de apio. Sea cual sea la dieta que sigas, o aunque no sigas ninguna, reducir las grasas contribuirá a que todo esto funcione mejor.

La caravana de sales de clúster de sodio tiende a soltar los nutrientes rápidamente, dejándolos en el hígado o en el torrente sanguíneo. Determinados aminoácidos y minerales tienen más resistencia y son capaces de seguir montados en las sales de clúster de sodio hasta llegar al cerebro. Pero no siempre obtenemos estos aminoácidos y minerales de nuestra alimentación, sobre todo si estamos comiendo grupos de alimentos poco sanos. He aquí otro de los motivos por los que nos interesa adoptar en nuestra vida más medidas curativas, además de la de beber el zumo de apio. Si también atendemos a incorporar a nuestra dieta general variedad de frutas, otros CLF, hortalizas, verduras de hoja y hierbas aromáticas, entonces estaremos aportando a las sales de clúster de sodio del zumo de apio más nutrientes que podrán llevar hasta los tejidos del cerebro y de otros órganos, y con esto pueden mejorar mucho diversos trastornos. Se pueden potenciar los compuestos químicos neurotransmisores. Se puede reducir la tasa de muerte de las células cerebrales.

Si se lo permitimos, las sales de clúster de sodio se convierten en una parte trascendental de nuestra existencia. Son un universo de vida propio que se asocia a nuestra vida y nos ayuda a mantenernos aquí, en la Tierra, a largo plazo.

«El zumo de apio es sencillo, es real y da resultado, y detrás de él no hay más que buenas intenciones; y esto amenaza con poner en evidencia a otros "remedios" de salud populares que no son tan puros, tan eficaces ni tan legítimos».

Anthony William, Médico Médium

CAPÍTULO 9

Alternativas al zumo de apio

¿Qué hacer si no encuentras apio, ni zumo de apio, o si no puedes tomar apio? Paso primero: no asustarse. Son cosas que pasan. Ahora que hay tanta gente que se prepara zumo de apio, es bastante habitual que con tanta demanda se acabe el apio en las tiendas. También pasa a veces que no está de temporada o que los agricultores no dan abasto para cubrir los pedidos. Hay veces que el mal tiempo amenaza a los cultivos. No podemos culpar a los agricultores ni a los vendedores, y tampoco podemos desesperarnos pensando en nuestra salud. En vez de ello, vamos al paso segundo: recurrir a una alternativa. Las recetas de este capítulo te permitirán salir adelante cuando no tengas acceso al zumo de apio.

Si el motivo por el que no te puedes preparar tu zumo de apio es que estás de viaje y no tienes tu licuadora, antes de recurrir a estas opciones alternativas prueba a buscar algún establecimiento próximo donde sirvan zumos frescos. Quizá descubras que en una tienda de alimentos naturales de la localidad están dispuestos a prepárártelo. Si no lo consigues, al menos podrás comprarte unos tallos de apio, o llevarlos tú mismo en el viaje, y masticarlos. Aunque no ejerce-

rán los mismos efectos del zumo de apio, al menos mantendrán a tu cuerpo conectado emocional y espiritualmente con la planta del apio, a la vez que ayudan a tus células a recordar la experiencia del zumo de apio. Es una manera de dar a entender a tu cuerpo que no te has rendido, que lo único que sucede es que ahora estás de viaje. Si te sientes verdaderamente comprometido, puedes, incluso, masticar el apio y escupir la pulpa.

Como vimos en el capítulo 4, puede suceder que el apio te produzca una reacción alérgica, y entonces no te es posible en absoluto tomar zumo de apio. En tal caso, elige como base principal una de las recetas siguientes y comprométete con ella como si se tratara de zumo de apio. No dejará de aportarte muchos beneficios curativos, y con el tiempo hasta puedes descubrir que, al haberte curado el cuerpo, se te ha aliviado la alergia al apio.

Cuando no puedes tomar zumo de apio o no puedes conseguirlo por el motivo que sea y debes recurrir a una de estas alternativas, es buena idea que consultes, al mismo tiempo, otras informaciones curativas de la serie Médico Médium. Si después de haber leído el capítulo anterior sigues deseoso de conocer más detalles, lee los otros libros de esta serie. Allí podrás encontrar sugerencias de alimentos, más orientaciones dietéticas, suplementos, recetas e incluso meditaciones guiadas que te servirán para brindar a tu cuerpo un apoyo adicional a falta del zumo de apio.

Cuando leas las recetas siguientes, ten en cuenta que tu primera opción como base que sustituya al zumo de apio es el zumo de pepino. Se le aplicarían las mismas directrices: zumo de pepino puro, y no zumo de pepino y manzana, ni zumo de pepino y col kale, con todo lo ricas que puedan ser estas mezclas; ni tampoco zumo de pepino al que se haya añadido vinagre de manzana o hielo. La clave es el zumo de pepino solo. Si no dispones de pepinos ni de zumo de pepino, elige otra de las opciones alternativas.

RECETA DEL ZUMO DE PEPINO

Para preparar una ración

El zumo de pepino sigue el mismo principio que el zumo de apio: la sencillez. Para preparar 480 ml de zumo de pepino, equivalentes a una ración para un adulto, necesitarás lo siguiente.

Ingredientes:

2 pepinos grandes

Preparación:

Lava los pepinos y pásalos por tu licuadora preferida. Para obtener los mejores resultados, bébete el zumo inmediatamente, con el estómago vacío.

Si no tienes acceso a una licuadora, he aquí un modo alternativo de prepararlo:

Lava los pepinos, pícalos y pásalos por una batidora de alta velocidad hasta que estén bien batidos. Fíltralos bien (para ello resulta útil una bolsa de gasa de filtrar leche de frutos secos). Para obtener los mejores resultados, bébete el zumo inmediatamente, con el estómago vacío.

RECETA DEL AGUA DE JENGIBRE

Ingredientes:

Un trozo de 3 a 5 cm de jengibre fresco

½ limón (opcional)

2 tazas (480 ml) de agua

2 cucharaditas de miel cruda (opcional)

Preparación:

Ralla el jengibre sobre el agua y añádele, si lo deseas, el zumo de medio limón recién cortado.

Deja reposar el agua al menos 15 minutos, preferiblemente más tiempo. (Incluso puedes dejarla hasta el día siguiente, en la nevera).

Filtra el agua. Añádele miel cruda si lo deseas, y bébetela templada, fría o del tiempo, con el estómago vacío.

CONSEJO

- Como alternativa a rallar el jengibre, prueba a cortarlo en varios trozos pequeños y presionarlos con una prensa para ajos, que tendrá el efecto de una minilicuadora. Después, extrae la pulpa del jengibre de la prensa, pícala muy fina y añádela también al agua.

RECETA DEL AGUA DE ÁLOE

Para preparar una ración

Ingredientes:

Un trozo de 5 cm de hoja fresca de áloe

2 tazas (480 ml) de agua

Preparación:

Esta receta se basa en una hoja de áloe grande, comprada en tienda; se encuentran en la sección de frutas y hortalizas de muchos supermercados. Si empleas una planta de áloe de cultivo casero, lo más probable es que tenga unas hojas menores y más delgadas; por lo tanto, el trozo tendrá que ser más largo. De una manera o de otra, evita emplear la base de la hoja, que es amarga.

Abre cuidadosamente tu sección de hoja de áloe, cortándola como si fuera un pescado y quitándole la piel verde y las espinas. Extrae con una cuchara el gel translúcido y ponlo en la batidora.

Añade el agua a la batidora y bátelo de 10 a 20 segundos, hasta que el áloe se haya reducido a líquido por completo. Para obtener los mejores resultados, bébelo inmediatamente con el estómago vacío.

CONSEJOS

- Se pueden encontrar hojas de áloe frescas en la sección de frutas y hortalizas de muchos supermercados.

- Conserva el resto de la hoja de áloe envolviendo la parte cortada con una toalla húmeda o con plástico de envolver; se conserva hasta 2 semanas en la nevera.

RECETA DEL AGUA DE LIMÓN O DE LIMA

Para preparar una ración

Ingredientes:

½ limón o ½ lima

2 tazas (480 ml) de agua

Preparación:

Exprime sobre el agua el zumo de medio limón o lima recién cortado. Bébetelo con el estómago vacío.

CONSEJO

- Los limones y las limas se conservan bien en los viajes. Cuando vayas de viaje y eches de menos tu cocina, no olvides llevarte unos cuantos limones y limas para poder disfrutar de este tónico fresco aunque estés lejos de tu casa.

«La gente está mejorando, con independencia de lo que les digan los que no han tenido que enfrentarse nunca a la enfermedad. Millones de personas se están curando, están tomando el control de sus vidas y están presenciando milagros, con independencia de lo que les digan las almas perdidas que no comprenden. Están descubriendo que no es un sueño. Que es verdad».

Anthony William, Médico Médium

CAPÍTULO 10

Un movimiento de curación

¿Qué pasaría si millones de personas hubieran tenido que sufrir síntomas y enfermedades durante meses, años o incluso décadas? ¿Qué pasaría si lo hubieran probado todo (cambiar de dieta, modificar su estilo de vida, suprimir los alimentos procesados, tomar montones de suplementos, consultar a incontables médicos) y, después de todo eso, siguieran sin haber cambiado el rumbo de su salud? ¿Y qué pasaría si, después de haber estado enfermos tanto tiempo y de haber luchado tanto por curarse, encontraran por fin una respuesta que diera resultado? ¿No sería increíble? Una respuesta que los hiciera salir de la oscuridad. Una respuesta que los llevara hasta la luz por primera vez.

¿Y si fueran capaces de funcionar de nuevo, con menos dolor, capaces de aguantar una jornada normal, de recuperar sus vidas? ¿Y si pudieran sentirse como se sentían antes (o incluso mejor) y hubieran encontrado una nueva esperanza para el futuro, ahora que habían descubierto una cosa que daba resultado de verdad y que seguía dando resultado día a día, sin desvanecerse sin más? No estamos hablando de que una persona de cada cien se sienta un poco mejor un día al mes. Estamos hablando de miles,

de centenares de miles y de millones de personas que se recuperan, como si fuera un sueño hecho realidad.

¿Verdad que sería maravilloso? Pero ¿les creeríamos? ¿Creeríamos que habían exagerado su curación? ¿Dudaríamos de que hubieran estado tan enfermos en un principio? ¿Nos parecería increíble en el sentido literal, una cosa que no se puede creer? Pues bien, podemos plantearnos estas preguntas con toda sinceridad, porque existen, en efecto, millones (en realidad, miles de millones) de personas que están enfermas y que son incapaces de avanzar, y que lo han probado todo y no encuentran las soluciones. No se trata de una visión distópica de un futuro oscuro; es la situación en que nos encontramos hoy día. Y ahora, por fin, un número cada vez mayor de estas personas están mejorando.

La gente está mejorando, con independencia de lo que les digan los que no han tenido que enfrentarse nunca a la enfermedad. Con independencia de lo que les dicen los que no saben lo que es verse hundidos por un desafío de salud; los que no saben lo que cuesta aguantar toda la jornada mientras se sufren dolores físicos y emocionales, pero que aun así quieren ser influyentes en el terreno de la sanidad, al mismo tiempo que difunden, sin saberlo, informaciones erróneas; con independencia de lo que dicen estos, la gente está mejorando con el zumo de apio. Millones de personas se están curando, están tomando el control de sus vidas y están presenciando milagros, con independencia de lo que les digan las almas perdidas que no comprenden. Están descubriendo que no es un sueño. Que es verdad.

Con independencia de que nos guste o no, de que estemos deseando que desaparezca o de que nos parezca maravilloso, ese movimiento de curación del que has leído en este libro está teniendo lugar y no va a detenerse. Es un movimiento que nos brinda la rara oportunidad de resurgir de las cenizas de la enfermedad y curarnos. Ya es mayor que cualquiera de nosotros.

Tú puedes optar por ignorarlo, y yo respetaré absolutamente tu actitud. Estás en tu derecho. También puedes aceptarlo y aprovecharlo para curarte a ti mismo y a los que te rodean, y convertirte así en creyente. O incluso puedes optar por la vía intermedia: hacer la prueba tú mismo, ponerte más sano y protegerte y mantenerte sano durante los años venideros y preferir no proclamarlo públicamente. Sea cual sea el planteamiento que elijas, habrá millones que crean... y, más que creer, saben. Su conocimiento basta para iluminarte a ti.

Saben, porque antes no podían levantare de la cama. No veían con claridad. No oían bien. Aunque padecían grandes dolores, también estaban entumecidos por encontrarse atrapados por la enfermedad crónica, sin que nadie los viera ni los oyera, en demasiadas ocasiones. Y entonces empezaron a curarse, y se siguieron curando. Si su fe es tan luminosa es porque a ellos les dio resultado de verdad y ya no se encuentran atascados, desesperados, sin respuestas.

No solo ya no están desesperados sino que ya no necesitan tener esperanza. Ya no tienen que esperar que un día llegue algo que los salve. Ya llegó; ellos se asieron a ello con fuerza y se salvaron. Pasaron de la desesperación al «Ojalá funcione esto», y de ahí al «Me ha sentado bien. Ha dado resultado. Estoy mejorando. Estoy recuperando mi vida».

Recuerdo cuando yo, a una edad temprana, ofrecía zumo de apio puro a las muchas personas que lo necesitaban porque pasaban dificultades, e incluso penalidades, con sus síntomas y sus enfermedades. Recuerdo cómo veía que se recuperaban, que cobraban fuerzas y que se curaban. Recuerdo que yo pensaba: «Si una cosa da resultado, será perdurable». Me parecía perfectamente lógico que si el zumo de apio estaba dando resultado y la gente se estaba curando, el mundo debía saberlo y se iría extendiendo su uso con el tiempo.

Y, milagrosamente, el mundo ya lo sabe. Y no porque se haya promocionado con una gran campaña apoyada por recursos inagotables de dinero y de medios de comunicación. El movimiento ha salido de una fuente muy distinta: de la voz de cada uno de los individuos que han adoptado este milagro de curación, que lo han seguido y que se lo han transmitido a otros que se han encontrado por el camino. Ha sido un movimiento callado durante mucho tiempo, y ha ido creciendo de manera natural y orgánica. El movimiento no solo tenía alma sino que tenía verdad, y se hizo fuerte antes de que casi nadie lo supiera. Y cuando llegó el momento oportuno, adquirió tanta fuerza que se hinchó como un tsunami, con masas de personas dispuestas a contar la verdad acerca de la curación que habían vivido. El tsunami llegó a la costa e inundó toda la tierra casi a la vez. La gente que no había prestado atención hasta entonces sacudía la cabeza en gesto de asombro, de extrañeza o de incredulidad. «¿De dónde ha salido todo esto?», preguntaban. «¿Por qué está prevaleciendo esto de repente? ¿Por qué ahora?».

El momento es significativo. Si te has preguntado alguna vez por qué se está abriendo camino el zumo de apio por el mundo ahora mismo y no en otro momento histórico, el motivo es que nunca habíamos estado tan enfermos como lo estamos en esta era moderna. En estos momentos existen más desafíos de salud que nunca, con los síntomas y las enfermedades crónicas que impiden a la gente vivir su vida. Es en estos momentos cuando la gente necesita más soluciones de curación.

¿Despreciarías una cosa que te ofrecen y que podría cambiar tu vida a causa de la fuente que te la ofrece? A veces dejamos que sean nuestros sentimientos los que nos dicten si optamos por pedir ayuda o no. Nos decimos: «Yo no creo en esas cosas», o «No me fío». Si fuera verdaderamente cuestión de una solución que pudiera mejorarte la vida, ¿permitirías que el mensaje pudiera más que los primeros sentimientos de duda que tuvieras? He visto a personas, plantadas delante de su vaso de 480 ml de zumo de apio, tan nerviosas como si fueran a saltar de un acantilado para zambullirse en un mar agitado. Están luchando mentalmente contra sus condicionamientos, la idea de que el apio no significa nada y de que, por tanto, no es posible que beber zumo de apio tenga ningún valor. Esta idea, por sí sola, puede disuadir a algunas personas de probarlo, lo que equivale a disuadirlas de dar un paso para curarse. A algunas personas no les basta con ver cómo el zumo de apio revierte las enfermedades de otros para superar sus dudas sobre la fuente y sus condicionamientos acerca del valor del apio. Algunas personas solo pueden confiar en lo que sale de un paquete y en lo que da la impresión de que ha sido probado sistemáticamente y aprobado por alguna autoridad. No permitas tú que este temor te impida curarte.

La verdad acerca de las enfermedades crónicas ha estado muy lejos de nuestro alcance durante muchas décadas, mientras personas de valía las investigaban y se iban acercando cada vez más a las respuestas. Hay neurólogos de renombre que se aproximan a encontrar una explicación de las causas de determinados síntomas y trastornos, pero que no pueden seguir adelante por falta de financiación. Cuando ya estamos cerca de la respuesta en el mundo de la medicina moderna, en aras de la cual han sufrido tantas personas e incluso han perdido la vida sin encontrar respuestas, todos los progresos se archivan. Las respuestas *casi* se encuentran, pero nada más. Una teoría como la de echar la culpa a los genes nos aleja de la verdad, porque hace que la ciencia médica dedique todos sus recursos a la investigación genética en vez de buscar las respuestas que llegarían a poner fin a la epidemia de enfermedades crónicas que nos ha acompañado durante demasiado tiempo.

¿Cuántas veces has visto suceder algo que sabías que podría haber sido de otra manera si los demás supieran lo que tú habías aprendido en la vida? Yo he visto durante toda mi vida que iban pasando las décadas y las comunidades médicas avanzaban entre pasos adelante y tropezones, intentando descubrir las causas del sufrimiento de las personas. He sido testigo de cómo estaban a punto de darse de bruces con las respuestas que explicaban las causas de las enfermedades crónicas, pero sin que llegaran a dar el último paso y encontrarlas. Mi tarea consiste en darte a conocer a ti las respuestas, tales como el poder curativo del zumo de apio. ¿Estás dispuesto para recibirlas?

Yo he recibido las respuestas sobre los síntomas y los trastornos crónicos, para que tú no tengas que verte frenado por los errores ni por los obstáculos que se oponen a los avances médicos en el campo de las enfermedades crónicas. Aquí no hay falta de financiación, ni planes políticos, ni errores consentidos que te impidan descubrir el modo de avanzar, porque yo no estoy atado a ningún sistema. Aquí, en estas palabras, reside la libertad, que es alcanzable.

LA EPIDEMIA DE ENFERMEDADES CRÓNICAS Y MISTERIOSAS

Las enfermedades crónicas alcanzan cifras más elevadas que nunca. Solo en Estados Unidos hay más de 250 millones de personas enfermas o que tienen que afrontar síntomas misteriosos. Hay personas cuya vida se ve mermada sin explicación, o con unas explicaciones que no les convencen o que les hacen sentirse todavía peor. Puede que tú seas una de estas personas. En tal caso, podrás dar fe de que la ciencia médica no ha desentrañado todavía lo que está detrás de la epidemia de síntomas y de padecimientos misteriosos.

Quiero dejar claro que tengo un gran respeto por la buena ciencia médica. Hay médicos, cirujanos, enfermeras y enfermeros, técnicos, investigadores, químicos y otras personas dotadas de increíble talento y que llevan a cabo un trabajo profundo tanto en la medicina convencional como en la alternativa. Yo he tenido el privilegio de trabajar con algunas de ellas. Gracias a Dios que existen estos curadores compasivos. Aprender a entender nuestro mundo por medio de la investigación rigurosa y sistemática es una de las actividades más elevadas que se pueden imaginar.

La mayoría de los médicos están dotados de una sabiduría y de una intuición innatas que les dicen que la medicina oficial no les está dando lo que ellos necesitan para poder ofrecer los mejores diagnósticos y tratamientos en lo que se refiere a las enfermedades crónicas. ¿Cuántas veces has oído decir: «Esa enfermedad no tiene cura»? Hay médicos, hasta algunos que terminaron sus estudios con el número uno de su promoción en las facultades de Medicina mejores y más selectas, que reconocen con sinceridad que salieron de la facultad sin estar preparados para trabajar con los pacientes de enfermedades crónicas. Tuvieron que hacerse expertos por su cuenta. Y también existen médicos que creen que en la facultad les dieron todas las respuestas y que consideran, por algún motivo, que su formación abarca todos los misterios de las enfermedades crónicas; creen que todo lo demás son tonterías y curanderismo, y esto es triste, porque están dando la espalda a los millones de personas que padecen sin tener verdaderas respuestas. De una manera o de otra, ni los médicos ni los investigadores tienen la culpa de que el sector de la medicina no haya sido capaz de resolver los misterios de las enfermedades crónicas. Hay mentes científicas maravillosas y brillantes que realizan a diario descubrimientos que precisan que unos inversores y tomadores de decisiones que están en lo alto les den luz verde para seguir adelante. Hay millares de descubrimientos que podrían mejorar de verdad la vida de las personas pero a los que se impide seguir adelante, y hay individuos del ámbito de la ciencia a los que se frena en sus avances.

A veces consideramos que la ciencia médica es como las matemáticas puras, que se rigen únicamente por la lógica y la razón. Aunque las matemáticas y la medicina están asociadas a veces, no son iguales. Las matemáticas son definitivas; la medicina no lo es. La ciencia médica verdadera es un resultado, es la consecuencia de aplicar una teoría. Es posible aplicar las matemáticas a la ciencia médica; pueden emplearse para crear un fármaco, por ejemplo, aunque este no se puede considerar científico mientras no exista un resultado probado y unas cifras aceptables al final. Los laboratorios científicos son unos talleres donde unas personas juntan de manera metódica diversos materiales para poner a prueba diversas hipótesis y teorías, mientras unos inversores los presionan para que obtengan en seguida un resultado favorable. Es muy frecuente que las teorías se traten como realidades antes de que se haya tenido ocasión de comprobarlas o de refutarlas. Esto se da especialmente en el caso de las enfermedades crónicas. En el campo de la medicina de las enfermedades crónicas es rarísimo que te den una respuesta concreta que sea correcta.

¿No sería bonito que la ciencia fuera ese ideal que a veces suponemos que es? ¿Que fuera una actividad en la que no tuviera importancia el dinero y solo la tuviera la verdad? La ciencia médica, como cualquier otra actividad humana, sigue siendo un trabajo en marcha. Piensa que hace poco que se ha reconocido que el mesenterio es un órgano. Este tejido conjuntivo activo, semejante a una malla, ha estado visible desde siempre, y hasta se ha reconocido su existencia, pero solo ahora se le empieza a dar todo el crédito que merece. Llegarán más cosas; se producen nuevos avances a diario. La ciencia está evolucionando constantemente, y hay muchas teorías que un día parecen definitivas y que al día siguiente pueden quedar obsoletas. Hay teorías que un día parecen cosa de risa y que al día siguiente se demuestra que salvan vidas. Todo esto se puede resumir diciendo que la ciencia no dispone todavía de todas las respuestas.

Ya llevamos esperando más de cien años a que las comunidades médicas nos ofrezcan ideas concretas sobre cómo pueden mejorar las personas que viven con problemas de salud crónicos; y esas ideas no han llegado. No deberías tener que esperar otros diez, veinte, treinta años o más hasta que las investigaciones científicas encuentren las verdaderas respuestas. Si estás postrado en la cama, si tus días son penosos o si te sientes perdido acerca de tu salud, no deberías tener que soportarlo un día más, ni mucho menos una década entera. Ni tampoco tendrías que ver cómo tus hijos pasan por lo mismo... Sin embargo, millones de personas viven así.

UNA FUENTE SUPERIOR

Por esto entró en mi vida, cuando yo tenía cuatro años, el Espíritu del Altísimo, la manifestación de la compasión de Dios: para enseñarme a ver las causas verdaderas del sufrimiento de la gente y para que diera a conocer al mundo esa información. Si quieres saber algo más acerca de mis orígenes, encontrarás la historia en *Médico médium: Las claves de curación de las enfermedades crónicas, autoinmunes o de difícil diagnóstico.* En pocas palabras, lo que sucede es que el Espíritu me habla constantemente al oído, con claridad y con precisión, como si tuviera a mi lado a un amigo que me informa de los síntomas de todos los que me rodean. Además, el Espíritu me enseñó desde una edad temprana a ver imágenes diagnósticas de las personas, como unas superresonancias magnéticas que desvelan todos los bloqueos, enfermedades, infecciones, zonas problemáticas y trastornos pasados.

Te vemos. Sabemos a lo que te estás enfrentando. Y no queremos que sigas pasando por ello ni un momento más. La labor de mi vida es transmitirte esta información para que puedas elevarte por encima del mar de la confusión (del ruido y la retórica de las modas y las tendencias de salud de hoy día) para que recuperes la salud y para que vayas por la vida sin depender más que de ti mismo.

Los datos de este libro son auténticos, son de verdad, y todos se presentan por tu bien.

Este libro es distinto de todos los demás libros de salud. Contiene tantas cosas, que te puede interesar volver a él y leerlo de nuevo para asegurarte de haber obtenido toda la información. Habrá habido veces en que esta información te haya parecido completamente opuesta a lo que habías oído antes, y otras veces te habrá parecido más próxima a otras fuentes, aunque con diferencias sutiles y trascendentales. El hilo común es que se trata de la verdad. No es teoría reelaborada ni reciclada, presentada de modo que parezcan una nueva manera de entender los síntomas y las enfermedades crónicas. Esta información no procede de ciencia fallida, ni de grupos de interés, ni de ciencia médica subvencionada con segundas intenciones, ni de investigaciones fracasadas, ni de grupos de presión, ni de sobornos internos, ni de sistemas de creencias inflexibles, ni de paneles de influencia privados, ni de agentes pagados en el campo de la salud, ni de trampas de moda.

Los obstáculos que acabo de enumerar impiden que los investigadores y la ciencia médica realicen los avances que deben hacer para entender las enfermedades crónicas y su curación. Piensa lo siguiente: si eres un científico que tiene una teoría, una vez que hayas establecido la teoría tienes que encontrar inversores. Eso significa que tienes que vendérsela. Si a los inversores les gusta lo que les ofreces, suele ser porque quieren obtener un resultado determinado, y por eso financian tus trabajos. Esto viene acompañado de unas presiones incalculables para que produzcas resultados favorables y tangibles y unas pruebas que justifiquen la cantidad de dinero que han arriesgado los inversores. Los científicos que se encuentran en esta posición temen que, si fracasan, perderán su reputación profesional y no volverán a encontrar a ningún inversor que les subvencione la investigación de otras teorías. Así, no tienen libertad

para seguir en sus investigaciones el camino que debería ser natural: tener ideas que no siempre son acertadas, avanzar por caminos inesperados o poner de manifiesto que determinadas creencias básicas son erróneas. Estas limitaciones nos hacen poner en tela de juicio si esos estudios cuyos resultados supuestamente novedosos leemos son, en realidad, tan favorables como se afirma en sus informes. Cuando hay unas fuentes externas cuyos intereses creados pasan por ocultar determinadas verdades, se derrochan un tiempo y un dinero preciosos en la investigación de campos no productivos. Otros descubrimientos que representarían un verdadero avance para el tratamiento de las enfermedades crónicas se desprecian y no se financian. Esos datos científicos que nosotros consideramos absolutos pueden estar sesgados (contaminados y manipulados), pero los demás expertos en salud los tratarán como si tuvieran valor de ley, a pesar de sus defectos inherentes. Por eso es tan confuso y tan conflictivo intentar mantenerse al día de la información sobre salud. No toda es cierta.

El zumo de apio ya ha demostrado su eficacia; se ha probado en las manos de la gente y en las casas de la gente, sin que haya segundas intenciones ni intereses de financiación que forzasen un resultado determinado. Cada vez hay más documentación que indica que el zumo de apio está ayudando a la gente. Se está validando cada vez más a cada día que pasa. Los millones de personas que están mejorando con el zumo de apio, muchas de las cuales no hacen más cambio en su vida que empezar a beber zumo de apio, lo han hecho salir del campo de lo teórico para llevarlo al terreno de la verdad médica. El significado original de la palabra *ciencia* es «conocimiento». Y yo no he visto un conocimiento más cierto que el que se lee en los ojos de una persona que, después de haberlo probado todo, ha visto cómo el zumo de apio le ha permitido levantarse de la cama y volver a vivir.

En este libro no habrás encontrado citas ni referencias a estudios científicos, tomados de fuentes no productivas, que acompañen a los datos y a las cifras que has leído sobre el zumo de apio y las enfermedades crónicas. No debes temer que esta información resulte ser falsa o quede superada, como te sucedería con otros libros sobre salud, porque toda la información sobre salud que te he comunicado aquí procede de una fuente superior pura, no manipulada, avanzada y limpia: el Espíritu de la Compasión. No hay nada más curativo que la compasión.

Si eres una persona que solo cree en lo que nos puede decir la ciencia, te diré que a mí también me gusta la ciencia. Y te diré también que a la ciencia le falta todavía mucho que aprender. Aunque estamos viviendo una época maravillosa, también estamos más enfermos y más cansados que nunca en toda la historia. Si los profesionales de la medicina tuvieran idea de las causas verdaderas de los sufrimientos de las personas, se produciría una revolución en nuestra manera de entender casi todos los aspectos de nuestra salud.

A diferencia de muchos otros campos de la ciencia, que se basan firmemente en los pesos, las medidas y las matemáticas, el pensamiento científico acerca de las enfermedades crónicas sigue siendo teórico, y las teorías de hoy contienen muy poca verdad; por eso hay todavía tantas personas que sufren síntomas y trastornos crónicos. Si las cosas siguen así, llegaremos a un punto en que no se llevará a cabo ningún estudio que no esté dirigido por intereses y planes particulares hacia resultados que van en tu contra. A esta tendencia se debe el hecho de que la medicina oficial haya dejado en la estacada a los enfermos crónicos desde un principio, dejando también en la estacada a los médicos y haciendo sufrir a centenares de millones de personas. Tú no tienes por qué ser una de ellas.

NOSOTROS LOS INDAGADORES

Hubo un tiempo en que vivíamos sometidos al imperio de la autoridad. Nos decían que la Tierra era plana y que el sol giraba alrededor de la Tierra, y nosotros nos lo creíamos. Esas teorías no eran hechos reales, pero la gente las trataba como si lo fueran. A la gente que vivía en aquellos tiempos no le parecía que su manera de vivir estuviera atrasada; la vida era así, sin más. El que alzaba la voz contra el *statu quo* quedaba por tonto. Después, en la ciencia se produjo un cambio de modelo. Los indagadores, es decir, los investigadores y los pensadores comprometidos, los que no se habían conformado nunca con aceptar los «hechos» sin más, terminaron por demostrar que el análisis científico podía abrirnos la puerta a un conocimiento del mundo más auténtico y más verdadero.

Ahora, la ciencia se ha convertido en la nueva autoridad. Gracias a ello se salvan vidas en algunos casos. Por ejemplo, en nuestros tiempos los cirujanos esterilizan sus instrumentos, pues disponen de un conocimiento de los peligros de la contaminación que no tenían los cirujanos antiguos. Pero por el mero hecho de que se hayan producido determinados avances no debemos dejar de indagar activamente. Ha llegado el momento de un nuevo cambio de modelo. «Lo dice la ciencia» no basta como respuesta en lo que se refiere a las enfermedades crónicas. ¿Es *buena* ciencia? ¿Quien ha financiado las investigaciones? Se realizaron con muestras lo bastante diversas? ¿Lo bastante amplias? ¿Los controles se llevaron con ética? ¿Se tuvo en cuenta un número suficiente de factores? ¿Los instrumentos de medida estaban lo bastante avanzados? ¿El análisis que se aplicó a los resultados nos está contando una historia distinta de la que dicen los propios números? ¿Hubo sesgos? ¿Forzó los resultados algún agente de los poderes establecidos? Hay estudios científicos cuyo valor brilla por sí mismo. En otros se aprecian lagunas: intereses económicos, sobornos, muestras reducidas, malos controles. Nos sueltan la palabra *ciencia* como si debiésemos inclinarnos ante ella sin poner nada en duda. Esto recuerda mucho a las ideologías autoritarias, ¿no es cierto? No hemos dejado atrás aquellos sistemas de creencias tanto como pensamos. No puede darse el progreso sin que se ponga en tela de juicio el marco mismo de las creencias; pero en nuestra sociedad moderna no se nos permite que pongamos en tela de juicio el marco científico.

Las modas no siempre parecen modas. Es frecuente que se disfracen de recomendaciones médicas sólidas. Una buena parte de la información disponible sobre temas de salud son ideas de segunda mano o, lo que es peor, son ideas que se repiten de boca en boca y se desvirtúan por el camino. Debemos ser conscientes de que alguien puede transmitir un mensaje con segundas intenciones, de tal modo que, cuando nos llega, está torcido. Antes había buenas fuentes primarias que servían de modelo. Ahora hay una necesidad tan enorme de publicar contenido que algunas documentaciones de la literatura médica se precipitan, se publican basándose en una única fuente que parece que suena bien. Debemos estudiar los intereses especiales de los que interpretan y publican. E incluso los resultados mismos de la investigación: ¿son de fiar?

La ciencia se emplea con frecuencia como mecanismo de ataque. Es una etiqueta que puede servir para dar un nuevo giro a cualquier cosa. Por ejemplo, en el caso de los enfrentamientos sobre la alimentación. Los veganos y los vegetarianos hacen la guerra a los paleo y a

los cetogénicos con la ciencia. Los paleo y los cetogénicos hacen la guerra a los veganos y a los vegetarianos con la ciencia. Ambos bandos recurren a estudios científicos para justificarse... porque se puede encontrar un estudio que justifique casi cualquier cosa. Cuando no basta con la ciencia, los bandos enfrentados sobre la alimentación recurren al aspecto emocional del sistema de creencias de los otros. Los veganos y los vegetarianos dicen a los paleo y a los cetogénicos que están matando animales. Los paleo y los cetogénicos dicen a los veganos y a los vegetarianos que se están matando de hambre a sí mismos y a sus hijos. Pero todos ellos se encuentran con desafíos de salud que no entienden ellos ni los entiende la ciencia. Ponerse mejor no consiste en elegir bando ni en el sistema de creencias que hayas adoptado en ese momento dado, aunque ese sistema de creencias esté basado en informes que hayas leído sobre estudios científicos. Consiste en que entendamos nuestro cerebro y nuestro cuerpo y en que los ayudemos en lo que necesitan.

Esto no lo conseguiremos a base de tratar a la ciencia como si fuera un dios y de tratar a los que indagan la validez de las teorías y de los resultados como si fueran tontos. La ciencia médica se protege a sí misma. Aunque los profesionales de la sanidad pueden tener las mejores intenciones cada uno por separado, el sector en su conjunto no se dedica a velar por una persona; se dedica a velar por sí mismo, pues debe defender su posición de autoridad. Es un egocentrismo absolutamente crónico.

Seamos sinceros. Hasta la ciencia moderna da muestras a veces de tener fisuras en los terrenos que nosotros creemos más sólidos. Ya sabrás de qué te estoy hablando si has oído casos de partidas defectuosas en prótesis de caderas o de mallas para hernias. Son unos artículos tangibles que se diseñaron siguiendo pautas científicas exigentes, se sometieron a pruebas científicas rigurosas antes de usarse, y aun con todo eso, ese proceso tan científico no tenía todas las garantías. En determinados productos surgieron problemas imprevistos, y un campo de la ciencia que parecía incuestionable resultó ser falible. Si esto es así, piensa cuánta incertidumbre quedará en el entendimiento científico de las enfermedades crónicas y de cómo las puede aliviar el zumo de apio. El zumo de apio no es un aparato que puedas tomar en las manos para medirlo y analizarlo como si fuera independiente del resto de tu ser. Cuando lo bebes, pasa a ser una parte activa del cuerpo humano, y todos sabemos que el cuerpo humano es uno de los mayores milagros y misterios de la vida. Si el zumo de apio contiene unos compuestos químicos cuya existencia misma ignora la ciencia, y si esos compuestos se dedican a resolver unos problemas de nuestro cuerpo cuya existencia tampoco conoce todavía la ciencia, ¿cómo podemos confiar en cualquier fuente que nos diga que el zumo de apio y sus efectos son deslucidos? Además, la ciencia es una actividad humana y es un trabajo en marcha, sobre todo cuando dicho trabajo consiste en descifrar el cuerpo humano. Para que ese trabajo siga verdaderamente en marcha se requiere atención, apertura de miras y capacidad de adaptación constantes.

Si no has tenido nunca grandes dificultades de salud ni sabes lo que es sufrir durante años sin que te den respuestas a tu trastorno, o si te sientes anclado firmemente a un determinado sistema de creencias médico, científico o nutricional, espero que hayas leído estas páginas con curiosidad y con la mente abierta. Detrás de los síntomas y de los padecimientos crónicos que están tan extendidos en nuestros días se encierra un significado que es mucho mayor de lo que nadie haya descubierto todavía. Lo que has leído en estas páginas es distinto de cualquier información que hayas visto hasta ahora sobre las enfermedades crónicas o sobre la cu-

ración. Esta información ha ayudado a millones de personas a lo largo de las últimas décadas.

ESTAMOS JUNTOS

Desde que empecé a comunicar la información del Espíritu he tenido la dicha de ver que esta marca una diferencia para esas personas. Con la publicación de la serie Médico Médium me he conmovido, y más que conmovido, al ver cómo salía al mundo esta información y ayudaba a miles de personas más.

También he observado que algunos de estos mensajes se han manipulado, pues determinados individuos que piensan sobre todo en su carrera profesional han intentado subir la escalera de la fama y de la notoriedad. Este planteamiento llega hasta el núcleo más sensible del sufrimiento de las personas y se aprovecha de él.

El don que se me otorgó no era para que se usara de este modo. El Espíritu es una voz para los que necesitan respuestas; es una fuente independiente de un sistema lleno de trampas, en las que se han perdido tantas vidas por el camino. Nos encanta que las personas se vuelvan expertas en la información sobre salud que yo comunico, y que difundan a los cuatro vientos el mensaje de compasión, en nombre de una verdadera ayuda a los demás. Esto lo agradezco mucho. Pero el peligro comienza cuando esa información se manipula; cuando se entrelaza y se combina con información falsa y tendenciosa; cuando se modifica lo justo para que parezca original, o cuando se hurta descaradamente y se atribuye a unas fuentes aparentemente creíbles que están carentes de verdad. Si te digo esto es porque quiero que lo sepas, para que te protejas y protejas a tus seres queridos de la desinformación que hay por ahí.

Este libro no es una repetición de las cosas que ya has leído. No trata de un sistema de creencias que culpe a tus genes o que diga que tu cuerpo es defectuoso; ni tampoco consiste en dar un nuevo giro a una dieta de moda alta en proteínas para tener a raya a los síntomas. Esta información es novedosa; es una perspectiva completamente nueva sobre los síntomas que lastran a tantas personas en sus vidas, y es una perspectiva completamente nueva sobre el modo de curar.

Si desconfías, lo entenderé. Reaccionamos, juzgamos; es lo que hacemos. Es un instinto que nos puede proteger en determinadas circunstancias; a veces, nos hace vivir. En nuestro caso,

espero que te lo replantees. Tus juicios previos te pueden impedir que aprendas la verdad. Podrías perder la oportunidad de ayudarte a ti mismo o de ayudar a los demás.

Estamos juntos en esta tarea de hacer que la gente esté mejor, y quiero que tú te conviertas en el nuevo experto en el zumo de apio. Te agradezco que me acompañes en este viaje de curación y que te hayas tomado el tiempo necesario para leer este libro. Llevar a tu vida las verdades que acabas de leer te lo cambiará todo, a ti y a los que te rodean... Ahora tendréis por fin el conocimiento y la fe.

ÍNDICE TEMÁTICO

Nota: los números entre paréntesis indican referencias intermitentes.

«Si los profesionales de la medicina tuvieran idea de las causas verdaderas de los sufrimientos de las personas, se produciría una revolución en nuestra manera de entender casi todos los aspectos de nuestra salud».

Anthony William, Médico Médium

AGRADECIMIENTOS

Doy las gracias a Patty Gift, Anne Barthel, Reid Tracy, Margarete Nielsen, Diane Hill, a todos los de Hay House y al resto del equipo de Hay House por vuestra fe y vuestro compromiso para sacar al mundo la sabiduría del Espíritu con el fin de que pueda seguir cambiando vidas.

Helen Lasichanh y Pharrell Williams, sois unos videntes de corazón extraordinariamente bondadoso.

Sylvester Stallone, Jennifer Flavin Stallone y familia, vuestro apoyo lo ha cambiado todo a un nivel legendario.

Jennifer Aniston, tu bondad, tu cariño y tu apoyo están a otro nivel.

Miranda Kerr y Evan Spiegel, es maravilloso tener tus manos de luz y de compasión en el movimiento de curación.

Novak y Jelena Djokovic, sois pioneros en el avance de la salud y en enseñar al mundo el modo de estar mejor.

Gwineth Paltrow, Elise Loehnen y vuestro equipo entregado de GOOP, vuestro cariño y generosidad son una inspiración profunda.

Doctora Christiane Northrup, tu devoción inagotable a la salud de la mujer es una nueva estrella en el universo.

Doctora Prudence Hall, tu labor entregada para iluminar a los pacientes que necesitan respuestas renueva el significado auténtico y verdadero de la palabra *médico*.

Craig Kallman, gracias por tu apoyo, tu defensa y tu amistad en este viaje.

Chelsea Field y Scott, Wil y Owen Bakula, ¿cómo he podido recibir la bendición de teneros en mi vida? Sois verdaderos cruzados de la causa del Médico Médium.

Kimberly y James van der Beek, vuestra familia y vosotros ocupáis un lugar especial en mi corazón. Me siento verdaderamente agradecido de haberme cruzado con vosotros en esta vida.

Kerri Walsh Jennings, me dejas verdaderamente maravillado con tu carácter lleno de esperanza y tu energía positiva inagotable.

John Donovan, es un honor compartir el planeta con esta alma buscadora de la paz.

Nanci Chambers y David James, Stephanie y Wyatt Elliott, no puedo agradecer lo suficiente vuestra amistad y el ánimo incansable que me habéis dado.

Lisa Gregorisch-Dempsey, tus actos de bondad han tenido un sentido hondo.

Grace Hightower De Niro, Robert de Niro y familia, sois unos seres maravillosos y llenos de gracia.

Liv Tyler, es un gran honor formar parte de tu mundo.

Jenna Dewan, es una inspiración contemplar tu espíritu combativo.

Debra Messing, estás mejorando la vida de las personas con tu visión de un planeta sano.

Alexis Bledel, tu fe en este mundo es extraordinariamente alentadora.

Lisa Rinna, gracias por aplicar incansablemente tu influencia para difundir el mensaje.

Taylor Schilling, es una gran alegría conocerte y contar con tu apoyo.

Marcela Valladolid, conocerte ha sido un don para mi vida.

Kelly Noonan y Alec Gores, gracias por velar siempre por mí. Significa mucho.

Erin Johnson, es una bendición saber que estás de mi parte.

Jennifer Meyer, estoy más que agradecido de contar con tu amistad y del modo en que estás difundiendo siempre la palabra.

Calvin Harris, has cambiado el mundo con un ritmo poderoso.

Courteney Cox, gracias por tener un corazón tan puro y amoroso.

Hunter Mahan y Kandi Harris, me enorgullezco de que siempre estéis dispuestos a aceptar un desafío.

Peggy Lipton, Kidada Jones y Rashida Jones, el cariño y comprensión profundos que dais a la vida significa más de lo que os pensáis.

Kris, Kourtney, Kim, Kanye, Khloe, Rob, Kendall, Kylie y familia, es un honor formar parte del mundo Kardashian-Jenner que está ayudando a tantos.

Mi agradecimiento a las almas especiales siguientes, cuya lealtad valoro como un tesoro: Naomi Campbell; Eva Longoria; Carla Gugino; Mario Lopez; Renee Bargh; Tanika Ray; Maria Menounos; Michael Bernard Beckwith; Jay Shetty; Alex Kushneir; LeAnn Rimes Cibrian; Hana Hollinger; Sharon Levin; Nena, Robert y Uma Thurman; Jenny Mollen; Jessica Seinfeld; Kelly Osbourne; Demi Moore; Kyle Richards; Caroline Fleming; India.Arie; Kristen Bower; Rozonda Thomas; Peggy Rometo; Debbie Gibson; Carol, Scott y Christiana Ritchie; Jamie-Lynn Sigler; Amanda de Cadenet; Marianne Williamson; Gabrielle Bernstein; Sophia Bush; Maha Dakhil; Bhavani Lev y Bharat Mitra; Woody Fraser, Milena Monrroy, Midge Hussey y todos los de Home & Family de Hallmark; Morgan Fairchild; Patti Stanger; Catherine, Sophia y Laura Bach; Annabeth Gish; Robert Wisdom; Danielle LaPorte; Nick y Brenna Ortner; Jessica Ortner; Mike Dooley; Dhru Purohit; Kris Carr; Kate Northrup; Kristina Carrillo-Bucaram; Ann Louise Gittleman; Jan y Panache Desai; Ami Beach y Mark Shadle; Brian Wilson; Robert y Michelle Colt; John Holland; Martin, Jean, Elizabeth y Jacqueline Shafiroff; Kim Lindsey; Jill Black Zalben; Alexandra Cohen; Christine Hill; Carol Donahue; Caroline Leavitt; Michael Sandler y Jessica Lee; Koya Webb; Jenny Hutt; Adam Cushman; Sonia Choquette; Colette Baron-Reid; Denise Linn; y Carmel Joy Baird. Os valoro profundamente a todos.

A los médicos compasivos y otros curadores del mundo que han cambiado la vida de tantos: os tengo un respeto enorme. Dr. Alejandro Junger, Dr. Habib Sadeghi, Dra. Carol Lee, Dr. Richard Sollazzo, Dr. Jeff Feinman, Dra. Deanna Minich, Dr. Ron Steriti, Dr. Nicole Galante, Dra. Diana Lopusny, Dres. Dick y Noel Shepard, Dra. Aleksandra Phillips, Dr. Chris Maloney, Dres. Tosca y Gregory Haag, Dr. Dave Klein, Dra. Deborah Kern, Dres. Darren y Suzanne Boles, Dra. Deirdre Williams y el difunto Dr. John McMahon, y Dr. Robin Karlin: es un honor poder llamaros amigos. Gracias por vuestra dedicación incansable al campo de la curación.

Gracias a David Schmerler, Kimberly S. Grimsley y Susan G. Etheridge por estar aquí para mí.

Mi agradecimiento caluroso de todo corazón a Muneeza Ahmed; Lauren Henry; Tara Tom; Bella; Gretchen Manzer; Kimberly Spair; Megan Elizabeth McDonnell; Ellen Fisher; Hannah McNeely; Victoria y Michael Arnstein; Nina Leatherer; Michelle Sutton; Haily Cataldo; Kerry; Amy Bacheller; Michael McMenamin; Alexandra Laws; Ester Horn; Linda y Robert Coykendall; Tanya Akim; Heather Coleman; Glenn Klausner; Carolyn DeVito; Michael Monteleone; Bobbi y Leslie Hall; Katherine Belzowski; Matt y Vanessa Houston; David, Holly y Ginnie Whitney; Olivia Amitrano y Nick Vazquez; Melody Lee Pence; Terra Appelman; Eileen Crispell; Bianca Carrillo-Bucaram; Jennifer Rose Rossano; Kristin Cassidy; Catherine Lawton; Taylor Call; Alana DiNardo; Min Lee; y Eden Epstein Hill.

Gracias a las incontables personas, entre ellas las de las comunidades de Médico Médium, a las que he tenido el privilegio de ver florecer, curarse y transformarse.

Gracias al Practitioner Support Group. Benditos seáis por compartir el valor de vuestras experiencias y por llevar vuestras enseñanzas a otros. Estáis cambiando el mundo.

Sally Arnold, gracias por iluminarnos con una luz tan viva y por prestar tu voz al movimiento.

Ruby Scattergood, tu paciencia magistral y tus horas incontables de dedicación han creado de manera heroica la verdadera columna vertebral de este libro. La serie del Médico Médium no sería posible sin tu trabajo de redacción y edición. Gracias por tu asesoramiento literario.

Vibodha y Tila Clark, vuestro genio creativo ha tenido una importancia asombrosa para la causa de la ayuda a los demás. Gracias por haber estado a nuestro lado a lo largo de los años.

Friar y Clare: *Bienaventurado el que lee, y los que oyen las palabras de esta profecía, y guardan las cosas en ella escritas; porque el tiempo está cerca* (Apocalipsis, 1, 3).

Sepideh Kashanian y Ben, gracias por vuestro cariño cálido y amoroso.

Ashleigh, Britton y McClain Foster, y Sterling Phillips, gracias por vuestro duro trabajo y por vuestra devoción. Teneros a nuestro lado es una bendición.

Jeff Skeirik, gracias por las fotos estupendas.

Jon Morelli y Noah, los dos sois todo corazón.

Robby Barbaro y Setareh Khatibi, vuestra positividad inflexible eleva a todos los que os rodean.

Doy las gracias, como siempre, a mi familia por su amor y su apoyo: a mi esposa luminosa; a papá y mamá; a mis hermanos, sobrinas, sobrinos, tías y tíos; a mis campeones Indigo, Ruby y Great Blue; Hope; Marjorie y Robert; Laura; Rhia y Byron; Alayne Serle y Scott, Perri, Lissy y Ari Cohn; David Somoroff; Joel, Liz, Kody, Jesse, Lauren, Joseph y Thomas; Brian, Joyce y Josh; Jarod; Brent; Kelly y Evy; Danielle, Johnny y Declan, y a todos mis seres queridos que están al otro lado.

Por último, gracias a ti, Espíritu del Altísimo, por proporcionarnos la sabiduría compasiva de los cielos que nos inspira para seguir con la cabeza en alto y para llevar los dones sagrados que has tenido la bondad de darnos. Gracias por aguantarme todos estos años y por recordarme que mantenga el corazón ligero, con tu paciencia y tu disposición inagotable a responder a mis preguntas en busca de la verdad.

«Las personas que han tenido dificultades de salud suelen tener el corazón puro y lleno de buenas intenciones. Saben lo que es sufrir. El zumo de apio responde a la perfección a su sinceridad y a su pureza de corazón. Está muy por encima. El zumo de apio es un regalo de los cielos, de Dios».

Anthony William, Médico Médium

TABLAS DE CONVERSIÓN DE UNIDADES

En las recetas de este libro se utilizan las unidades de medida estadounidenses para los líquidos y los sólidos (cucharaditas, cucharadas y tazas). Las tablas siguientes facilitarán a los lectores de otros países la aplicación de dichas recetas. Todos los valores son aproximados. En las tablas se emplean las abreviaturas siguientes: **g**: gramo; **ml**: mililitro; **l**: litro; **cm**: centímetro; **m**: metro; **cdta**: cucharadita; **cda**: cucharada; **fl oz**: *fluid ounce,* onza líquida americana; **pt**: *pint*, pinta americana; **oz**: onza; **lb**: libra; **in**: pulgada; **ft**: pie; **yd**: yarda.

Taza estándar	Polvo fino (p. ej., harina)	Granos (p. ej., arroz)	Gránulos (p. ej., azúcar)	Sólidos líquidos (p. ej., mantequilla)	Líquidos (p. ej., leche)
1	140 g	150 g	190 g	200 g	240 ml
¾	105 g	113 g	143 g	150 g	180 ml
⅔	93 g	100 g	125 g	133 g	160 ml
½	70 g	75 g	95 g	100 g	120 ml
⅓	47 g	50 g	63 g	67 g	80 ml
¼	35 g	38 g	48 g	50 g	60 ml
⅛	18 g	19 g	24 g	25 g	30 ml

Equivalencias útiles para los ingredientes líquidos por volumen					
¼ cdta				1 ml	
½ cdta				2 ml	
1 cdta				5 ml	
3 cdtas	1 cda		½ fl oz	15 ml	
	2 cdas	⅛ taza	1 fl oz	30 ml	
	4 cdas	¼ taza	2 fl oz	60 ml	
	5⅓ cdas	⅓ taza	3 fl oz	80 ml	
	8 cdas	½ taza	4 fl oz	120 ml	
	10⅔ cdas	⅔ taza	5 fl oz	160 ml	
	12 cdas	¾ taza	6 fl oz	180 ml	
	16 cdas	1 taza	8 fl oz	240 ml	
	1 pt	2 tazas	16 fl oz	480 ml	
	1 qt	4 tazas	32 fl oz	960 ml	
			33 fl oz	1000 ml	1 l

Equivalencias útiles para los ingredientes secos por peso		
(Para pasar las onzas a gramos, multiplicar el número de onzas por 30)		
1 oz	¹⁄₁₆ lb	30 g
4 oz	¼ lb	120 g
8 oz	½ lb	240 g
12 oz	¾ lb	360 g
16 oz	1 lb	480 g

Equivalencias útiles para cocinar / temperaturas del horno			
Proceso	Grados Fahrenheit	Grados centígrados	Número del horno
Congelación del agua	32 °F	0 °C	
Temperatura ambiente	68 °F	20 °C	
Ebullición del agua	212 °F	100 °C	
Hornear	325 °F	160 °C	3
	350 °F	180 °C	4
	375 °F	190 °C	5
	400 °F	200 °C	6
	425 °F	220 °C	7
	450 °F	230 °C	8
Asar			Grill

Equivalencias útiles para longitudes				
(Para pasar las pulgadas a centímetros, multiplicar las pulgadas por 2,5)				
Pulgadas	Pies	Yardas	Centímetros	Metros
1 in			2.5 cm	
6 in	½ ft		15 cm	
12 in	1 ft		30 cm	
36 in	3 ft	1 yd	90 cm	
40 in			100 cm	1 m

«Hace mucho, mucho tiempo, la humanidad se regía por
la ley de la autoridad. Nos decían que la Tierra era plana
y que el Sol giraba alrededor, y nos lo creíamos.
Cualquiera que se atreviese a expresar su desacuerdo con el
statu quo era tomado por loco».

Anthony William, Médico Médium

Otros libros de la editorial

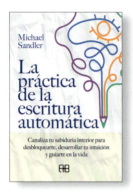

LA PRÁCTICA DE LA ESCRITURA AUTOMÁTICA

Canaliza tu sabiduría interior para desbloquearte, desarrollar tu intuición y guiarte en la vida

MICHAEL SANDLER

Gracias a la escritura automática —un proceso que consiste en entrar en estado meditativo, coger papel y lápiz y observar cómo fluyen las palabras—, tendrás acceso a tu increíble sabiduría interior cada vez que lo desees. Y no necesitas partir de ninguna creencia, práctica espiritual ni don particular: se trata de una aptitud al alcance de todos, tú incluido.

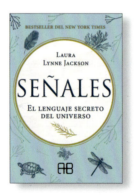

SEÑALES

El lenguaje secreto del universo

LAURA LYNNE JACKSON

En un estilo inspirador y práctico, profundamente reconfortante y muy motivador, *Señales* nos invita a mirar más allá para comprender los sublimes planes del Universo y rendirnos a ellos.

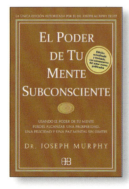

EL PODER DE TU MENTE SUBCONSCIENTE

Usando el poder de tu mente puedes alcanzar una prosperidad, una felicidad y una paz mental sin límites

DR. JOSEPH MURPHY

Para millones de personas, *El poder de tu mente subconsciente* ha contribuido a alcanzar objetivos importantes en sus vidas por el simple hecho de ayudarles a cambiar la manera de pensar. Es por ello uno de los libros de autoayuda más prestigiosos y vendidos de todos los tiempos.

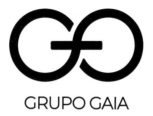

GRUPO GAIA

Para más información
sobre otros títulos de
ARKANO BOOKS

visita
www.grupogaia.es
Email: grupogaia@grupogaia.es
Tel.: (+34) 91 617 08 67